胎児の神経発達と
成人の精神分裂病との関係

精神分裂病研究の長期的展望

編集
Sarnoff A. Mednick
Tyrone D. Cannon
Christopher E. Barr
Melvin Lyon

訳
大原　浩市

株式会社 新興医学出版社

LONGITUDINAL PERSPECTIVES
IN SCHIZOPHRENIA RESEARCH

FETAL NEURAL DEVELOPMENT AND ADULT SCHIZOPHRENIA

EDITED BY

SARNOFF A. MEDNICK

TYRONE D. CANNON

CHRISTOPHER E. BARR

AND MELVIN LYON

*Department of Psychology
and Social Science Research Institute
University of Southern California*

© Cambridge University Press 1991

Japanese translation / rights arranged with Cambridge University Press through Japan UNI Agency, Inc., Tokyo,

謝　辞

　本書は，1988年5月30日―6月1日にワシントンDCで開催された胎児の神経発達に関する会議の議事録をもとにしている。プログラムや資金提供といった行政上の立場からの援助に対して国立精神衛生研究所に感謝する。このような科学活動の委託研究に関して国立精神衛生研究所は賞賛されるべきである。

　本書に関するMednickの研究は，国立精神衛生研究所の補助金MH 00619（研究科学賞）・MH 46014・MH 41469・MH 44188・MH 37692・NARSAD・国立精神分裂病研究同盟の援助によった。

　本書に関するCannonの研究は，国立精神衛生研究所の奨学基金MH 09929とスコットランド・ライト精神分裂病研究プログラムの奨学基金により行われた。

　本書の出版は，南カリフォルニア大学の社会科学研究所（Word Edwards所長）のスタッフと施設の援助も受けて行われた。

目　次

第I部　序論　　　　　　　　　　　　　　　　　　　　　　　　　　1
1 胎児の発達，出生と成人の精神分裂病症候群　　　　　　　　　　　3
　　SARNOFF A. MEDNICK, TYRONE D. CANNON

第II部　胎児神経発達の基本的過程　　　　　　　　　　　　　　　15
2 中枢神経系発達の基本的な概念　　　　　　　　　　　　　　　　17
　　RICHARD S. NOWAKOWSKI

3 霊長類の新皮質の発達　　　　　　　　　　　　　　　　　　　　40
　　E. G. JONES

第III部　胎児神経発達における遺伝的・外因的障害　　　　　　　69
4 ニューロン移動の遺伝的障害：変異マウスの辺縁系の事例　　　　71
　　RICHARD S. NOWAKOWSKI

5 精神分裂病に対する遺伝的脆弱性は，ヒト胎児脳の
　　脳室と脳関門系の異常な発達と関係があるのだろうか？　　　　　101
　　METTE STAGAARD, TORBEN MOOS AND KJELD MØLLGÅRD

第IV部　精神分裂病病因における遺伝的・催奇形的な障害　　　119
6 産科的な出来事と成人の精神分裂病　　　　　　　　　　　　　　121
　　SARNOFF A. MEDNICK, TYRONE D. CANNON AND
　　CHRISTOPHER E. BARR

7 産科的合併症が胎児脳の発達に障害を与える可能性　　142
MELVIN LYON AND CHRISTOPHER E. BARR

第V部　精神分裂病の神経病理学的異常　　159

8 精神分裂病の神経病理：病態生理および神経発達の観点から　　161
BERNHARD BOGERTS

9 精神分裂病の脳の構造的異常に関する遺伝および周産期の原因　　184
TYRONE D. CANNON

10 精神分裂病脳画像研究による神経発達上の発見　　212
NANCY A. BRESLIN AND DANIEL R. WEINBERGER

11 MRIでみられる精神分裂病の発達上の脳の異常：
遺伝および周産期の要因の役割　　232
HENRY A. NASRALLAH, STEVEN B. SCHWARZKOPF,
JEFFREY A. COFFMAN AND STEPHEN C. OLSON

第VI部　結論　　241

12 胎児の神経発達と成人の精神分裂病：パラダイムの推敲　　243
TYRONE D. CANNON AND SARNOFF A. MEDNICK

訳者あとがき　　255

索　引　　257

第Ⅰ部

序　論

1 胎児の発達，出生と成人の精神分裂病症候群

SARNOFF A. MEDNICK, TYRONE D. CANNON
南カリフォルニア大学

序　論

　精神分裂病の病因に産科的要因が重要であるという仮説がはじめて実証されてから1989年で50年になる。1939年6月，南カリフォルニア大学のBarney Katzは『思春期および成人早期にみられる荒廃性の精神病の病因』という題名の学位論文を提出した。Barney Katzは精神分裂病男性100人，健常男性100人の病院の産科的記録を2年半にわたって収集した。彼の研究結果は産科的要因が精神分裂病の病因に役割を果たしているという仮説を支持するものであった。当初，Barney Katzの仮説は，精神医学の研究や理論の責任者であり，彼の指導教官であるAaron Rosanoffによって示唆されていた。
　近年わかってきた新しい事実はRosanoffの仮説がその研究を続けるのに値することを示唆している。

神経病理学的研究

　Bogerts・Meertz・Schonfeldt-Bausch (1985)，Jakob・Beckmann (1986)，Kovelman・Scheibel (1984) は精神分裂病の死後脳の研究を行い，妊娠第2期トリメスター（全妊娠期間の3分の1）期間における胎児の神経発達の障害によると考えられる神経病理学的な異常を報告した。

産科的合併症

　McNeil (1988) は最近の総説において，精神分裂病では出生前および周産

期の合併症の割合が増加していると結論している。成人の精神分裂病の脳画像研究でみられる損傷が，産科的な合併症により引き起こされることを示す事実がある（ **9** 項参照）。

われわれの研究によると，成人の脳室／脳比と第三脳室の拡大は，分娩に立ち合った助産婦が報告している周産期の合併症と有意に相関している（Silverton et al., 1985 ; Cannon, Mednick & Parnas, 1989）。もっとも，これらの研究では，分娩に関する助産婦の観察から成人の脳室の測定までの間には33年の隔たりがある点に注意しなければならない。

微細な身体異常

微細な身体異常は胎児の発達障害と関係した良性の先天異常である。これらの外部の徴候は，遺伝要因および/または催奇形物質により引き起こされる潜在性の胎児の神経発達異常の指標として使用されてきた。精神分裂病ではこれらの異常の割合が有意に増加しているという研究がある（ **6** 項参照）。

第2期トリメスターにおけるウイルス暴露

A2型インフルエンザに暴露したヘルシンキ出生コホート（疫学的研究において，ある時期に予想をたてた上で追跡された一定の人口集団）において，胎児の神経発達期間中のウイルス感染により精神分裂病の罹患危険率が増大するという仮説が検証された。対象者が26歳時の精神病院の記録を調査したところ，胎児発達の第2期トリメスター期間中にウイルスに暴露したものでは，成人の精神分裂病の割合が増加していた。第1期および第3期トリメスター期間中のウイルス暴露は精神分裂病の増加とは無関係であった。この発見は以下の点で信頼性がある。つまり，男性と女性が独立しており，ヘルシンキ周辺のいくつかの精神病院において別々に行われていた（Mednick et al., 1988）。われわれが新たにヘルシンキの精神病院の記録を調査したところ，対象者は29.7歳になっていた。この調査資料の解析結果は，以前の報告と一致していた（Machon et al., 1990）。これらの結果は，第2期トリメスターの胎児神経発達

の障害が成人の精神分裂病の危険性を増大させていることを意味する。

Barr・Mednick・Munk-Jorgensen（1990）は，インフルエンザと精神分裂病について40年におよぶ研究をデンマークで行っている（1910-1950年）。40年間にわたって毎月，出生者数，それらのうち後に精神分裂病と診断されたものの数，デンマーク健康省に報告されたインフルエンザ患者数を調査した。この研究には7,500名以上の精神分裂病者が含まれているので，インフルエンザが毎月の胎児発達に与える影響を調査できる。胎生発達6ヵ月目にみられる（また6ヵ月目にしかみられない！），異常に高率なインフルエンザの割合は，成人後に精神分裂病が発病する異常に高率な出生の割合と相関している。

本書の目的

これらの観察結果は，精神分裂病の病因に産科的な出来事が役割を果たしているという仮説を示唆する。この仮説が本書の基本的な立場である。より専門的に，本書は以下の点を考察している。（1）胎児脳の正常な発達（**2**・**3**項）；（2）胎児神経発達の異常と分娩時合併症が胎児脳に与える悪い影響（**4**—**8**項）；（3）そのような脳の欠陥によって，罹患した患者がどのように成人の精神分裂病に特有な症状に関連する精神機能と行動の障害になりやすいか（**9**—**11**項）。周産期の出来事と成人の精神分裂病（発病が20-30年後）との因果関係を結びつける仮説は興味深い試みである。したがって，そのような関係を考察している実例は価値がある。本項では，われわれが支持する理論から得られた考察を紹介する。またそれと関連した，われわれのスカンジナヴィアにおける研究についても説明した。

コペンハーゲンの高危険因子研究：精神分裂病の先行事象

遺伝要因

われわれが1962年に行ったコペンハーゲンの高危険因子研究では，1972年

に精神分裂病であることが確認された15名全員の母親が精神分裂病であった。また，ほとんどの父親は分裂病スペクトラム障害（精神分裂病に関連した疾患）であった（Parnas, 1985）。精神分裂病の母親と分裂病スペクトラム障害の父親は精神分裂病の「超高危険因子」である（Gottesman & Shields, 1982）。これらの発見は精神分裂病の素質が遺伝的に伝達されることを反映している。

分娩時合併症

高危険因子標本における成人の精神分裂病のもう1つの早期の先行事象は分娩時合併症である（Parnas et al., 1982）。低危険因子集団にみられるまったく同一の合併症が精神分裂病に関係のないことは重要である。また，分娩時合併症が特に強く精神分裂病および超高危険因子を持つ個人の脳室拡大に関係していることも重要である。いいかえると，遺伝的な危険性が高まれば高まるほど（超高危険＞高危険＞低危険），分娩時合併症と精神分裂病，脳室拡大との関係が強まる（Cannon et al., 1989；1990 a, b）。罹患した胎児脳が，遺伝的な疾病素質（ある疾病に対し特別な感受性を有する状態）によって特に脳の外傷に弱くなることが考えられる。このことは以下のことを示唆している。(1)精神分裂病の遺伝的な疾病素質の表現型はすでに分娩前のある時期に現われている。(2)遺伝的な疾病素質の表現型は，分娩時合併症による損傷に特に傷つきやすい脆弱な脳の形態をとる。

2つの要因仮説

第1の要因：遺伝

これらの観察に基づくと，精神分裂病の遺伝的疾病素質の表現型発現の重要な点は，胎児神経発達，特に未熟な神経の移動・配置・接続の障害である（**2**・**3**項）。胎児の神経障害は「精神分裂病の危険性がある」妊娠期間中に

起きる催奇形性の出来事によっても惹起される（例，ウイルス感染）。「精神分裂病の危険性がある」妊娠期間中，そのような催奇形物質は，遺伝要因が基にある発達障害に影響を与えるのだろう。

　われわれの疫学的な発見（すなわち，ヘルシンキおよびデンマークのインフルエンザ・ウイルス研究）によると，精神分裂病に罹患する危険性のある妊娠期間は第2期トリメスターである。この期間中の脳の発達の特性は何であろうか？　脳は第2期トリメスターの終りに向けて最大に加速して発達する。

　妊娠第5ヵ月目までに，ヒトの新皮質を構成することになっているほぼすべての神経細胞が生成されているが，その多くはまだ目標組織には移動せず，配置を終えていないし，シナプスの接続をしていない。脳梁と小脳虫部だけが第4ヵ月中に発達・増殖を開始する。第2期トリメスター初期に中脳辺縁系（海馬・中隔側坐核・腹側被蓋野・扁桃体・中隔領域）・視床・内側嗅領は急速に成長する。これらの過程は複雑であり，正確に完了しなければならない。脳領域の発達活動期に起きる障害は，不完全なあるいは不適当な移動・不正確な配置・接続の失敗・誤った接続を引き起こす（**2**—**4**項）。

分裂病スペクトラム障害の症状

　妊娠期間中の無秩序な脳の発達は，思考過程の障害・常軌を逸した行為・感覚―運動作用の協調障害・自律神経系の調節障害といった分裂病スペクトラム障害の基本的な症状の原因である。遺伝的にプログラムされた胎児神経の障害は分裂病スペクトラム障害のすべての病型の症状に関係があると考えられる。もし，遺伝に基づいた神経発達の障害を持つ幼児が，合併症がなく産まれ，小児期および思春期早期の社会的家庭的環境に恵まれ，過度のストレスから保護されているならば，精神分裂病を発病することを免れるだろう。しかしながら，認知・協調運動・自律神経系の障害により，彼らは分裂病型人格障害と診断される危険性が高くなるだろう。分裂病型人格障害は基本的な遺伝疾患とみなすことができる。精神分裂病は，分裂病スペクトラム障害に加えて，出生後の不幸な体験，すなわち，産科的合併症や不遇な養育期の環境によって惹起される合併症であると考えられる。われわれは，精神分裂病の危険性を増す「第1の

要因」は，第2期トリメスター期間中の正常な脳の発達障害であると仮定している。

第2の要因：環境決定要因

出生後の環境のストレスの程度やタイプにより，精神異常が発現する危険性や精神分裂病特有の経過が影響を受ける。出生時および早期の家庭環境・学校―社会の経験は，遺伝―妊娠期間中の障害とともに，精神分裂病の発病の危険性・症状パターンの種類・疾患経過を決定するのに重要である（Cannon et al., 1990 a, b）。陰性症状優位な患者と陽性症状優位な患者の2つのタイプについて以下に論じる。

ほとんどの精神分裂病は，疾患の過程において陰性症状と陽性症状の両方を呈する。精神分裂病患者を陰性症状優位と分類するときは，その患者は病初期には時に漠然とした妄想や幻聴を呈したかもしれないが，患者の症状は無快感症・意欲欠如などが優勢なものである。この初期の症状パターンは疾患の経過を通して大きく変化することはない。病初期において陽性症状優位な患者は，無快感症や自閉傾向を示すが，これらの症状は，病勢盛んな妄想・幻覚・思考障害により影が薄い存在となる。病気の経過を通してこのパターンはある患者では変化し，陰性症状が徐々に優勢となるだろう。

第2の要因：A. 分娩時合併症

第2期トリメスターの発達上にハンディキャップを持つ胎児はやがて出生を迎える。精神分裂病者のかなりの割合が分娩困難を経験していることが報告されている（McNeil, 1988）。難産は成人の精神分裂病でみられる第三脳室や側脳室の有意な拡大といった脳の構造的障害の徴候と関係している（ 9 項）。コペンハーゲンの高危険因子研究プロジェクトにおいて，われわれは，精神分裂病の遺伝的危険性が特に高く，分娩時合併症を経験しているものは，高度の脳室拡大を呈するということを発見した（Cannon et al., 1989）。たぶん，妊娠期間中にみられる遺伝的に規定された神経構造と血管の異常が，高危険因子を

持つ胎児の分娩困難に対する脆弱性を高めるのだろう。

　なぜ，高危険因子を持つ胎児が，（少なくとも一部は）分娩時合併症の後遺症である脳室拡大を明瞭に呈するのだろうか？　視床下部前野を含む自律神経系の重要な興奮中枢は第三脳室周囲に存在する（Darrow, 1937；Larsen, Schneiderman & Pasin, 1986；Venables & Christie, 1973；Wang, 1964）。第三脳室周囲の組織の損傷は，最も重要な自律神経系の興奮中枢である視床下部前野を傷害しやすい。したがって，われわれは，第三脳室周囲の組織の広範な損傷が自律神経系の応答を有意に低下させることを仮定した。この仮説を支持するものとして，Cannonら（1988）は，コペンハーゲンの高危険因子標本を用いて，第三脳室の拡大は皮膚電気伝導と心拍数両方の自律神経系の応答の低下と有意に関係していることを報告した。自律神経系の応答が有意に低下している精神分裂病は，文献上，陰性症状優位な精神分裂病の無反応者と同一であった（Bartfai et al., 1987, 1983；Frith et al., 1979）。コペンハーゲンの高危険因子研究プロジェクトにおいても，無反応精神分裂病者は陰性症状優位な傾向があった（Cannon et al., 1990 b）。したがって，胎児脳の発達が遺伝的に規定された障害（認知・運動・感覚の障害）を持つものはまた，分娩時合併症による興奮性自律神経系の重篤な損傷を被り，感情表現能力が低下して陰性症状優位な精神分裂病の危険性が増大する。

　以上の事柄は図1.1に決定樹解析式にまとめてある。図1.1の変数の資料が完全に揃っている高危険因子を持つ138人が対象である。高危険因子標本における陰性症状優位な精神分裂病者の割合は5％（7/138）である。超高危険因子を持つものであれば（例，父親が分裂病スペクトラム障害），陰性症状優位な精神分裂病者の割合は14％（6/43）になる。平均以上の分娩時合併症があれば，陰性症状優位な精神分裂病者の割合は35％（6/17）になる。また（1962年において）自律神経系の無反応者であれば，陰性症状優位な精神分裂病者の割合は86％（6/7）になる！　この解析によって非常に正確に2つのサブグループに分類された。陰性症状優位な精神分裂病者7名全員が陰性症状を持つ精神分裂病のサブグループに分けられた。一方，残りの高危険対象者131人のうち130人（陽性症状優位な精神分裂病8人を含む）はこのモデルによって陰性症状優位な精神分裂病者ではないと分類された。これらの131人中誤っ

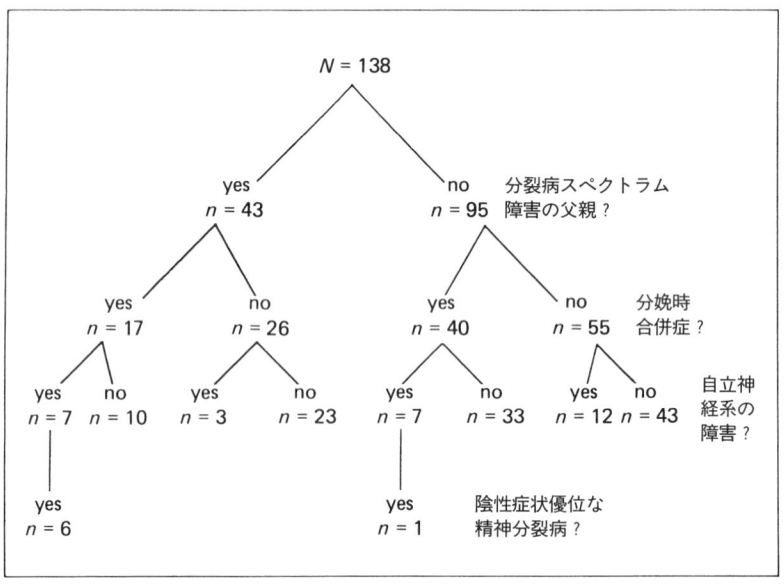

図1.1 高危険因子標本における陰性症状優位な精神分裂病の病因の決定樹モデル

(Cannon, Mednick & Parnas, 1990 b より引用)

て分類されたのは1人であった。

われわれは，第1（遺伝）の要因と第2（分娩時合併症）の要因を併せ持つものは陰性症状優位な精神分裂病者になる危険がきわめて高いと仮定する。

第2の要因：B. 早期の家庭養育環境の崩壊

上記のように，コペンハーゲンの高危険因子研究における精神分裂病者では，分娩時合併症の割合が有意に高い。精神分裂病者の分娩時合併症スコアはばらつきがたいへん大きい。したがって，精神分裂病になる高危険因子を持つものの多くは難産を経験していない。そのようなものは，第三脳室が狭く，思春期に自律神経系の過大な反応性を示す（Cannon et al., 1988, 1990 a）。

高危険因子を持つ子供の中で自律神経系の過剰な反応性を示すものを研究し

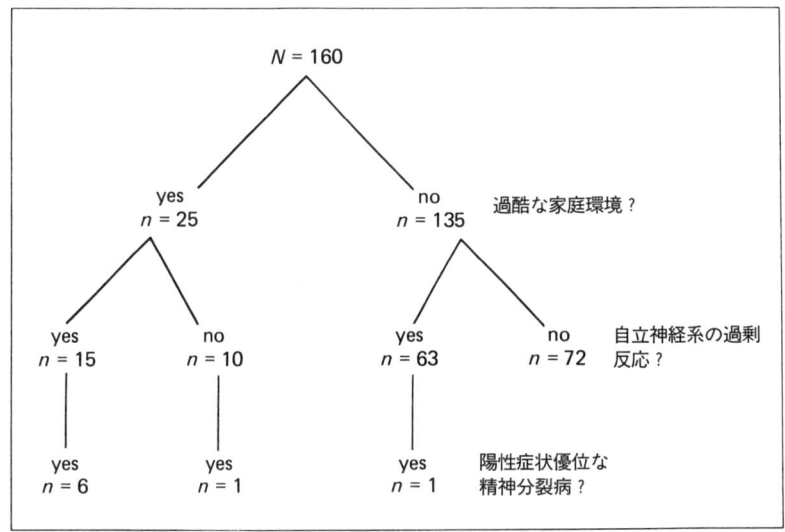

図 1.2 高危険因子標本における陽性症状優位な精神分裂病の病因の決定樹モデル

(Cannon, Mednick & Parnas, 1990 b より引用)

た報告がある (Mednick & Schulsinger, 1968; Prentky, Salzman & Klein, 1981; Van Dyke, Rosenthal & Rasmussen, 1974; Zahn, 1977)。いくつかの精神分裂病患者研究によると，大人の精神分裂病者の中で自律神経系の過大な反応性を示す一群がある (Bartfai et al., 1987; Bartfai et al., 1983; Frith et al., 1979)。これらの自律神経系が過剰の反応性を示す精神分裂病は陽性症状優位な傾向がある。

過大な反応性を示す高危険因子を持つ子供の中で，極度にストレスの多い早期の養育状態を経験している一群がある。ストレスの多い早期の養育状態を経験し，自律神経系の過剰な反応性を示す高危険因子を持つものは，陽性症状優位な精神分裂病の割合が非常に高まる (Cannon, Mednick & Parnas, 1990 b)。自律神経系の過大な反応性をもつものは，これらのストレスの多い早期の体験に脆弱のようである。

高危険因子を持つ標本の中で（図1.2参照），陽性症状優位な精神分裂病の

占める割合は5％（8/160）である。自律神経系の過剰な反応性を示し，ストレスの多い早期の養育状態を経験したもののうち，陽性症状優位な精神分裂病の占める割合は40％である（6/15）。

結　論

　本項の目的は，出生前および周産期の出来事が成人の精神分裂病の病因に役割を果たす可能性を例示することである。本書の残りの部分は5部にわかれている。第II部では，Nowakowski・Jones がヒトと霊長類の胎児脳の発達に関する基本的な知見を紹介している。第III部では，Nowakowski・Stagaard, Moos・Møllgård が脳発達の遺伝的な障害と催奇形物質に対する脆弱性の遺伝的な由来について解説している。第IV部では，Mednick・Cannon・Barr が，精神分裂病患者で増加している出生前および周産期の合併症に関する文献を概説している。第V部では，Bogerts, Cannon, Breslin・Weinberger, Nasrallah・Schwarzkopf・Coffman・Olson は，精神分裂病に関する神経病理と脳構造の画像研究に関する，細心で完璧な総説を載せている。これらの項と，発達障害の特別な危険性のある脳領域を列挙した Lyon・Barr の項と，脳の発達の基本的な過程を述べた第II部の2つの論文を比較することは興味深い。

　成人の精神分裂病の複雑な症状を胎児の発達異常の見地から解釈する試みは行動科学の比較的新しい手法である。それは精神医学研究の一次的流行かも知れない。もしそうであるならば，本書は，胎児神経発達の障害に関心を集中することによって，どのようにしてヒト脳が成長し，いかにその成長が一番よく保護されるのかという基礎的な知識を育むことに貢献するだろう。

　しかしながら，われわれは，現時点でこの企画が精神分裂病に関連した大切な研究に値すると判断する。これらの研究過程において，胎児脳の発達障害がその他の行動異常の原因であることを発見する可能性を除外することはできない。

文献

Barr, C. E., Mednick, S. A. & Munk-Jorgensen, P. (1990). Exposure to influenza epidemics during gestation and adult schizophrenia: A 40 year study. *Archives of General Psychiatry*, **47**, 869–74.

Bartfai, A., Levander, S., Edman, G., Schalling, D. & Sedvall, G. (1983). Skin conductance orienting responses in unmedicated recently admitted schizophrenic patients. *Psychophysiology*, **20**, 180–7.

Bartfai, A., Levander, S. E., Nyback, H. & Schalling, D. (1987). Skin conductance nonresponding and nonhabituation in schizophrenic patients. *Acta Psychiatrica Scandinavica*, **75**, 321–9.

Bogerts, B., Meertz, E. & Schonfeldt-Bausch, R. (1985). Basal ganglia and limbic system pathology in schizophrenia: A morphometric study of brain volume and shrinkage. *Archives of General Psychiatry*, **42**, 784–91.

Cannon, T. D., Fuhrmann, M., Mednick, S. A., Machon, R. A., Parnas, J. & Schulsinger, F. (1988). Third ventricle enlargement and reduced electrodermal responsiveness. *Psychophysiology*, **25**, 153–6.

Cannon, T. D., Mednick, S. & Parnas, J. (1989). Genetic and perinatal determinants of structural brain deficits in schizophrenia. *Archives of General Psychiatry*, **46**, 883–9.

Cannon, T. D., Mednick, S. A. & Parnas, J. (1990a). Two pathways to schizophrenia in children at risk. In L. Robins & M. Rutter (Eds.), *Straight and devious pathways from childhood to adulthood*. (pp. 328–50). Cambridge: Cambridge University Press.

Cannon, T. D., Mednick, S. A. & Parnas, J. (1990b). Antecedents of predominantly negative and predominantly positive symptom schizophrenia in a high-risk population. *Archives of General Psychiatry*, **47**, 622–32.

Darrow, C. W. (1937). Neural mechanisms controlling the palmar galvanic skin reflex and palmar sweating. *Archives of Neurological Psychiatry*, **37**, 641–63.

Frith, C. D., Stevens, M., Johnstone, E. C. & Crow, T. J. (1979). Skin conductance responsivity during acute episodes of schizophrenia as a predictor of symptomatic improvement. *Psychological Medicine*, **9**, 101–6.

Gottesman, I. I. & Shields, J. (1982). *Schizophrenia: The epigenetic puzzle*. Cambridge: Cambridge University Press.

Jakob, H. & Beckmann, H. (1986). Prenatal-developmental disturbances in the limbic allocortex in schizophrenia. *Biological Psychiatry*, **21**, 1181–3.

Kovelman, J. A. & Scheibel, A. B. (1984). A neurohistological correlate of schizophrenia. *Biological Psychiatry*, **19**, 1601–21.

Larsen, P. B., Schneiderman, N. & Pasin, R. D. (1986). Physiological bases of cardiovascular psychophysiology. In M. G. H. Coles, E. Doncin & S. W. Porges (Eds.), *Psychophysiology: Systems, processes, and applications*. New York: Guildford Press.

Machon, R. A., Mednick, S. A. & Huttunen, M. O. (1990). An update on the Helsinki influenza project. *Archives of General Psychiatry*, **47**, 292.

McNeil, T. F. (1988). Obstetric factors and perinatal injuries. In M. T. Tsuang & J. C. Simpson (Eds.), *Handbook of schizophrenia*. (pp. 319–44). Amsterdam: Elsevier.

Mednick, S. A., Machon, R. A., Huttunen, M. O. & Bonett, D. (1988). Adult schizophrenia following prenatal exposure to an influenza epidemic. *Archives of General Psychiatry*, **45**, 189–92.

Mednick, S. A. & Schulsinger, F. (1968). Some premorbid characteristics related to breakdown in children with schizophrenic mothers. *Journal of Psychiatric Research*, **6**, 267–91.

Parnas, J. (1985). Mates of schizophrenic mothers: A study of assortative mating from the American–Danish High Risk Study. *British Journal of Psychiatry*, **146**, 490–7.

Parnas, J., Schulsinger, F., Teasdale, T. W., Schulsinger, H., Feldman, P. M. & Mednick, S. A. (1982). Perinatal complications and clinical outcome within the schizophrenia spectrum. *British Journal of Psychiatry*, **140**, 416–20.

Prentky, R. A., Salzman, L. F. & Klein, R. H. (1981). Habituation and conditioning of skin conductance responses in children at risk. *Schizophrenia Bulletin*, **7**, 281–91.

Silverton, L., Finello, K. M., Mednick, S. A. & Schulsinger, F. (1985). Low birth weight and ventricular enlargement in a high-risk sample. *Journal of Abnormal Psychology*, **94**, 405–9.

Van Dyke, J. L., Rosenthal, D. & Rasmussen, P. V. (1974). Electrodermal functioning in adopted-away offspring of schizophrenics. *Journal of Psychiatric Research*, **10**, 199–215.

Venables, P. H. & Christie, M. J. (1973). Mechanisms instrumentation, recording techniques, and quantification of responses. In W. F. Prokasy & D. C. Raskin (Eds.), *Electrodermal activity in psychological research*. (pp. 2–124). New York: Academic Press.

Wang, G. H. (1964). *Neural control of sweating*. Madison, Wisconsin: University of Wisconsin Press.

Zahn, T. P. (1977). Autonomic nervous system characteristics possibly related to a genetic predisposition to schizophrenia. *Schizophrenia Bulletin*, **3**, 49–60.

第 II 部

胎児神経発達の基本的過程

2 中枢神経系発達の基本的な概念

RICHARD S. NOWAKOWSKI
ロバート・ウッド・ジョンソン医科大学

神経管の発達

　中枢神経系（CNS）の発達は複雑であり，多くの段階がある。脊椎動物の胎児の発達早期に，神経胚形成として知られている過程によって，CNSが初期の外胚葉から発生し（図2.1），その結果として神経管が形成される（図2.2）。神経管の内腔は十分に発達して脳室となる。神経管の壁より脳の細胞や組織が生成される。

形状の分化

　神経管には，縦軸・環状・放射状の3つの次元が想定される（図2.2）。発達期間中のこれらの次元の異なった分化により，さまざまの器官がつくられて成熟した脳が形成される。縦軸に沿った分化により，CNSは大きく分けられる（図2.3A）。これらの主な分割の中で，環状方向の異なった分化により，構造的・機能的に異なった領域が発達してくる。たとえば，脊髄では環状方向に規定された4つの板，すなわち，上衣板・外側板1対・底板がある（図2.4）。通常，外側板は境界溝によって背側の翼板と腹側の基板とにわけられる。成体の脊髄はその大部分が翼板と基板由来であり，各々脊髄の後角と前角になる。神経系の吻部分では，同様の環状方向の4分割がある。しかしながら，環状方向の異なった発達により，成体ではCNSの各々の分割は著しく異なった形態になる。たとえば，髄質では上衣板が大きくなり，側面の翼板と基板にとってかわる。したがって，成体では，上衣板の発達の結果，翼板と基板の派生物である感覚と運動の神経系は脇へ押されて，脊髄の側背部分よりも境界側周

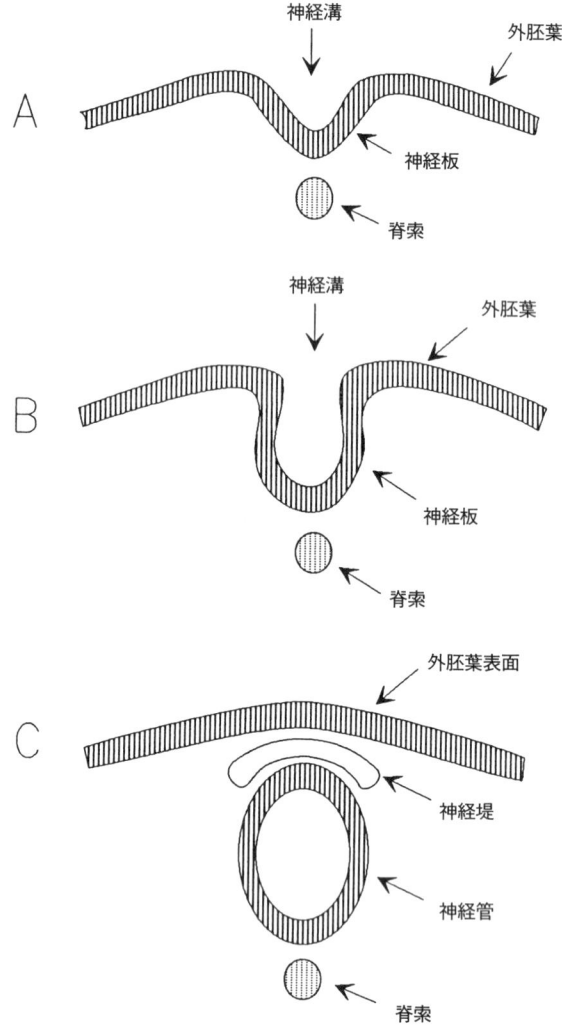

図 2.1 神経胚形成
神経胚形成は受精 3 週目の末に始まる。胎児の外側表面にあたる外胚葉は，自分自身が折りたたむようにして神経管を形成していく。A. 神経胚形成の初期に，脊索の上方に浅い溝ができる。この浅い溝が神経管の位置となる。B. 神経溝が深くなるに連れて，神経板の側面の縁が融合し，神経管が形成される（C）。神経板の側面の縁に存在する細胞や神経管の背側部に在る細胞の一部が神経堤になる。CNS は神経管がその起源である。神経堤細胞より末梢神経系の多くを含んだ種々の末梢器官が形成される。

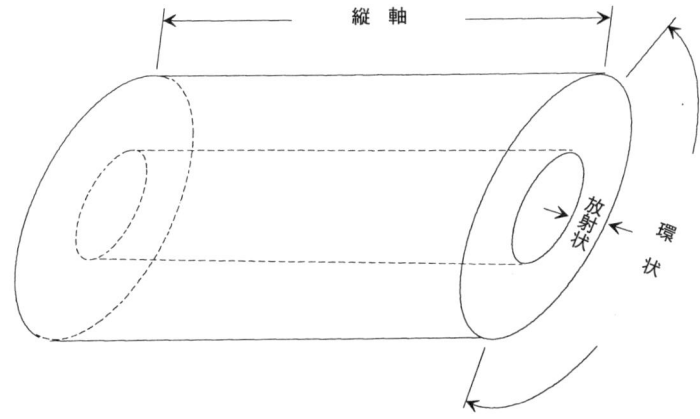

図2.2 神経管の模式図
神経管には縦軸・環状・放射状の3次元がある。分化は各々の次元に沿って別々に進行する。(詳細は本文を参照)

囲の中外側部分に存在する。神経系が感覚系と運動系に機能的に組織化されるよりも、この環状方向の分化が先に起きる点が重要である。神経系の他の部分においても、そのような解剖学的分化は機能的な分化に先行するようである。その1つの例は、発達中の海馬領域である。そこでは、海馬を構成する最初の神経が発生するよりも先に、将来細胞構築する細分化が認められる (Nowakowski & Rakic, 1979)。

縦軸と環状の分化では、神経管壁の異なった部位は、初期においてさえも、潜在的な発達上の素質の違いがあることが重要な点である (Rakic & Goldman-Rakic, 1982 ; Rakic, 1988)。したがって、神経系の基本的な構造設計は、神経管の縦軸と環状に沿った分化によって発達早期に規定されている。

ニューロンの増殖・移動・分化

放射状の変化の結果、神経管の異なった部位に種々の層状の組織が産み出され、CNS細部の内部器官に構造的な純化や分化が起きる。成体CNSの違っ

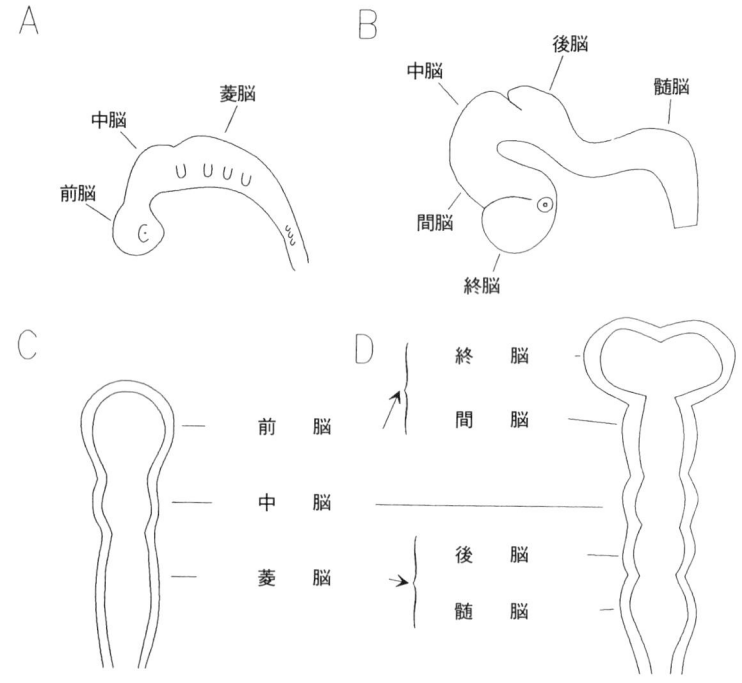

図2.3 神経管の縦軸方向の分化
縦軸に沿った異なる分化によって，CNSは大きくわかれる。第4週のヒト胎児では，前脳・中脳・菱脳という基本的な3つの脳胞ができる（A・C）。翌週あるいは翌々週には，初期脳胞が細分される。前脳は終脳と間脳になり，菱脳は後脳と髄脳にわかれる（B・D）。

た部位に存在する層状の組織構成の多様性を理解するために，細胞増殖・細胞移動・細胞分化という3つの異なる細胞過程を理解しておく必要がある。これら3段階は，ニューロン（神経単位；神経細胞体・樹状突起と軸索からなる神経系の形態的および機能的単位）やグリア細胞1つ1つの「生活史」を構成していると考えられている。個々の細胞は成長してCNSの構成要素になるために，これら3段階すべてを連続して経験しなければならない。細胞増殖・細胞移動・細胞分化は発達途上のCNSの部位すべてに同時に起こる。しかしながら，1つの細胞にとっては，これらの段階は発達過程のカスケード（生理的過程のような一連の連続的相互作用のことで，いったん開始すると最後まで続く．

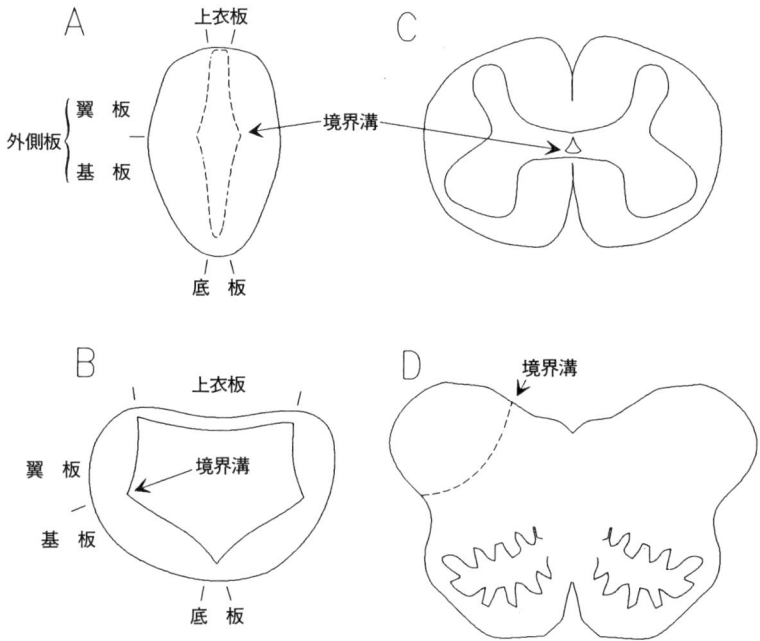

図2.4 神経管の環状方向の分化
A. 脊髄では,底板・翼板・基板・上衣板という4つの環状帯がある。これらの板の名称は神経管を取り巻く各々の位置に由来している(ラテン語の ala は翼を意味する)。
B. 髄質では,上衣板が拡がって薄くなるために,翼板と基板は側面に移動する。脊髄と髄質では境界溝が翼板と基板をわける。成体では,翼板と基板にある感覚と運動の派生物は,形態学的に相似している。境界溝付近にある派生物の起点は,脊髄の背腹側(C)から髄質の中外側(D)に移動する。

各相互作用は,前の作用により活性化される)を表わす。カスケードを早期に通過する細胞は,その後にカスケードを通過する細胞の運命に影響を与える。言いかえると,細胞間の相互作用を通して,発達の同じ時期あるいは別の時期にある神経系の同じ領域の細胞は,お互いの運命に影響しあう。

細胞増殖

ヒトを含む霊長類のCNSのすべてのニューロンは発達期間中に産生される。その増殖は出生後3-6ヵ月の間に止まると考えられているが，成体カナリア (Goldman & Nottebohm, 1983 ; Nottebohm, 1985) や成体ラット (Bayer, 1982 ; Bayer, Yackel & Puri, 1982 ; Kaplan, 1977 ; Kaplan & Hinds, 1977) では，発達後もニューロンの増殖がみられたという報告がある。ほとんどの場合，成体の霊長類のCNSではニューロンの増殖はない (Nowakowski & Rakic, 1981 ; Rakic, 1982, 1985, 1988)。発達中のCNSでは，たいていの場合，細胞増殖は脳室系に沿って並ぶ2つの特別な帯で起こる（図2.5）。この2つの帯のうち最初に現われてくるのは，偽層化した円柱形の上皮の脳室帯である (Boulder Committee, 1970)。発達中のすべてのCNS領域では脳室帯がみら

図2.5 放射状の分化

A・B・C図では，神経管の初期の段階の分化が示されている。発達初期のCNSには脳室帯（VZ）があり，最後に軟膜表面（P）のすぐ下に横たわる境界帯（MZ）が発達する。脳室帯では細胞の核は層状に配列する。しかし，各々の細胞は神経管の脳室から軟膜表面に達する関係にある。A図の左側の部分では，細胞周期の種々の段階を通過する単一の細胞の動きが示されている。DNAの合成は脳室帯の外側半分で起こり，有糸分裂（細胞分裂）は脳室表面近傍で起きる。この細胞核の動きは核移動の中間期として知られている。神経胚形成の直後は，神経管は脳室帯のみで構成される。つぎに現われるのは境界帯で（B），軟膜表面のすぐ下方にある，ほとんど細胞のない帯である。境界帯形成のすぐ後で，中間帯（IZ）が形成される（C）。この中間帯には，神経系における最初の有糸分裂後の細胞が存在する。中間帯はVZとMZの間にある。D・E・F・G図では，続いて起こるCNSの放射状の発達の種々の状態が描かれている。D図：神経管のある部分では，増殖帯がみられるのは脳室帯だけである。VZ由来の有糸分裂後の細胞は，VZに隣接したIZに集積し，発達する。この放射状の分化の様式をもつ神経系は脊髄である。E図：神経系の他の部分では，有糸分裂後の細胞はIZに集積し，そこで分化するが，ある種の細胞は副脳室帯（SZ）由来である。視床背側核はこの発達パターンを示す神経系の1例である。FとG図：皮質領域の例である。海馬では（F），有糸分裂後の細胞すべてがVZ由来である。これらの細胞は，細胞がまばらなIZを通過して皮質板（CP）を形成する。新皮質では（G），VZ，SZがともに存在する。これら2つの増殖帯由来の細胞はIZを通過して皮質板を形成する。略語：V，脳室表面；VZ，脳室帯；SZ，副脳室帯；IZ，中間帯；CP，皮質板；MZ，境界帯；P，軟膜表面。

2 中枢神経系発達の基本的な概念 23

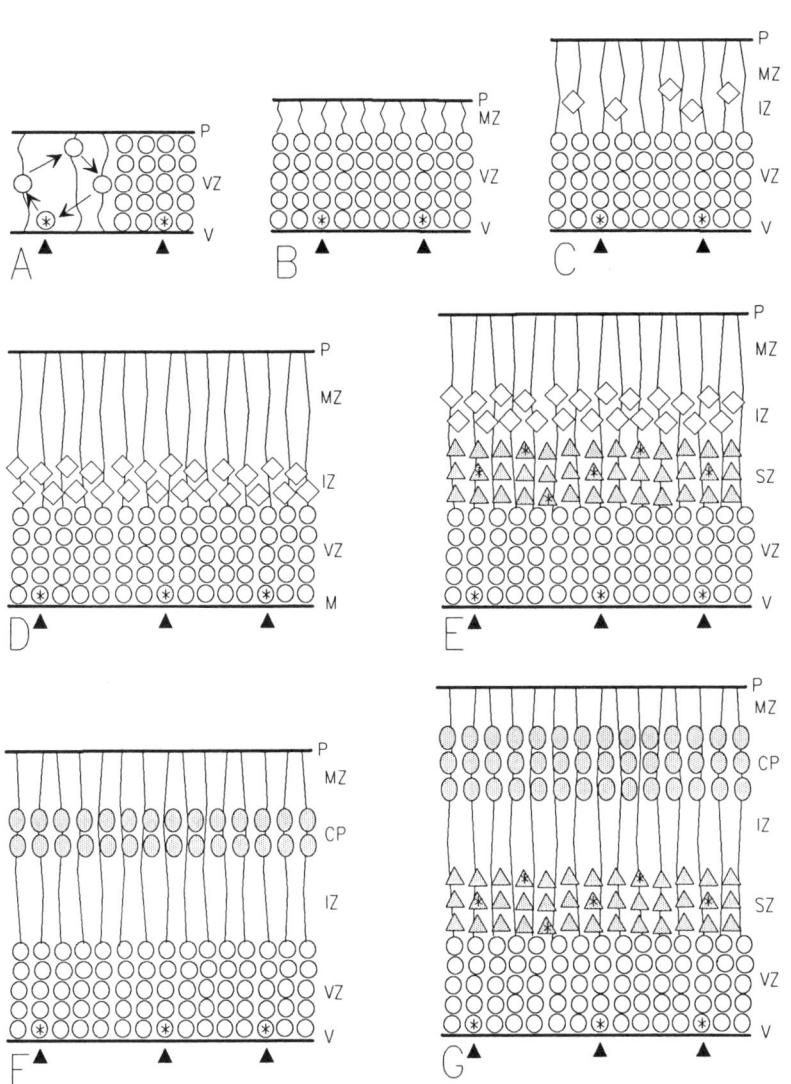

れ，ある領域では脳室帯が唯一の増殖帯である。発達中の CNS の他の領域では第 2 の増殖帯が現われる。この帯は副脳室帯として知られており，脳室帯と多くの点で異なる。たとえば，脳室帯の細胞と副脳室帯の細胞とでは，増殖の形態が異なる（詳細は図 2.5 の説明を参照）。副脳室帯は系統発生的に新しいと考えられている（Nowakowski, 1987；Nowakowski & Rakic, 1981）。例を挙げると，海馬のすべてのニューロン細部の多く（CA1・CA2・CA3）は，古皮質あるいは系統発生的に「古い」大脳皮質に分類されるが，脳室帯由来である（Nowakowski & Rakic, 1981）。対照的に，副脳室帯の多くは，発達中の新皮質でみられ，系統発生的により新しい皮質の多くのニューロンの増殖に関与する（Nowakowski & Rakic, 1981）。同様な事柄は，発達中の間脳でもみられる（Rakic, 1977）。これらの脳室表面に沿った増殖帯の分布の違いは，最初のニューロンが産生される初期に現われる（Nowakowski & Rakic, 1981）。このことは，発達中の神経系の脳室表面がモザイク状で，CNS 細部の発達は，初期においてさえも明らかに異なっていることを示している。

細胞移動

　脳室表面近くの領域で細胞増殖が起きている間に，発達した神経系の多くの部分では，ニューロンが脳室表面からかなり離れた場所に配置される。したがって，細胞がその増殖部位から最終地点まで移動するメカニズムが必要である。ニューロンが移動する際，基本的だがかなり異なった 2 つの様式がある。最初の様式は有糸分裂後のニューロンの活発な移動運動を必要としないようである。この場合，有糸分裂後のニューロンは増殖中の母集団から離れ（ある未知のシグナルによって誘導されて），増殖帯の境界からわずかに離れたところに移動する。その後すぐに，それに続く有糸分裂後のニューロンが同じように増殖帯から外へ移り，最初の細胞はわずかに遠くへ移動する。この細胞移動のタイプは，一般に受動的細胞置換と考えられている（図 2.6）。未熟なニューロンが増殖帯から最終地点まで移動する第 2 の様式では，ニューロン自身が移動するために，有糸分裂後のニューロンの能動的な関与が必要となる。この場合，ニューロンは増殖帯を離れ，中間帯を通過して遠方へ移動する。つまり，多くの

2 中枢神経系発達の基本的な概念

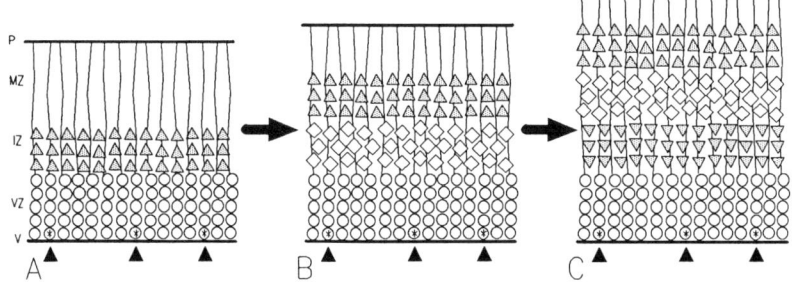

図 2.6
発達中の神経系のある領域では，細胞移動は受動的置換により行われる．細胞は増殖帯を離れ，増殖帯から少し離れた位置に場所をとる．その後，他の細胞が増殖帯で産生されることによって，早期に産生された細胞は外側へ置換される．図 A から C では，前に産生されたニューロンが，続いて産生されたニューロンによって脳室表面から離れる，連続的な受動的置換が示されている．A：最も早期に産生されて脳室帯から遊離したニューロンは三角形で示されている．B：次に産生されたニューロン集団は菱形で表わされている．そのニューロンの脳室帯からの移動は，既に産生されていたニューロンを軟膜表面方向へ置換させる．C：最後に産生されたニューロンは逆三角形であらわされており，既につくられていたニューロンに置き換わる．この連続した行程によって，外側から内側への時間的空間的勾配として知られている，特別なニューロンの分布が形づくられる．略語：V, 脳室表面；VZ, 脳室帯；IZ, 中間帯；MZ, 境界帯；P, 軟膜表面．

場合，連続して後から発生したニューロンは，先に産生されたニューロンを迂回することによって移動する（図 2.7）．この細胞移動の能動的な過程は，一般にニューロン移動といわれており（Sidman & Rakic, 1973 総説参照），大脳皮質（古皮質・新皮質両方）で行われている．

外側から内側への時間的空間的勾配 受動的細胞置換が起きている CNS 領域では，一番最初に増殖母集団を離れたニューロンは，一般に，増殖帯から最も遠くに位置する．引き続いて産生されたニューロンは，連続して増殖帯により近い位置にみられる（図 2.6）．したがって，ニューロンの最終位置と発生後の時間経過は相関している．受動的細胞置換がみられる領域では，この相関は「外側から内側への」時間的空間的勾配と呼ばれる．外側と内側はともに，増殖帯との相対的な細胞の位置によって規定される．ほとんどの場合，外側は軟

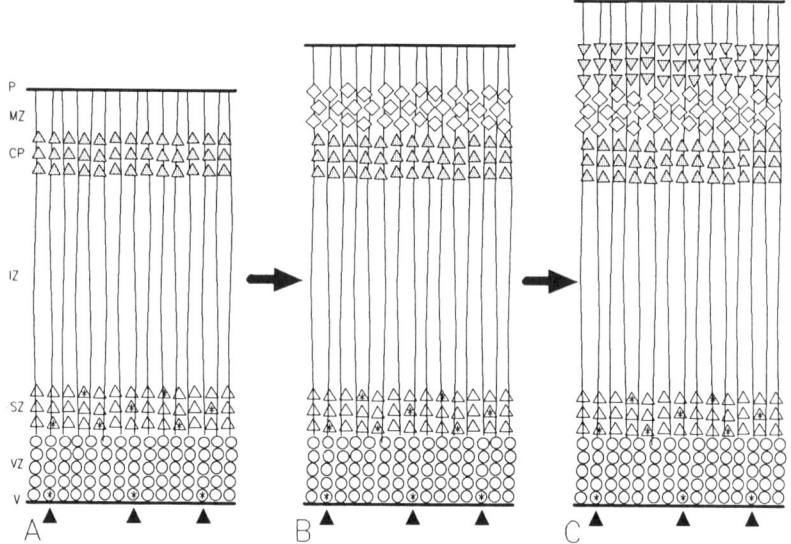

図 2.7 活動的なニューロン移動に関係した連続的な現象
発達中の CNS のある領域では,増殖帯から遊離したニューロンは最終地点に到達する前に遠方まで移動する。この過程を含む,連続した行程は図 A・B・C に描かれている。A:増殖帯から遊離する最初のニューロン(三角形)は,皮質板として知られている組織に集合する。皮質板は中間帯と境界帯の間に位置する。B:次に産生されるニューロン集団(菱形)は,増殖帯から離れ,中間帯を横断して,早期に産生された細胞を通り越して皮質板の最上部に場所をとる。C:最後に産生されたニューロン(逆三角形)は,中間帯を横切り,早期に産生された細胞両方の集団を通過して,皮質板の最上部に移動する。このタイプのニューロンの分布は,内側から外側への時間的空間的勾配として知られている。略語:V,脳室表面;VZ,脳室帯;SZ,下脳室帯;IZ,中間帯;CP,皮質板;MZ,境界帯;P,軟膜表面。

膜表面に相当し,内側は脳室表面にあたる。外側から内側への時間的空間的勾配が明らかな神経系領域は,視床(Altman & Bayer, 1979;Angevine, 1970;Rakic, 1977)・視床下部(Ifft, 1972)・脊髄(Nornes & Das, 1974)・脳幹の大部分(Altman & Bayer, 1981;Taber-Pierce, 1972)・網膜(Sidman, 1961;Walsh et al., 1983)・海馬体の歯状回(Angevine, 1965;Bayer, 1982;Bayer et al., 1982;Nowakowski & Rakic, 1981;Wyss & Sripanidkulchai, 1985)である。

内側から外側への時間的空間的勾配 未熟なニューロンが活発に増殖帯から移動している発達中のCNSでは，内側から外側への時間的空間的勾配が起きる。この様式では，最も早く産生された細胞は増殖帯の最も近傍にとどまり，最も深い層を構成するのに対して，最も遅く産生された細胞は増殖帯から最も離れて移動し，最も表面に近い層を形成する。内側から外側への時間的空間的勾配は大脳皮質の大部分（Angevine, 1965 ; Angevine & Sidman, 1961 ; Caviness, 1982 ; Caviness & Sidman, 1973 ; Hinds, 1968 ; Miller, 1985, 1987 ; Rakic, 1975b ; Rakic & Nowakowski, 1981 ; Wyss & Sripanidkulchai, 1985）および大脳皮質下のいくつかの領域（Cooper & Rakic, 1981 ; Hickey & Hitchcock, 1968）でみられる。内側から外側への時間的空間的勾配が起きている領域は，一般に，増殖帯表面に平行に走る，よく層状化された構造をしている。多くのニューロンは移動期間中に，放射状のグリア繊維に導かれて最終地点に到達する（Rakic, 1971, 1972）。それは，発達した将来の新皮質やその他の皮質，非皮質の足場になる（Nowakowski & Rakic, 1979 ; Rakic, 1971, 1978, 1982 ; Rakic et al., 1974 ; Eckenhoff & Rakic, 1984）。放射状繊維はまた，成人における皮質の円柱状構造の足場を提供すると考えられている（Eckenhoff & Rakic, 1984 ; Mountcastle, 1978 ; Rakic, 1978, 1982, ; Smart & McSherry, 1982）。ニューロンの移動の過程は複雑であり，少なくとも3つの段階からなる（図2.8）（Nowakowski, 1985 総説参照）。3つの段階とは，移動開始期・移動期・終結期である。開始期では，未熟なニューロンは増殖帯を離れることにより移動を開始する。この期間中に，増殖集団中の細胞は神経芽細胞（すなわち増殖している細胞）から未熟なニューロン（すなわち増殖していない，有糸分裂後の恒久的な細胞）へと変化する。未熟なニューロンは放射状のグリア繊維に付着し，脳室表面から離れていく方向性をもつ軸を形成する。いったん放射状グリア繊維に接着すると，第2期，つまり移動期がはじまる。この期間中，放射状グリア繊維へ付着し，増殖帯から離れていく方向性を維持しながら，未熟なニューロンは放射状グリア繊維の表面に沿って活発に移動する。大脳皮質では，移動期間はたいへん長く，移動中のニューロンは数十ミリメートルにわたって放射状グリア繊維に沿って動く。いったんニューロンが最終地点付

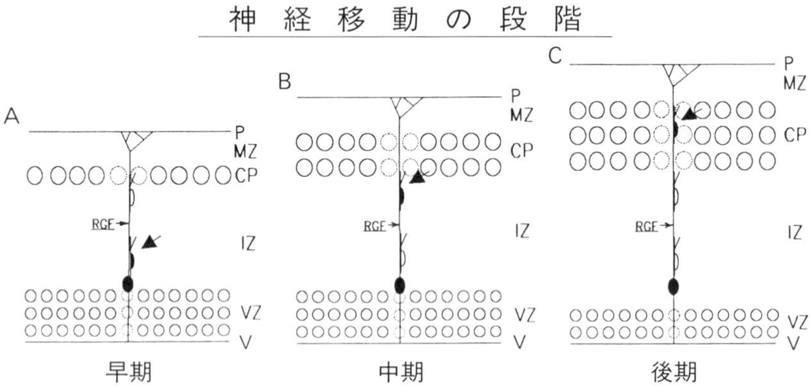

神 経 移 動 の 段 階

図 2.8　移動中のニューロンと放射状グリア繊維との相互作用の概要図
増殖帯遊離後，未熟なニューロンは放射状に一列に並んだグリア細胞に導かれて，皮質板 (CP) の最終位置に向かって移動する．増殖帯から中間帯 (IZ) を通過して皮質板に達する，1 つの未熟なニューロンの前進運動が，A・B・C の各図において，矢印で示された黒い細胞によって描かれている．移動期間は 3 期にわけられる．(A) 未熟なニューロンが増殖帯から離れ，放射状グリア繊維に付着し，軟膜 (P) への方向性を獲得する．(B) 次に移動期になる．ニューロンは放射状グリア繊維に付着してその方向性を維持しながら，IZ を横切る．(C) ニューロンは CP の最上部に到達すると，放射状グリア繊維から遊離して，発達ニューロンに分化するために再編成される．移動過程 3 段階いずれの障害においても，異所性のニューロンが生じうる．略語：V，脳室表面；VZ，脳室帯；CP，皮質板；MZ，境界帯；RGF，放射状グリア細胞．

近に到達すると，未熟なニューロンは移動を停止し，放射状グリア繊維から分離する．この時点で，未熟なニューロンは樹状突起を伸ばし，軸索を出して，他のニューロンと接触することになる．

細胞の配置障害　ニューロン移動の過程を構成する 3 段階のどれかが妨げられると，細胞の異常な配置が起きる．適当な場所に到達することを失敗したニューロンは異所性（あるいは，深大脳白質への灰白質の偏位）といわれる (Rakic, 1975a)．神経病理学者は細胞配置の種々の欠陥を報告している．ヒトでは，ニューロン配置の最もよく研究されている例は大脳皮質である．大脳皮質のニューロン移動の異常は，非常に重症な精神発達遅滞や発達障害から「どちらかというと重症ではない」行動に関する障害までのいろいろな疾患や症候

群と関係している。移動過程の阻害に関係する行動の障害には，精神分裂病や失読症が含まれる。精神分裂病の場合は，Kovelman・Scheibel（1984, 1986）が，重症の精神分裂病者の脳の海馬 CA1 領域にある異所性のニューロンの存在を報告している。失読症では，Galaburda・Sherman・Geschwind（1983）が重症の失読症患者の脳内で異所性のニューロンの島を実証している。さらに，移動過程の阻害に関連した，より重篤な多くの疾患には，水頭症・メタノール暴露・精神発達遅滞・てんかん発作・脳回欠損・メチル水銀中毒・脳顔面頭蓋奇形がある（Choi & Kudo, 1981 ; Evrard et al., 1978 ; Mikhael & Mattar, 1978 ; Miller, 1986 ; Richman et al., 1975 ; Zimmerman, Bilaniuk & Grossman, 1983）。

　ヒトの病理学的な所見から，適当な位置に移動することを失敗したニューロンの発達上の運命を知ることは困難である。たとえば，これらの異常に配置されたニューロンが他の脳と連結することや正常な目標と接続するかしないかはわかっていない。最も大切なことは，接続の奇形が（もしもそれが存在するとして），これらの細胞が正常に存在することになっていた脳領域の機能に，どのような影響を与えるかわかっていないということである。これらの問題に対する洞察のいくつかは，ニューロンの移動に障害のある変異体マウスの研究から得られいる（本書の他の箇所，Nowakowski, 1990）。

細胞分化

　ニューロンの生活歴の最終段階は分化である。多くの点で，分化は，成体の CNS でみられる多様性の主要因であり，非常に複雑な過程である。ニューロンの分化中，軸索や樹状突起の変化は緻密であり，神経伝達物質が産生される。多くの場合，最終地点に到達するまで複雑な長い経路を通って，軸索は発達する。樹状突起は大きくなり，各々の細胞階層に独特な樹枝状形態をつくる。細胞階層に特有な神経伝達物質の酵素もまた産生される。神経伝達物質を産生するための特定の酵素を生み出すことに加えて，ニューロンには，シナプス前部の相手からの情報を受け取るのに必要な特有の受容体がシナプス後部につくられる。また，あるニューロンは自身の軸索を髄鞘化するためのシグナルをつく

る。ニューロンが成長するにつれて，グリア細胞もまたさまざまに分化する。あるものはミエリンを産生する稀突起膠細胞になり，あるものは他の機能をもつ星状膠細胞になる（Temple & Raff, 1986；ffrench-Constant & Raff, 1986）。ヒトでは，CNS の髄鞘化のほとんどの反応過程は生後長期間持続する（Richardson, 1982 総説参照）。事実，Flechsig（1920）は，発達中のヒト大脳皮質の髄鞘化に関する古典的研究で，新皮質領域を1次・2次・関連皮質にわける伝統的な分類を確立している。CNS の細胞分化の過程の複雑さは，すでに述べたようにこの総説の限界を越えている。したがって，以下の論議は，軸索とその標的との相互作用の観点に範囲を限定する。他の論題については，最近の総説を参照されたい（Easter et al., 1985；Jacobson, 1978；Jonakait & Black, 1986；Purves & Lichtman, 1985；Wiesel, 1982）。

軸索と標的との相互作用　CNS の軸索は成長して，細胞体幹から標的，つまりシナプス後細胞に伸長する。軸索は，複雑な一帯を通り抜けて標的に達する道筋をみつける。軸索は適切な標的細胞を選択するだけではなく，シナプスを形成するために，標的細胞の樹状突起の枝をみつける。この複雑な過程を成功するためには，明らかに多様なメカニズムが必要である。最近，発達中の CNS の多くの軸索は，その最終標的に一直線に伸長しないで，「過増殖に」伸展することが明らかになった。したがって，軸索は神経系領域と，成体では通常接触しない特定の細胞の両方を一時的に神経支配する。発散と輻輳という2種類の一時的な結合が作られる（図2.9）。発散とは，成長中に1つの軸索やニューロンが，成体で通常みられるよりも広い領域や多くの細胞を神経支配することである（図2.9 A）。その後の発達段階では，発散的に投射している軸索の余分な側副枝は除去される（図2.9 A'）。輻輳とは発散の逆である。発達中に1つの標的ニューロンが複数の軸索に神経支配されることをいう（図2.9 B）。成体ではこれらのうち1つの軸索が標的を神経支配する（図2.9 B'）。発散と輻輳という一次的な軸索投射はお互いに矛盾しないで，たぶん両方がひとつのニューロン集団内で発生しているのだろう（図2.9 C）。もしそうであれば，余分な発散と輻輳の軸索投射は，成体の接続パターンを確立するために除去されなければならない（図2.9 C'）。

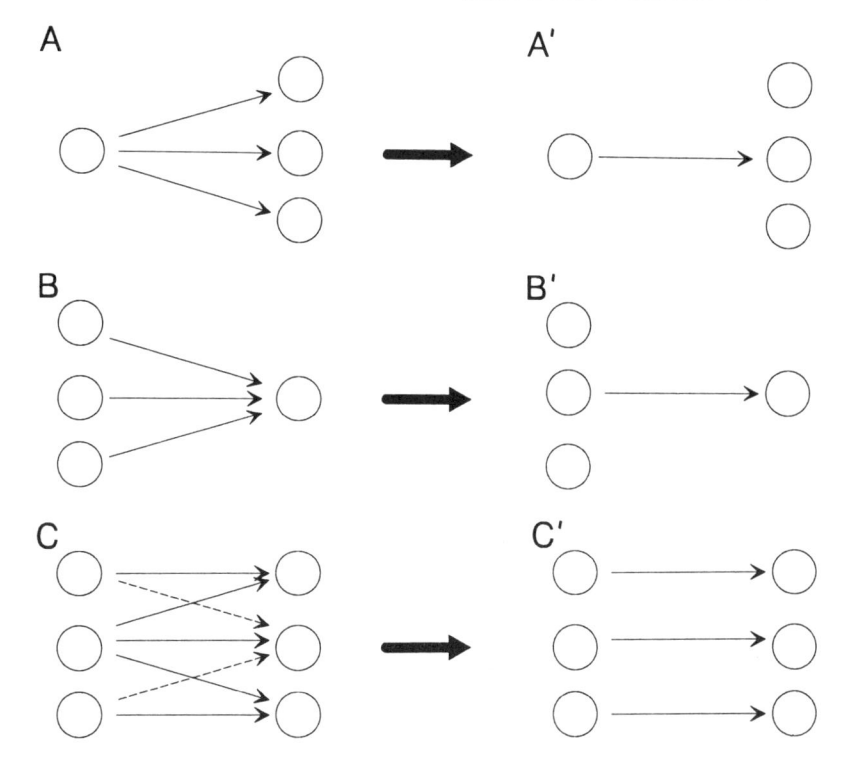

図 2.9 CNS の発達期間中にみられる過増殖した接続の 2 型
A. 一時的な発散：単一の起源（単一細胞あるいは単一のニューロン集団）由来の軸索が，成体にみられる分布よりも広い領域に投射する。続いて余分な投射が除去されて成体のパターンになる（A'）。B. 一時的な輻輳：複数の起源（複数の細胞あるいはニューロン集団）由来の軸索が，単一の標的に輻輳する。続いて，ある起源からの投射の除去が起こり，成体のパターンになる（B'）。C. 一時的な発散と輻輳の組み合わせ：この場合，両方のタイプの過剰な投射が除去されて，成体の接続パターンになる（C'）。

軸索の除去　余分な軸索の接続が除去されるメカニズムはよくわかっていない。自然に起きるニューロン死および軸索と樹状突起の再編成という，2 つの明らかに異なる退行現象が関係するようである（Cowan et al., 1984; Innocenti, Clarke & Kraftsik, 1986; Segraves & Inncenti, 1985）。発散型の接続は 2 つのメカニズムを介して除去される。第 1 に，単一のニューロンが成体時のそれ

よりも広範囲の標的に投射する場合は，一時的な接続の除去は，ニューロン軸索の側副枝の退縮や軸索の終末樹の収縮によって起きる。第2に，成体時のそれよりも広範囲の標的に投射しているニューロン集団の場合は，正常な成体の神経支配領域以上に投射しているニューロンの選択的細胞死により，一時的な接続が除去される。これらのメカニズムの例は以下のようである。視覚皮質の発達の場合，視覚皮質の錐体ニューロンは一時的に側副枝を脊髄に送るが，それは通常成体の動物では神経支配していない。発達後期では，軸索の起始は残存するが，その脊髄側副枝が退縮することによって，一時的な神経支配が除かれる（O'Leary & Stanfield, 1985；Stanfield & O'Leary, 1985a, 1985b）。発達期間中にみられる広範囲のニューロン細胞死の発生はよく研究されており，発散型に投射している側副枝の除去に関与しているニューロンの自然発生的な死は，誤りを修正するメカニズムであると仮定されている（Cowan et al., 1984；Oppenheim, 1981）。輻輳投射は自然発生する細胞死により除去される（Cowan et al., 1984；Oppenheim, 1981）。さらに，余分な輻輳投射の除去には，残存しているニューロンのシナプス終末部の退縮がある（Cowan et al., 1984；Oppenheim, 1981；Wiesel, 1982）。したがって，神経系のような複雑な器官の発達は，一般に進行性の過程と考えられているが，軸索の除去やニューロン細胞死は，CNS発達期間中に普通にみられる後退性の過程である（Heffiner, Lumsden & O'Leary, 1990；O'Leary, 1987；Purves et al., 1987；Purves, Snider & Voyvodic, 1988）。

　これら後退性の過程は，一般に生物学的に制御されていると考えられている。その制御には，シナプス間隙や発達要因の拮抗，電気的活動による異なったニューロンの相互作用といった要因単独あるいはその組合わせが関係している（Fawcett, O'Leary & Cowan, 1984；Henderson et al., 1986；Purves & Lichtman, 1985；Schmidt, 1985a, 1985b；Schmidt & Tieman, 1985；Toulouse, Dehane & Changeux, 1986）。これらのメカニズムすべては，一時的に過増殖した接続の除去に関与するのだろう（例 Easter et al., 1985）。軸索や軸索側副枝の消失に加えて（Crespo, O' Leary & Cowan, 1985；Rakic & Riley, 1983），一時的な接続の除去は，シナプスの数や密度の減少を意味する（Oppenheim, 1981；Rakic et al., 1986）。過剰なシナプスの除去だけではなく，

シナプスの分子レベルの効率の獲得や余分な増加を伴わないシナプスの再編成が起きるのだろう（Rakic et al., 1986）。多様な過程は，ステロイドホルモンを含む神経系の分化を制御するようである（Arnold & Breedlove, 1985 ; Arnold & Gorski, 1984 ; Nordeen et al., 1985）。そして，そのような過程の改造は成体になるまで続くのだろう（Nottebohm, 1985 ; Purves & Hadley, 1985 ; Toulouse et al., 1986）。CNS 発達期間中にみられる，ニューロン死・過増殖側副枝の退縮・シナプス除去といった退行過程は，失読症（Galaburda et al., 1983 ; Kemper, 1984）・精神分裂病（Kovelman & Scheibel, 1984, 1986）・胎児アルコール症候群（Miller, 1986, 1987）・メチル水銀中毒（Choi et al., 1978）・その他（例，Choi & Kudo, 1981 ; Otake & Schull, 1984 ; Zimmerman et al., 1983）といった種々のヒトの疾患において役割を果たしているようである。これらの症候群では，ニューロン移動の過程がある程度乱れている。これらの疾患の少なくとも一部では，ニューロン移動の混乱によって異常に配置したニューロンが正常な接続をつくらないために，正常な機能的能力が獲得されないことが推定される。機能的な重症度とニューロンの異常な位置の正確な関係は，現時点では不明である。しかしながら，発達期間中は，過増殖に投射・発散している軸索側副枝によって，異所的なニューロンの集団は，あたかも正確な位置にあるかのように，正常に神経支配されているのだろう。したがって，そのようなニューロンは正常な機能を担うのであろう。この仮説をヒトで実験することは不可能である。しかし，この推測を調べるために，分子生物学的手技（例，Caviness & Rakic, 1978 ; Nowakowski, 1985, 1988 ; Nowakowski & Wahlsten, 1985a, 1985b ; Pearlman, 1985）やその他の実験手段（Miller, 1987）によって，異常な位置のニューロンを実験動物で作成する方法がある。これらの課題の検討は，本書の別の箇所で行っている（ **4** 項参照）。

文献

Altman, J. & Bayer, S. A. (1979). Development of the diencephalon in the rat: V. Thymidine-radiographic observations on internuclear and intranuclear gradients in the thalamus. *Journal of Comparative Neurology*, **188**, 473–500.
Altman, J. & Bayer, S. A. (1981). Development of the brain stem in the rat: V.

Thymidine-radiographic study of the time of origin of neurons in the midbrain tegmentum. *Journal of Comparative Neurology*, **198**, 677–716.

Angevine, J. B., Jr. (1965). Time of neuron origin in the hippocampal region: An autoradiographic study in the mouse. *Experimental Neurology (Supplement)*, **2**, 1–71.

(1970). Time of neuron origin in the diencephalon of the mouse: An autoradiographic study. *Journal of Comparative Neurology*, **139**, 129–88.

Angevine, J. B., Jr. & Sidman, R. L. (1961). Autoradiographic study of cell migration during histogenesis of cerebral cortex in the mouse. *Nature, London*, **192**, 766–8.

Arnold, A. P. & Breedlove, S. M. (1985). Organizational and activational effects of sex steroids on brain and behavior: A reanalysis. *Hormones and Behavior*, **19**, 469–98.

Arnold, A. P. & Gorski, R. A. (1984). Gonadal steroid induction of structural sex differences in the central nervous system. *Annual Review of Neuroscience*, **7**, 413–42.

Bayer, S. A. (1982). Changes in the total number of dentate granule cells in juvenile and adult rats: A correlated volumetric and ^{3}H-thymidine autoradiographic study. *Experimental Brain Research*, **46**, 315–23.

Bayer, S. A., Yackel, J. W. & Puri, P. S. (1982). Neurons in the rat dentate gyrus granular layer substantially increase during juvenile and adult life. *Science*, **216**, 890–2.

Boulder Committee (1970). Embryonic vertebrate central nervous system: Revised terminology. *Anatomical Record*, **166**, 257–61.

Caviness, V. S., Jr. (1982). Neocortical histogenesis in normal and reeler mice: A developmental study based on [^{3}H]thymidine autoradiography. *Developmental Brain Research*, **4**, 293–302.

Caviness, V. S., Jr. & Rakic, P. (1978). Mechanisms of cortical development: A view from mutations in mice. *Annual Review of Neuroscience*, **1**, 297–326.

Caviness, V. S., Jr. & Sidman, R. L. (1973). Time of origin of corresponding cell classes in the cerebral cortex of normal and reeler mutant mice: An autoradiographic analysis. *Journal of Comparative Neurology*, **148**, 141–52.

Choi, B. H. & Kudo, M. (1981). Abnormal migration and gliomatosis in epidermal nevus syndrome. *Acta Neuropathologica*, **53**, 319–25.

Choi, B. H., Lapham, L. W., Amin-Zaki, L. & Saleem, T. (1978). Abnormal neuronal migration, deranged cerebral cortical organization, and diffuse white matter astrocytosis of human fetal brain: A major effect of methylmercury poisoning *in utero*. *Journal of Neuropathology and Experimental Neurology*, **37**, 719–33.

Cooper, M. L. & Rakic, P. (1981). Neurogenetic gradients in the superior and inferior colliculi of the rhesus monkey. *Journal of Comparative Neurology*, **202**, 309–34.

2 中枢神経系発達の基本的な概念　　35

Cowan, W. M., Fawcett, J. W., O'Leary, D. D. & Stanfield, B. B. (1984). Regressive events in neurogenesis. *Science*, **225**, 1258–65.
Crespo, D., O'Leary, D. D. & Cowan, W. M. (1985). Changes in the numbers of optic nerve fibers during late prenatal and postnatal development in the albino rat. *Brain Research*, **351**, 129–34.
Easter, S. S., Jr., Purves, D., Rakic, P. & Spitzer, N. C. (1985). The changing view of neural specificity. *Science*, **230**, 507–11.
Eckenhoff, M. F. & Rakic, P. (1984). Radial organization of the hippocampal dentate gyrus: A Golgi, ultrastructural and immunocytochemical analysis in the developing rhesus monkey. *Journal of Comparative Neurology*, **223**, 1–21.
Evrard, P., Caviness, V. S., Jr., Prats-Vinas, J. & Lyon, G. (1978). The mechanism of arrest of neuronal migration in the Zellweger malformation: An hypothesis based upon cytoarchitectonic analysis. *Acta Neuropathologica*, **41**, 109–17.
Fawcett, J. W., O'Leary, D. D. & Cowan, W. M. (1984). Activity and the control of ganglion cell death in the rat retina. *Proceedings of the National Academy of Sciences, USA*, **81**, 5589–93.
Flechsig, P. (1920). *Anatomie des menschlichen Gehirns und Ruckenmarks auf myelogenetischer Grundlage*. Leipzig: Georg Theime.
ffrench-Constant, C. & Raff, M. C. (1986). Proliferating bipotential glial progenitor cells in adult rat optic nerve. *Nature, London*, **319**, 499–502.
Galaburda, A. M., Sherman, G. F. & Geschwind, N. (1983). Developmental dyslexia: Third consecutive case with cortical anomalies. *Society for Neuroscience Abstracts*, **9**, 940.
Goldman, S. A. & Nottebohm, F. (1983). Neuronal production, migration, and differentiation in a vocal control nucleus of the adult female canary brain. *Proceedings of the National Academy of Sciences, USA*, **80**, 2390–4.
Heffner, C. D., Lumsden, A. G. & O'Leary, D. D. (1990). Target control of collateral extension 'and directional axon growth in the mammalian brain. *Science*, **247**, 217–20.
Henderson, C. E., Benoit, P., Huchet, M., Guenet, J. L. & Changeux, J. P. (1986). Increase of neurite-promoting activity for spinal neurons in muscles of 'paralyse' mice and tenotomised rats. *Brain Research*, **390**, 65–70.
Hickey, T. L. & Hitchcock, P. F. (1968). Neurogenesis in the cat lateral geniculate nucleus: A ^{3}H–thymidine study. *Journal of Comparative Neurology*, **228**, 186–99.
Hinds, J. W. (1968). Autoradiographic study of histogenesis in the mouse olfactory bulb: I. Time of origin of neurons and neuroglia. *Journal of*
Jacobson, M. (1978). *Developmental Neurobiology*. New York: Plenum.
Jonakait, G. M. & Black, I. B. (1986). Neurotransmitter phenotypic plasticity in the mammalian embryo. *Current Topics in Developmental Biology*, **20**, 165–75.

Kaplan, M. S. (1977). Neurogenesis in the 3-month-old rat visual cortex. *Journal of Comparative Neurology*, **195**, 323–38.
Kaplan, M. S. & Hinds, J. W. (1977). Neurogenesis in the adult rat: Electron microscopic analysis of light radioautographs. *Science*, **197**, 1092–4.
Kemper, T. L. (1984). Asymmetrical lesions in dyslexia. In N. Geschwind & A. M. Galaburda (Eds), *Cerebral Dominance: The Biological Foundations* (pp. 75–89). Cambridge, Massachusetts: Harvard University Press.
Kovelman, J. A. & Scheibel, A. B. (1984). A neurohistological correlate of schizophrenia. *Biological Psychiatry*, **19**, 1601–21.
Kovelman, J. A. & Scheibel, A. B. (1986). Biological substrates of schizophrenia. *Acta Neurologica Scandinavica*, **73**, 1–32.
LeDouarin, N. (1982). *The Neural Crest*. Cambridge: Cambridge University Press.
Mikhael, M. A. & Mattar, A. G. (1978). Malformation of the cerebral cortex with heterotopia of the gray matter. *Journal of Computer Assisted Tomography*, **2**, 291–6.
Miller, M. W. (1985). Cogeneration of retrogradely labeled corticocortical projection and GABA-immunoreactive local circuit neurons in cerebral cortex. *Developmental Brain Research*, **23**, 187–92.
Miller, M. W. (1986). Effects of alcohol on the generation and migration of cerebral cortical neurons. *Science*, **233**, 1308–11.
Miller, M. W. (1987). The effect of prenatal exposure to alcohol on the distribution and the time of origin of corticospinal neurons in the rat. *Journal of Comparative Neurology*, **257**, 372–82.
Mountcastle, V. B. (1978). An organizing principle for cerebral function: The unit module and distributed system. In G. Edelman & V. B. Mountcastle (Eds), *The Mindful Brain* (pp. 7–50). Cambridge, Massachusetts: MIT Press.
Nordeen, E. J. Nordeen, K. W., Sengelaub, D. R. & Arnold, A. P. (1985). Androgens prevent normally occurring cell-death in a sexually dimorphic spinal nucleus. *Science*, **229**, 671–3.
Nornes, H. L. & Das, G. D. (1974). Temporal patterns of neurons in spinal cord of rat: I. An autoradiographic study – time and sites of origin and migration and settling pattern of neuroblasts. *Brain Research*, **73**, 121–38.
Nottebohm, F. (1985). Neuronal replacement in adulthood. *Annals of the New York Academy of Sciences*, **457**, 143–61.
Nowakowski, R. S. (1985). Neuronal migration in the hippocampal lamination defect (Hld) mutant mouse. In H. J. Marthy (Ed.), *Cellular and Molecular Control of Direct Cell Interactions* (pp. 133–54). New York: Plenum.
 (1987). Basic Concepts of CNS development. *Child Development*, **58**, 568–95.
 (1988). Development of the hippocampal formation in mutant mice. *Drug Development Research*, **15**, 315–36.

Nowakowski, R. S. & Rakic, P. (1979). The mode of migration of neurons to the hippocampus. A Golgi and electron microscopic analysis in foetal rhesus monkey. *Journal of Neurocytology*, **8**, 697–718.
(1981). The site of origin and route and rate of migration of neurons to the hippocampal region of the rhesus monkey. *Journal of Comparative Neurology*, **196**, 129–54.
Nowakowski, R. S. & Wahlsten, D. (1985a). Asymmetric development of the hippocampal region in the shaker short-tail (sst) mutant mouse. *Society for Neuroscience Abstracts*, **11**, 989.
(1985b). Anatomy and development of the hippocampus and dentate gyrus in the shaker short-tail (sst) mutant mouse. *Anatomical Record*, **211**, 140A.
O'Leary, D. D. (1987). Remodeling of early projections through the selective elimination of neurons and long axon collaterals. *CIBA Foundation Symposium*, **126**, 113–42.
O'Leary, D. D. & Stanfield, B. B. (1985). Occipital cortical neurons with transient pyramidal tract axons extend and maintain collaterals to subcortical but not intracortical targets. *Brain Research*, **336**, 326–33.
Oppenheim, R. W. (1981). Neuronal cell death and some related regressive phenomena during neurogenesis: A selective historical review and progress report. In W. M. Cowan (Ed.), *Studies in Developmental Neurobiology* (pp. 74–133). New York: Oxford University Press.
Otake, M. & Schull, W. J. (1984). *In utero* exposure to A-bomb radiation and mental retardation: a reassessment. *British Journal of Radiology*, **57**, 409–14.
Pearlman, A. L. (1985). The visual cortex of the normal mouse and reeler mutant. In E. G. Jones & A. A. Peters (Eds), *The Cerebral Cortex* (pp. 1–18). New York: Plenum Press.
Purves, D. & Hadley, R. D. (1985). Changes in the dendritic branching of adult mammalian neurons revealed by repeated imaging *in situ*. *Nature, London*, **315**, 404–6.
Purves, D. & Lichtman, J. W. (1985). *Principles of Neural Development*. Sunderland, Massachusetts: Sinauer.
Purves, D., Snider, W. D. & Voyvodic, J. T. (1988). Trophic regulation of nerve cell morphology and innervation in the autonomic nervous system. *Nature, London*, **336**, 123–8.
Purves, D., Voyvodic, J. T., Magrassi, L. & Yawo, H. (1987). Nerve terminal remodeling visualized in living mice by repeated examination of the same neuron. *Science*, **238**, 1122–6.
Rakic, P. (1971). Neuron–glia relationship during granule cell migration in developing cerebellar cortex: A Golgi and electron microscopic study in Macacus rhesus. *Journal of Comparative Neurology*, **141**, 283–312.
(1972). Mode of migration to the superficial layers of fetal monkey neocortex. *Journal of Comparative Neurology*, **145**, 61–83.

(1975a). Cell migration and neuronal ectopias in the brain. *Birth Defects: Original Article Series*, **11**(7), 95–129.

(1975b). Timing of major ontogenetic events in the visual cortex of the rhesus monkey. In *Brain Mechanisms in Mental Retardation* (pp. 3–40). New York: Academic Press.

(1977). Genesis of the dorsal lateral geniculate nucleus in the rhesus monkey: Site and time of origin, kinetics of proliferation, routes of migration and pattern of distribution of neurons. *Journal of Comparative Neurology*, **176**, 23–52.

(1978). Neuronal migration and contact guidance in the primate telencephalon. *Postgraduate Medical Journal*, **54**, 25–40.

(1982). Early developmental events: Cell lineages, acquisition of neuronal positions, and areal and laminar development. *Neuroscience Research Progress Bulletin*, **20**, 439–51.

(1985). Limits of neurogenesis in primates. *Science*, **227**, 1054–6.

(1988). Specification of cerebral cortical areas. *Science*, **241**, 170.

Rakic, P., Bourgeois, J.-P., Eckenhoff, M. F., Zecevic, N. & Goldman-Rakic, P. S. (1986). Concurrent overproduction of synapses in diverse regions of the primate cerebral cortex. *Science*, **232**, 232–5.

Rakic, P. & Goldman-Rakic, P. S. (1982). The development and modifiability of the cerebral cortex: Overview. *Neuroscience Research Progress Bulletin*, **20**, 433–8.

Rakic, P. & Nowakowski, R. S. (1981). The time of origin of neurons in the hippocampal region of the rhesus monkey. *Journal of Comparative Neurology*, **196**, 99–128.

Rakic, P. & Riley, K. P. (1983). Regulation of axon number in primate optic nerve by prenatal binocular competition. *Nature*, **305**, 135–7.

Rakic, P., Stensaas, L. J., Sayre, E. P. & Sidman, R. L. (1974). Computer-aided three-dimensional reconstruction and quantitative analysis of cells from serial electron microscopic montages of foetal monkey brain. *Nature, London*, **250**, 31–4.

Richardson, E. P., Jr (1982). Myelination in the human central nervous system. In W. Haymaker & R. D. Adams (Eds.), *Histology and Histopathology of the Nervous System*, (vol. I, pp. 146–73). Springfield: Thomas.

Richman, D. P., Stewart, R. M., Hutchinson, J. W. & Caviness, V. S., Jr (1975). Mechanical model of brain convolutional development. *Science*, **189**, 18–21.

Schmidt, J. T. (1985a). Selective stabilization of retinotectal synapses by an activity-dependent mechanism. *Federation Proceedings*, **44**, 2767–72.

(1985b). Activity-dependent synaptic stabilization in development and learning: How similar the mechanisms? *Cellular and Molecular Neurobiology*, **5**, 1–3.

Schmidt, J. T. & Tieman, S. B. (1985). Eye-specific segregation of optic afferents

in mammals, fish, and frogs: The role of activity. *Cellular and Molecular Neurobiology*, **5**, 5–34.
Segraves, M. A. & Innocenti, G. M. (1985). Comparison of the distributions of ipsilaterally and contralaterally projecting corticocortical neurons in cat visual cortex using two fluorescent tracers. *The Journal of Neuroscience*, **5**, 2107–18.
Sidman, R. L. (1961). Histogenesis of mouse retina studied with thymidine-^{3}H. In G. Smelser (Ed.), *Structure of the Eye* (pp. 487–506). New York: Academic Press.
Sidman, R. L. & Rakic, P. (1973). Neuronal migration with special reference to developing human brain: A review. *Brain Research*, **62**, 1–35.
Smart, I. H. M. & McSherry, G. M. (1982). Growth patterns in the lateral wall of the mouse telencephalon: II. Histological changes during and subsequent to the period of isocortical neuron production. *Journal of Anatomy*, **134**, 415–42.
Stanfield, B. B. & O'Leary, D. D. (1985a). Fetal occipital cortical neurons transplanted to the rostral cortex can extend and maintain a pyramidal tract axon. *Nature, London*, **313**, 135–7.
(1985b). The transient corticospinal projection from the occipital cortex during the postnatal development of the rat. *Journal of Comparative Neurology*, **238**, 236–48.
Taber-Pierce, E. (1972). Time of origin of neurons in the brain stem of the mouse. *Progress in Brain Research*, **40**, 53–66.
Temple, S. & Raff, M. C. (1986). Clonal analysis of oligodendrocyte development in culture: Evidence for a developmental clock that counts cell divisions. *Cell*, **44**, 773–9.
Toulouse, G., Dehanes, S. & Changeux, J. P. (1986). Spin glass model of learning by selection. *Proceedings of the National Academy of Sciences, USA*, **83**, 1695–8.
Walsh, C., Polley, E. H., Hickey, T. L. & Guillery, R. W. (1983). Generation of cat retinal ganglion cells in relation to central pathways. *Nature, London*, **302**, 611–14.
Wiesel, T. N. (1982). Postnatal development of the visual cortex and the influence of environment. *Nature, London*, **299**, 583–91.
Wyss, J. M. & Sripanidkulchai, B. (1985). The development of Ammon's horn and the fascia dentata in the cat: A [^{3}H]thymidine analysis. *Developmental Brain Research*, **18**, 185–98.
Zimmerman, R. A., Bilaniuk, L. T. & Grossman, R. I. (1983). Computed tomography in migratory disorders of human brain development. *Neuroradiology*, **25**, 257–63.

3 霊長類の新皮質の発達

E. G. JONES
カリフォルニア大学アーヴァイン校

序　論

　霊長類の大脳新皮質は高度に秩序だってはいるが，複雑な結合性・薄層状化・細胞構築のパターンを示す．そのような複雑さは，細胞の増殖や移動という比較的単純なパターンで始まり，接続形成に進み，細胞構築の境界の確立，十分に発達したニューロンの形成といった，一連の発達過程に終わる．このような哺乳類の新皮質の発達は近年の研究課題であり，ある段階での混乱が皮質構造の異常を引き起こす可能性が明らかにされつつある．

基本的な皮質構造

　霊長類の大脳皮質は多数の細胞構築領域にわけられる．細胞の大きさ・形状・密度によって皮質層の変化の程度は決定され，近隣の細胞構築領域と互いに区別される．ある領域では，ある層が他と異なる細胞構築を示す．その適当な例は，ヒトやサルの第一次視覚領域の脳梁の接続部である (Shoumura, 1974 ; Shoumura, Ando & Kato, 1975 ; Glickstein & Whitteridge, 1976)．たとえば，第17野の一部，隣接した第18野の第III層には，残りの領野に比べて，密度の濃い大きな錐体細胞がある．
　伝統的な細胞構築の観点によると，皮質領域は実質的に互いに異なる．しかしながら，いくつかの種における，数多くの細胞構築領域に関する最近の定量的な研究によると，領域間はかなりの割合で均質性があることがわかった (Rockel, Hiorns & Powell, 1974, 1980 ; Beaulieu & Colonnier, 1983, 1985, 1989 ; Hendry et al., 1987a)．

Rockell・Hiorns・Powell（1980）によると，単一の種だけではなく他種の間でも，軟膜から白質へ皮質を通って伸びている幅30 μm のカラム（柱形，円柱索状をした構造）間隔の細胞数が，かなり均一であった．マウスのカラムあたりの細胞数は，霊長類のいくぶん厚い皮質の細胞数とそれほど異なってはいなかった．霊長類の第17野は，他のすべての領野と著しい違いをみせる唯一の領野である．そこでは，カラムあたりの細胞数は，霊長類でみられる他の領野のカラムや，おそらく非霊長類の視覚領野カラムの2倍以上ある．種間の皮質厚の違いは大きくなく，平均的な皮質厚は，マウスでは1-1.5 mm，ヒトでは4-5 mm である．したがって，第1次視覚領野を除いたすべての皮質領野では，カラムあたりのニューロン数が著しく変化することなく，神経絨（中枢神経系の灰白質塊をつくり，内部に神経細胞体が埋め込まれている軸索や樹状突起とグリアの分枝のフェルト状の複雑な網）を変えることによって，単位領野あたりの皮質厚は広い範囲にわたって変化する．さらに，霊長類の脳の進化上，カラム様細胞集団が付加されることによって，皮質の巨大な膨張が起きる．

　Colonnier と彼の同僚によるネコの研究結果は，Rockel らのそれと完全に一致しなかった．運動領野ではカラムあたりの細胞数は，視覚や身体感覚領野の細胞数よりも少なかった．しかしながら，Hendry ら（1987a）によるサル皮質の第10領野の研究は，彼らの研究結果を支持する傾向にある．これらの研究はまた，抑制型の伝達物質である γ-アミノ酪酸（GABA）に対して免疫反応する皮質ニューロン一群のニューロン全体に対する寄与を明らかにしている（表3.1）．任意の50 μm 幅のカラムあたりの GABA ニューロン数は似たような傾向を示し，ほとんどの領野では25％である．第17領野は例外であり，GABA ニューロン数が大幅に増大しているにもかかわらず，総ニューロン数が2倍に増えるために，GABA 細胞の割合は20％にまで減少する（Schwartz, Zheng & Goldman-Rakic, 1988 参照）．

　このデータによると，霊長類の皮質領野ごとのニューロン数と特別なニューロンの型の割合には基本的な類似性がある．第17領野は他の領野と異なるが，霊長類の種間で一定の相違を示す．したがって，皮質の細胞構築領野の発達は，お互いに数的にあまり異ならない，ニューロンのカラム様集団という構成部品

表 3.1 異なった 5 匹のサルでみられた，皮質第 4・3b・1-2・5・7・18・17 野における 50 μm 幅カラムあたりの GABA 免疫反応性ニューロンと全ニューロンの平均数（±SD）

GABA 陽性ニューロンと全ニューロンの計算は，隣接区域を 1250 倍にして行われ，GABA 細胞数の割合は 2 つの数値の商を計算した。
出典：Hendry ら (1987)。

Area	CM 181			CM 187		
	GABA	Total	%	GABA	Total	%
4	39.0±2.9	158.9±16.1	24.5±2.0	39.4±2.7	159.4±16.3	24.5±1.3
3b	39.9±2.8	152.7±11.9	26.1±1.7	32.1±5.9	154.9±11.7	20.6±1.2
1-2	40.1±2.6	154.8±14.2	25.9±1.8	38.4±4.0	157.9±16.1	24.4±2.1
5	40.4±2.2	163.1±10.6	24.7±2.3	39.2±2.0	160.6±14.1	24.4±1.9
7	38.4±2.9	158.2±9.4	24.1±1.6	40.7±3.7	158.8±14.8	25.1±1.4
18	38.1±2.9	157.3±10.1	24.4±2.1	38.6±3.6	157.9±15.0	24.7±2.1
17	59.1±5.7	315.7±19.4	18.7±2.1	58.2±5.7	309.9±22.7	19.2±2.0

Area	CM 183			CM 189		
	GABA	Total	%	GABA	Total	%
4	40.4±3.9	161.7±15.3	25.0±1.7	39.4±2.4	161.6±17.0	24.3±2.1
3b	33.1±5.0	157.9±12.2	21.0±2.1	40.1±3.0	156.5±12.7	25.6±2.3
1-2	38.0±3.3	154.3±11.6	24.6±2.3	38.4±3.3	158.8±11.9	24.0±1.9
5	39.1±2.7	155.3±9.4	25.2±1.8	38.5±3.4	155.1±12.0	24.9±2.0
7	39.9±2.9	157.6±11.8	25.3±1.3	40.4±2.4	160.1±16.5	25.2±2.4
18	38.4±3.9	152.0±9.1	25.3±1.6	38.1±2.9	157.5±17.5	24.2±1.7
17	61.1±4.7	309.8±17.1	19.6±1.5	59.1±5.7	321.3±23.6	18.5±2.2

表 3.1 （続き）

Area	CM 184 GABA	Total	%
4	40.7±3.4	157.1±15.5	25.2±1.1
3b	32.9±5.7	160.4±11.0	20.2±1.9
1–2	40.1±3.1	154.9±9.7	25.1±1.7
5	40.4±2.0	158.1±13.0	24.9±1.3
7	40.7±2.8	159.9±11.7	24.3±2.0
18	40.8±5.0	158.4±16.2	24.7±1.8
17	60.3±5.3	319.6±21.4	19.1±1.0

に基礎が置かれているようである。成体の放射状単位ごとの GABA ニューロンが一定の割合であることは，異なった型の細胞の割合が仮説上の構成部品集団ごとに維持されていることを示唆している。

　新皮質は，ニューロンが放射状に反復するように発達する（Rakic, 1988）。未熟なニューロンは，感覚上皮（外部情報の受容のみを行う上皮細胞）の脳室帯あるいは副脳室帯で産生される。そして，放射状グリアの過程に続いて，上を覆っている皮質板に移動する（Rakic, 1972）。通常，未熟ニューロンは，放射状グリア細胞の過程に沿ってカラムに整列していて，感覚上皮にある単一の前駆細胞由来の一種のクローンにたとえられる。これは，順々に，皮質細胞構築の基本的なカラム単位の形成に導かれる（Rakic & Goldman-Rakic, 1982；Mountcastle, 1978；Rakic, 1988）。したがって，皮質領野の大きさは，感覚上皮にある，配分されている放射状単位数に左右される。レトロウイルス感染を含めた，皮質前駆細胞の研究によって，クローン様式が皮質のカラム様式の原因になるのか明らかにされるであろう。しかしながら，今日までの結果は，カラム状の発達パターンを支持，あるいは否定，とさまざまに解釈されている（Luskin, Pearlman & Sanes, 1988；Price & Thurlow, 1988；Walsh & Cepko, 1988）。しかし，ニューロンの分化・移動過程の妨害は，成体霊長類皮質の細胞構築の配列パターンや大きさにとって，不幸な結果となることは明らかである。このことは，皮質領野と脳の他の領域との連結の結果であり，接続性と細胞構築は複雑につながっている。

求心性の神経支配の確立

　大脳皮質の細胞構築は，求心性・遠心性・内在性の接続性と密接に関係している。多数の求心性の神経繊維終末は構造上の境界に制限されており，ある標的に投射している細胞はある皮質領野にのみ発見される。発達期間中，新皮質の細胞構築的・機能的領域確立のために，内在性の要因と求心性の接続の複雑な相互作用が行われる。

　皮質板が最初に終脳壁に現われたときには，細胞構築領域は見分けられない。しかしながら，領域は感覚上皮においてあらかじめ決定されているのだろう。

脳室内層の限定された増殖帯が細胞の特別な領域に貢献する（Rakic, 1974）。皮質板が比較的発達早期に消失すると，領域の境界は明らかになり，深部から表面近くまで連続した順で薄層状組織が確立する。

　視床と脳梁にある軸索は，発達中の感覚—運動・視覚皮質領野付近に，比較的早く到達する。しかし，下にある白質（中間帯）で，比較的長く待機する。皮質板が消失し，皮質層と細胞構築境界が形成されると，軸索は皮質に侵入する（Wise and Jones, 1976, 1978；Rakic, 1988；Lund & Mustari, 1977；Wise, Hendry & Jones, 1977；Shatz & Luskin, 1986）。サルでは，膝皮質の求心性神経繊維による皮質の侵入前，妊娠110日あたりに，第17・18領野の境界と，第17領野のかなりの範囲で薄層状構造が見分けられる（Rakic, 1988）。第3a・4領域の境界は妊娠110日以前に識別され，求心性・遠心性の接続がほぼ同時に到達する（Killackey & Chalupa, 1986；Huntley, Jones & DeBlas, 1990）。2つの大きな求心性の系が，細胞構築領域の境界をつくる役割を果たすのを確認することは困難である。というのは，視床と脳梁の神経繊維が皮質に入る前に除去されると，境界形成が始まり，皮質領域の多くの組織がまだ発達する時に2つの系が到達するからである（Wise & Jones, 1978）。しかしながら，皮質下の中間帯にある神経繊維を通過して移動している細胞の相互作用が発達する可能性がある（下記参照）。

　外部の神経支配があると領域内の再構成が起きる。サル胎児の第4野では，出生までは明らかに顆粒IV層が存在するが，出生後の発達過程で無顆粒になる（Huntley et al., 1990）。同様に，中心後回にある第3a・3b・1・2野を区別する層化は求心性の神経支配が発達すると明らかになる。サルの第17野のIII層にある周期性小胞を含むチトクローム酸化酵素は胎生後期のみに認められる（Horton & Hedley-Whyte, 1984）。これらは，求心性の接続が行われたときに現われる領域下の組織であることを示している。齧歯類の体性感覚皮質でも，求心性神経支配の影響により，同様な再構成が起きること（Van der Loos & Woolsey, 1973；Killackey, Ivy & Cunningham, 1978）は，末梢ではなく皮質下の影響が組織を決定するのに必要であることを示唆している。

　子宮内にいるうちに両眼を摘出されたサルを用いた実験によると，第17/18野境界は出生後もみられるが，第17野は小さくなった（Rakic, 1988；Dehay et al., 1989)。したがって，求心性神経繊維によって決められた最大の特徴は皮質の大きさである。

サブプレートの影響

　神経繊維あるいは細胞が皮質に到達する前に，求心性神経繊維が移動中の細胞と相互作用することによって，遠く離れた皮質の発達に影響を及ぼすことが可能である。皮質領域を神経支配する求心性神経繊維は，視床，同側および対側の皮質だけでなく，脳幹や前脳底部のモノアミンやコリン作動性細胞集団から発生する（図3.1）。求心性神経繊維ははじめに皮質に侵入し（Schlumpf, Shoemaker & Bloom, 1980；Caviness & Korde, 1981；Kristt & Molliver, 1976；Verney et al., 1982；Marin-Padilla, 1984, 1988），終脳壁に最初に移動する細胞中に存在するようである。サルの胎生70日以前，最も早く産生された細胞は，皮質板を形成する細胞群の到着によって，続いて表層部と深部の2層にわかれる。2層は移動帯，原始的な第I層と，サブプレートと呼ばれる一時的な領域になる。サブプレートには到着している求心性神経繊維が集積し，将来皮質板になる細胞が通過する。皮質板から皮質II-VI層ができる。

　サルでは，妊娠中期（胎生約80日）に，皮質板下にある中間帯のサブプレート部分で，視床皮質神経繊維連絡の軸索が集積し始める。続いて胎生110日に皮質に侵入し，だいたい胎生124-144日までに最終の薄層状分布パターンになる（Rakic, 1988）。神経繊維の内部発達ははじめは拡散傾向にあり，明確な薄層状分布が確立されるときにカラム状・薄層状分布パターンがあらわれる。サルの視覚系では，最終カラム状分布は生後の正常な視覚経験の影響のもとでのみ達成される（Hubel, Wiesel & LeVay, 1977；Le Vay, Wiesel & Hubel, 1980）。

　視床―皮質・皮質―皮質・交連の神経繊維はサブプレート帯に蓄積する一方，サブプレート・ニューロン集団中に存在する。皮質表面を覆う途中で，サブプレート・ニューロン集団を通過して成長するものは，求心性の神経繊維が終結する皮質の中間・表面層を形成する運命にある細胞移動群である。どの程度，集積中の神経繊維・サブプレート細胞と移動中の未熟な皮質細胞がお互いに認

3 霊長類の新皮質の発達　**47**

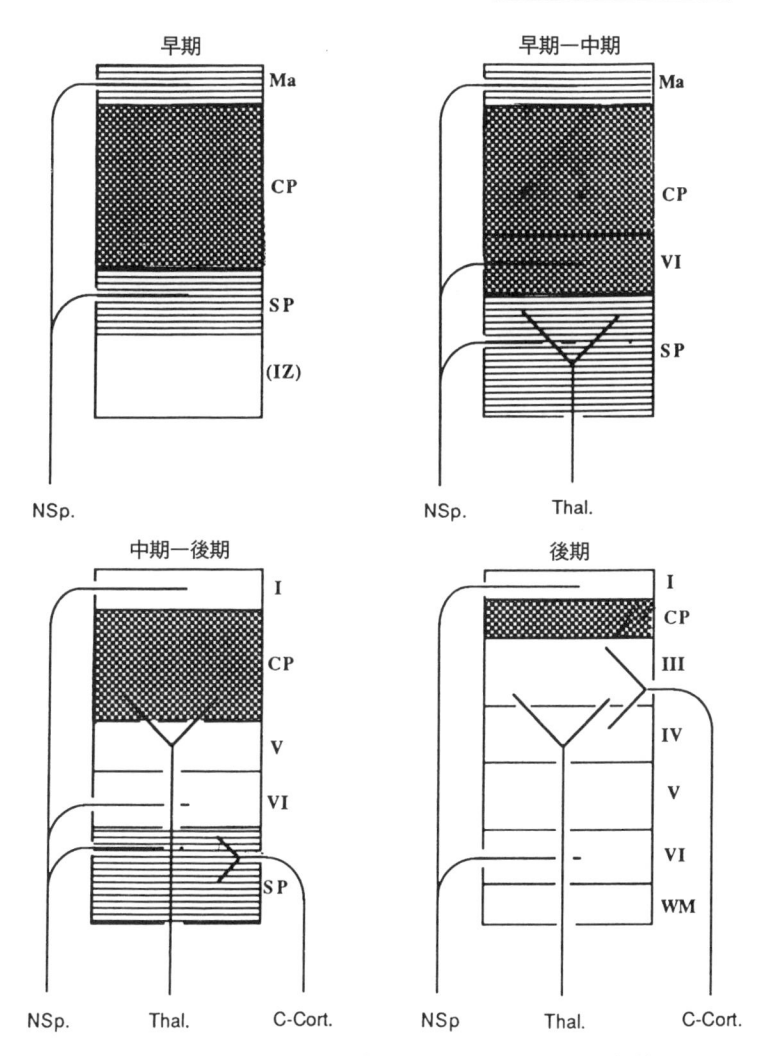

図3.1　妊娠早期・早期－中期・中期－後期・後期の大脳皮質にみられる薄層状化・求心性神経支配の発達の概要
非特異的な求心性神経繊維（NSp）が境界帯（Ma）とサブプレート帯（SP）に最初にコロニーを形成し，後に，第VI層が皮質板（CP）より発達するときに，深部皮質層に侵入する。交連および連合（C-Cort.）の求心性神経繊維に続いて，視床（Thal.）の神経繊維がサブプレートに集積し，他の層が皮質板より現われる時に皮質に侵入する。WM，白質；IZ，脳室内帯。

識するのか，また，情報が相互に交換されるのかどうかは，現在のところ不明である。その後の標的細胞の認識のために必要なシグナルの交換は，まだ実証されてはいないが，皮質の神経繊維やシナプスの形成によって行われている可能性がある。シナプス様組織・伝達物質受容体・シナプス小胞抗原は，皮質板に現われる前に，その存在がサブプレート領域（そして第Ⅰ層）で実証されている（Kristt & Molliver, 1976；Chun & Shatz, 1988；Huntley et al., 1990）。以上のことは，サブプレート帯にシナプス帯が存在することを示している。シナプス小胞抗原と受容体に対する免疫活性は，神経繊維が皮質に侵入する時にサブプレートから消失し，適当な皮質に現われる。サブプレート細胞はまた，皮質の遠心性神経繊維が標的に到達する道案内として重要な役割を果たすのだろう（McConnell, Ghosh & Shatz, 1989）。

　皮質―皮質や脳梁の神経繊維の多くは，表面を覆う領域には不適当であり，皮質には決して侵入しない（Clarke & Innocenti, 1986）。そのような神経繊維は，視床神経繊維の後に，短期間，表面を覆う皮質に侵入する傾向がある。これら他の２つの神経繊維系における初期の内方への成長は，一般に広く認められると報告されており（Wise & Jones, 1976, 1978；Rakic, 1988），後に起こる神経繊維の不調和な再分布や，成体の皮質領域の多くでみられる皮質―皮質・脳梁の神経繊維の接続不良の分布パターンを伴っている。このことは，十分に発達した分布パターンを作り上げる視床―神経繊維との相互作用を示唆している。

　サブプレート領域にある求心性神経繊維と成長中の皮質の求心性神経繊維の相互作用は完全にはわかっていない。たとえば，眼球摘出によって視覚の視床―皮質系の求心性神経繊維を阻害すると，交連の神経繊維終末の分布が変化し，未熟な皮質の拡散パターンが持続する（Innocenti & Frost, 1979；Cusick & Lund, 1982；Olavarria & van Sluyters, 1985）。シャムネコで発見された視覚経路の障害や（Hubel & Wiesel, 1977；Guillery & Kaas, 1971；Shatz, 1977a, b），正常な乳児ネコに斜視を誘発したために起きた障害（Lund, Mitchell & Henry, 1978；Innocenti & Frost, 1979）によって，網膜局所組織や脳梁神経繊維分布のパターンの変化が生ずるが，このことは，視床と脳梁の軸索の間では，通常，発達上の相互作用が起きていることを示している。皮質―皮質と脳

梁の神経繊維は，視床—皮質神経繊維よりも有利な状態を獲得することによって，混乱した求心性の入力条件下で，不適当な領域に生き延びている。それらはさらに，求心性の接続の正常パターンが確立される皮質発達後期を確定する際，整然とした求心性活動パターンによって行われた重要な役割の反映である。

活動依存性の皮質構造調節

　霊長類の視覚皮質において，求心性活動はニューロン機能の正常な成熟に欠くことのできないものである（Hubel & Wiesel, 1977；Blakemore, Garey & Vital-Durand, 1978；Movshon & Van Sluyters, 1981 総説）。同様なことは他の感覚領域でも行われているのだろう。出生後発達期の臨界期（出産後の最初の数時間における最大の刻印付けがなされる時期）早期（マカクサルでは3-4ヵ月）では，視覚経験の混乱によって，皮質細胞の正常な生理機能が確立されない危険性がある。そのような多くの混乱が形態学的な影響をも与える。単眼摘出やテトロドトキシン注入による単眼の網膜の非活性化，あるいは眼瞼縫合による臨界期間中のパターン刺激減少によって，損傷を受けた眼球に関連した視床—皮質神経繊維の終末分枝が狭い範囲に分布し，正常な眼球に関連した視床—皮質神経繊維の終末分枝が代償的により広範囲に分布する（Hubel et al., 1977；Le Vay et al., 1980）。視覚皮質が正常に発達するうちに，左右両眼の視床皮質神経繊維は，実質上重なりあっている領域からそれ自身の眼が優勢な領域へ撤退する。これはたぶん各々が等しく優勢な，拮抗的相互作用の結果である。この影響の主な原因は，両眼からの非同調性の入力情報である。臨界期間中のネコにテトラドトキシンを注入して単眼を除去すると，正常なカラムの発達パターンは，両眼神経の非同調性の電気的刺激により誘導されるが，両眼神経を同調性に刺激することにより阻害される（Stryker & Harris, 1986；Stryker & Strickland, 1984）。子宮内，あるいは暗がりに育てられた場合でさえも，眼優位なカラムの分離を開始するのは，たぶん網膜の一時的な活動であり，動物はそのようなカラムの分離を示す。

　したがって，正常な神経活動の開始は，引き続いて起こる，哺乳類大脳皮質の完璧な局所解剖的整列の確立に対して，大きな後成説（生物は漸次的分化に

より発生するという説）的な影響を与える。そのような正常な活動の開始の阻害は，成体の皮質構造と機能に大きな影響を与える。

皮質地図の活動依存性の変化

前述のように，正常な皮質機能の発達には感覚的な経験が必要である。しかし，皮質の局所解剖学的組織を一生を通じて維持することも感覚活動次第である。いくつかの種，特に霊長類の身体感覚領野では（Merzenich et al., 1983a, b, 1984, 1988 ; Kelahan & Doetsch, 1984 ; McKinley & Kruger, 1988），手指のような末梢の受容部分を切除すると，以前には活動していなかった隣接した手指の一部のような近隣の末梢領域が，未活動の地図の一部の中に含まれることが明らかになった。また，正常の手指を過度に刺激すると，その手指の皮質領域が通常みられるよりも拡大する。この影響はたいへん早く起きるので，軸索の伸長や新しいシナプス形成の結果であるとは考えられない。代わりに，実験条件下ではふつう行われていない，接続を曝露したり，強化することが示唆されている。

成体霊長類の皮質地図における，これらの素早い活動性依存的な変化に対する2つの原則が存在するようである。その原則とは，第1に，通常の細胞外マッピングでは発見されない，単一の視床ー皮質軸索終末が存在すること（Snow et al., 1988），第2に，皮質ニューロンにおける伝達物質，特にGABAの産生の活動依存性調節である（Hendry & Jones, 1986, 1988）。

GABAは通常，皮質ニューロンに強力な影響を発揮する（Dykes et al., 1984 ; Alloway & Burton, 1986 ; Sillito, 1975, 1979 ; Sillito, Kemp & Blakemore, 1981）。正常な動物では，GABA受容体が選択的に阻害されると，受容領域組織成分は，通常では抑制されている他の受容末梢部位からの入力を示すことが明らかになる。正常なサルの成体の大脳皮質では，GABA合成に必要な酵素であるグルタミン酸脱炭酸酵素（GAD）の産生は活動依存的である。眼神経の活動電位を実験的に阻害すると，眼が支配する視覚皮質カラムに関連したGADとGABAに対する細胞の免疫活性が4日以内に50％に減少する。この影響は，両眼の視力の回復により復活する（Hendry & Jones, 1986, 1988）

TTX注入による視覚の喪失と回復後のIVCB層

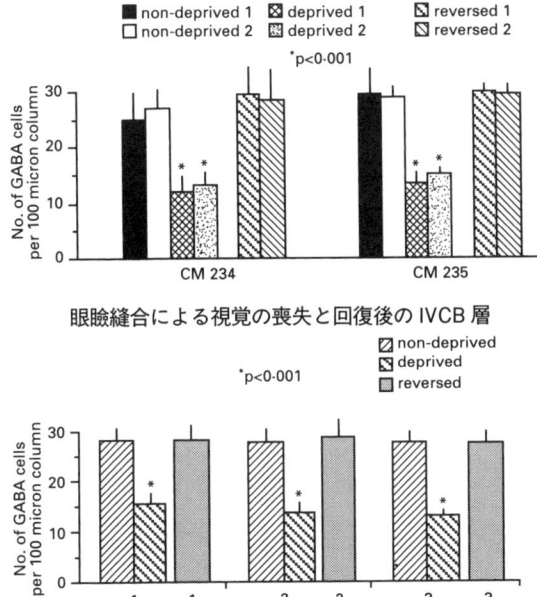

眼瞼縫合による視覚の喪失と回復後のIVCB層

図3.2 テトラドトキシン(TTX)注入あるいは眼瞼縫合により単眼の視覚を喪失した2匹のサルの視覚皮質IVCB層100μm幅カラムあたりのGABA免疫反応性ニューロン数

棒グラフの各3つ組の左側の組は,皮質の生検によって得られた,正常な眼のカラムに比較した視覚喪失眼のカラムの染色細胞数の減少を示す.棒グラフの各3つ組の右側の組は,再生した両眼の視覚暴露後の正常数への回復を示す.

(Hendry and Jones, 1988 より)

(図3.2)。同様の活動依存的なGABAの調節は,疑いなく他の霊長類皮質領域でも起きており,単一ニューロンの受容領域や外界の地図に影響を与えているはずである.

同様な影響は,皮質の発達や成熟過程に重要な役割を果たしているようである.発達が進んで,ニューロン機能が求心性活動の影響の下におかれると,成

体で明らかになった神経伝達物質の可塑性は，接続の安定化や皮質の正常な発達の主な決定要因になるようである。

神経伝達物質が新皮質可塑性へ与える影響

ノルアドレナリンとアセチルコリン

　発達臨界期間中の視覚皮質の経験依存的な調節については既に述べた。生後3ヵ月に単眼を摘出されたネコは，決して正常な視力を獲得しない。このことは，摘出されていない眼の方向へ視覚皮質の細胞が反応性に移動することと関係している (Dews & Wiesel, 1970; Wiesel & Hubel, 1965; Sherman & Spear, 1982 総説, Movshon & Van Sluyters, 1981)。サルでは，ある刺激に対する臨界期は生後1年に及ぶと考えられている (Blakemore et al., 1978)。

　成熟中の視覚皮質の可塑性に関する，特にネコを用いた数多くの研究によると，その影響は，皮質ニューロンへのシナプス入力の強弱や行動状況に依存している。たとえば，単眼を摘出された子ネコが麻痺させられたり，麻酔をかけられると，眼支配の変化は起こらない (Freeman & Bonds, 1979; Buisseret, Gary-Bobo & Imbert, 1978; Rauschecker & Singer, 1982)。シナプス効率の変化と行動状況の任意の役割によれば，皮質シナプスに対して調節性の働きを持つ求心性の系，および行動状態を調節する求心性の系が，臨界期に必要である。状況依存的な行動に関係する脳幹の求心性の系は，広範囲に皮質を神経支配し，ノルアドレナリン・アセチルコリンといった，皮質シナプスに対して調節制効果を持っている伝達物質を放出する (Vidden, Daw & Rader, 1984; Singer, 1988)。したがって，単眼からの入力が増大して，非特異的な求心性の系からの促進性の効果が同時発生することによって，摘出された眼球のシナプスを犠牲にして，単眼のシナプスの効果が増大する。確かに，中脳の神経膠形成の刺激に単眼の刺激が重なると，麻痺した子ネコにおいてさえも，眼支配に偏位する (Rauschecker & Singer, 1982)。

　脳幹や全脳底部に広がって分布する軸索経路から放出される神経伝達物質は，

ある条件下におけるネコ視覚皮質の可塑性に影響を与える。臨界期のネコ皮質に6-ヒドロキシドパミンやノルアドレナリンを枯渇させる他の物質を局所注入すると，単眼摘出による眼支配の偏位を予防する効果がある（Kasamatsu, Pettigrew & Ary, 1979 ; Daw et al., 1983, 1984, 1985a, b ; Adrien et al., 1985 ; Bear et al., 1983）。皮質にあるノルアドレナリンとアセチルコリンを枯渇させるために青斑や前脳底部由来のコリン作動性経路を破壊すると，単眼摘出による眼支配の偏位は防がれるが，どちらか一方だけの破壊は無効である。以上のことは，コリン作動性およびノルアドレナリン作動性の求心性の系が，経験依存的な皮質の可塑性の基盤になる選択的なシナプス安定化に相互作用することを意味している。

他の伝達物質

抑制性伝達物質であるGABAと，N-メチル-D-アスパラギン酸（NMDA）受容体に作用する興奮性の酸性アミノ酸伝達物質もまた，ネコにおける成熟中の視覚皮質の経験依存的な可塑性に関係している。臨界期の単眼摘出後，正常な眼にのみ反応する少数の視覚皮質細胞によって，GABAアンタゴニストであるビククリンの影響下で示された摘出眼球入力の抑制が保持されている（Sillito et al., 1981）。このことは，GABAを介した抑制が摘出眼球のカラムで増強されることを示唆する。臨界期に，NMDAアンタゴニストであるアミノリン酸吉草酸（APV）を子ネコの視覚皮質に注入してNMDA受容体を阻害すると，単眼摘出によって通常誘導される眼支配偏位が防がれる。眼瞼縫合した眼を臨界期に開けて，以前に摘出しなかった眼を閉じることによって誘導される偏位の反転は，APVによって（部分的に）防がれる（Bode-Gruel & Singer, 1989）。したがって，非特異的な求心性の系に加えて他の神経伝達物質の系は，臨界期にみられるシナプス安定化の可塑性に受動的な影響を与える。求心性の活動は成体皮質の神経伝達物質と神経ペプチドの系を調節するので（第VI部参照），この発達中の皮質シナプスでみられる神経伝達物質依存性の転形（環境状態の変化に対応する細胞の機能的・形態的変動）は，全皮質求心性の系に到達する複雑な相互作用の活動に依存しているようである。

発達中の皮質ニューロンにおける神経伝達物質と神経ペプチドの発現

サル皮質の正常な発達期間中，特別な神経伝達物質や受容体・神経ペプチドに対する免疫活性を示す皮質ニューロンの出現と分布が時間経過と共に変化する（Huntley et al., 1988a, b）（図 3.3）。同様な変化は，他の種においてより完全に立証されている（Shaw et al., 1984, 1986 参照）。サルの視覚と感覚—運動皮質では，実質的に，細胞構築は妊娠第 2 期終期・第 3 期までには成体と同様になるが，GABA とペプチド細胞は変化し続ける。たとえば，タキキニン細胞の集団は早期に視覚皮質の第 V 層に発見されるが，その後減少し，第 IVc 層で増加する。コリンアセチルトランスフェラーゼ・プロエンケファリンに対する免疫活性を示すある集団は成体では発見されず，発達中の皮質に一時的に現われるだけである（Hendry et al., 1987b；Huntley et al., 1988a）。早い段階で特に明らかなことは，発達中の皮質下のサブプレートのニューロン集団が，神経ペプチド Y・ソマトスタチン・プロエンケファリン・GABA に免疫反応することである（図 3.3）。細胞数は決して完全には消失しないが，発達するにつれて減少する。それはたぶん選択的細胞死によるのだろう（Chun & Shatz, 1989）。免疫細胞化学的に認識される皮質ニューロンの集団は，視床—皮質神経繊維が皮質に入り始めるときに明らかになり，皮質の神経支配が完成するにつれて，そのニューロン集団の数と分布の主な変化が起きる。

大脳皮質発達早期における皮質伝達物質と神経ペプチドの個別の正確な役割についてはわかっていない。しかしながら，いくつかの神経伝達物質が臨界後期に皮質の可塑性や安定化に影響を与えることは明らかである。成熟した皮質における伝達物質の発現は活動依存的である。発達中の皮質では，求心性神経繊維の到着と同時に，神経伝達物質や神経ペプチドが発現している細胞が成熟する。このことは，伝達物質の発現が求心性活動に多く依存していることを示唆している。しかし，伝達物質機能の開始にはそれ自身，誘導的な効果がある。非哺乳類や *in-vitro* の系で次第に明らかになったことは，神経活動だけでなく，神経伝達物質や神経ペプチドを介した関連した活動が，神経の形態発生や

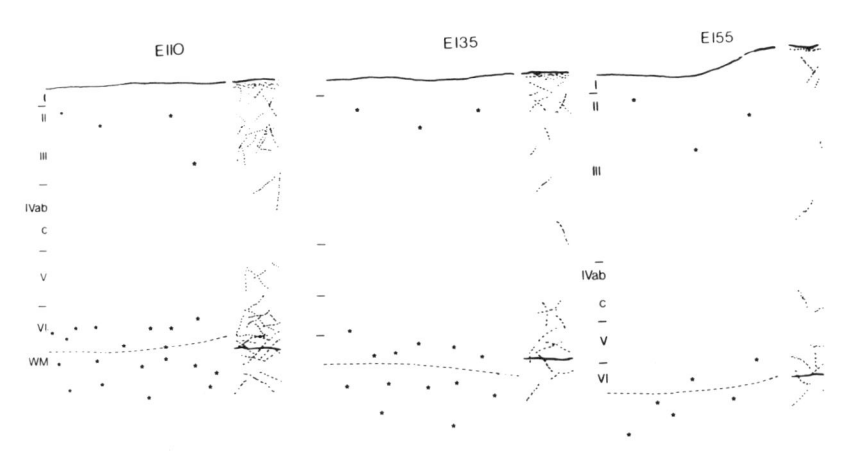

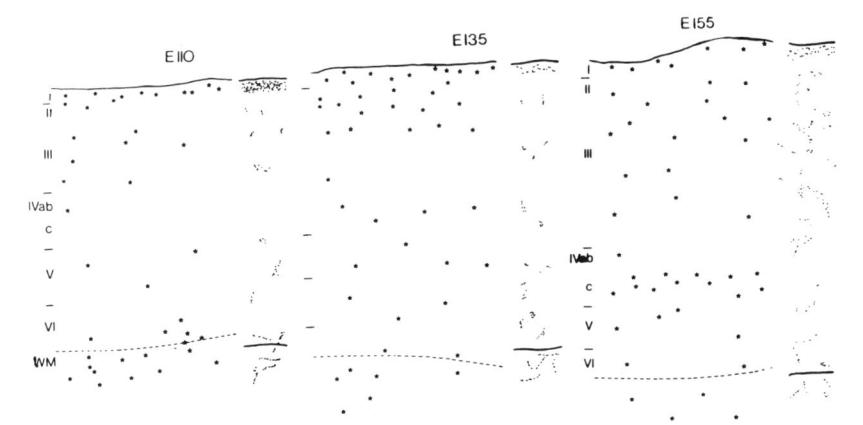

図 3.3
上：サル胎児の視覚皮質の神経ペプチド免疫反応細胞と神経線維の分布の妊娠日齢による変化。下：GABA 免疫反応数の変化。　　　　　　　　　　　　(Huntley et al., 1988a)

接続形成に大きな影響を与えることである（Lipton & Kater, 1989）。したがって，ニューロン活動の相互作用，伝達物質とペプチド，受容体の遺伝子発現およびこれらの相互作用は，皮質の接続パターンの早期の確立に主要な役割を果たしているようである。そして，いかなる時期における混乱も後に重大な影響を与える。

遠心性神経支配の確立

　皮質ニューロン由来の軸索側枝は早期に起こり，ニューロンが皮質板への移動を終了する前には発生し始める（Schreyer & Jones, 1982 ; Schwartz, Zheng & Goldman-Rakic, 1988）。皮質の遠心性ニューロンから発生する軸索は，標的への高い特異性を示し，特別な層に行く予定の細胞由来の軸索は，たとえ親細胞の移動が乱されたり，妨害されても，変わらずに適切な標的層に到達するようである（Floeter & Jones, 1985 ; Jones, Valentino & Fleshman, 1982 ; Yurkewicz et al., 1984 ; McConnell, 1985）。

　薄層状特異的な細胞はほとんど失敗せずに一般的な標的へ軸索を送るが，初期の細胞は，成体では通常投射しない遠方に，軸索枝を育てる能力を持つ。たとえば，ラット新生児では成体に比べて，脳幹や脊髄に投射している軸索をもつ第Ⅴ層の細胞が新皮質により多く発見される（O'Leary & Stanfield, 1985, 1986 ; Schreyer & Jones, 1988b）。ネコの新生児では，聴覚皮質から出ている皮質―皮質軸索は視覚領域方向へ進むが，この経路は成体では存在しない（Innocenti, Clark & Kraftsik, 1986）。多くの種では，脳梁の軸索は，通常の交連の接続ではみられない不適当な皮質領域へ向かって進行する（Innocenti, 1981 ; Innocenti & Caminiti, 1980 ; Chalupa & Killackey, 1989 ; Killackey & Chalupa, 1986 ; Dehay et al., 1986, 1988）。発達の過程でさらに，不適当な場所にある細胞由来の軸索側副枝は剪定され，「適切な」軸索を持つ親細胞はそのまま残される（O'Leary & Stanfield, 1986 ; Innocenti et al., 1986 ; Chalupa & Killackey, 1989）。しかしながら，適切な標的軸索系の中でさえも，多くの軸索が消失する。

　発達中の脳では，成熟した脳や軸索の神経路よりも，特別な標的に向かって

伸びる相当量の皮質の遠心性軸索がある。サルやネコの脳梁では，出生から成体までの間に，軸索の70％が消失すると報告されている（Berbel & Innocenti, 1988）。ラットの皮質―脊髄路（Schreyer & Jones, 1988b ; Gorgels et al., 1989）やハムスターの錐体路（Reh & Kalil, 1981, 1982）では，発達後期に類似の軸索消失が起きる。この消失に影響する要因はほとんどわかっていないが，たぶん，軸索誘導と標的発見における軸索―基質の相互作用，および標的部位のシナプス間隙における標的の認識と拮抗を含んだ，発達期の調節の全過程が関係しているのだろう。おそらく，全ての過程で障害が起こる可能性がある。

神経絨の発達

　胎児哺乳類の大脳皮質では，細胞濃度は特に高い。出生前の発達段階の霊長類の大脳皮質では，細胞濃度は定量化されていないが，出生から生後6ヵ月までの間に，マカクサル視覚皮質のニューロン濃度は対応するニューロン数の消失なしに，約30％まで減少する（O'Kusky & Colonnier, 1982a, b）。たぶん，出生前に，かなりの割合の細胞死が起きているのだろう。

　樹状突起と軸索が成長して枝わかれしたり，シナプスが樹状突起や神経細胞体に形成される時に，出生後の皮質神経絨は拡大する。シナプス密度は非常に増大し，出生後も増え続ける（O'Kusky & Colonnier, 1982b ; Rakic et al., 1986）。マカクサルの視覚皮質では，出生直後から6ヵ月にかけて，シナプス密度が34％まで増加する。しかし，その後減少し，成熟期には6ヵ月時の95％以下になる（O'Kusky & Colonnier, 1982a, b）。

　これらのシナプスは，すべての型の求心性神経繊維，固有のニューロンの軸索，遠心性ニューロンの側副枝の軸索由来の結合をあらわす。胎児サルの出生前の眼球摘出は一時の配列に影響を与えないので，シナプス数の発達調整は求心性の影響から独立して起きるようである（Bourgeois, Jastreboff & Rakic, 1989）。しかしながら，出生後の視覚経験は，最終密度に大きな影響を与える（Winfield, 1981）。

　大脳皮質が成熟する時にシナプス密度を減少させる影響は，軸索分布パター

ンの形成や求心性活動の影響下の発生と間違いなく関連している。シナプス間隙の拮抗および機能開始時のシナプスの安定化（Changeux & Danchin, 1976）は，たぶん基本的な要素である。求心性活動の開始，神経伝達物質や神経調節系によって引き起こされる効果といった多くの相互関係にある影響下で，これらの基本要素が始まる。生じる変化の程度は，出生後の成熟臨界期中の求心性活動に影響を受けるようである。

まとめと結論

　この概論は，霊長類大脳皮質の発達の主な観点について簡単に言及した。しかしながら，霊長類の新皮質の発達が独立した時期にわけられると仮定することは正しくないだろう。最近の実験的研究の総説から明らかになったことは，新皮質の発達は，分子遺伝的・後成説的な影響が時間・場所依存的な方法で相互に作用したり，以前起きた出来事が発達過程のずっと後になって明らかになる影響がでるような多次元の過程である。したがって，時間・場所の制約を受けた発達過程の障害は，ずっと後になってから明らかになる主な影響をもつ。たぶん，皮質発達に与える最も強力な後成説的な影響は，求心性活動の開始である。しかし，求心性の影響はある意味でそれ自身多次元であり，異なった求心性神経繊維の集団が違った時期に発達中の皮質に侵入し，早い時期に誘導的な影響をもち，皮質接続が安定化する後の時期に相互作用する。求心性の影響もまた，以前から存在する皮質ニューロンの集結の結果として起こるが，その集結のメカニズムはよくわかっていない。それにもかかわらず，より単純な系で明らかにされてきている基本的なニューロン発達のメカニズムが，霊長類の新皮質のような複雑な構造の発達中にも活動することは明らかである。感覚皮質地図や伝達物質・神経ペプチドの発現の活動依存的な調節といった基本的なメカニズムの多くは，動物の一生を通じて継続するようである。したがって，基本的なメカニズムの障害の結果はずっと後に現われ，基本的な皮質発達の終了後にはじめて明らかにされるのだろう。

謝辞

本項の作成は，アメリカ合衆国国立精神衛生研究所の MH44188 の研究助成によった。

文献

Adrien, J., Blanc, G., Buisseret, P., Fregnac, Y., Gary-Bobo, E., Imbert, M., Tassin, J. P. & Trotter, Y. (1985). Noradrenaline and functional plasticity in kitten visual cortex: a re-examination. *Journal of Physiology (London)*, **367**, 73-98.

Alloway, K. D. & Burton, H. (1986). Bicuculline-induced alterations in neuronal responses to controlled tactile stimuli in the second somatosensory cortex of the cat: A microiontophoretic study. *Somatosensory Research*, **3**, 197-211.

Bear, M. F., Paradiso, M. A., Schwartz, M., Nelson, S. B., Carnes, K. M. & Daniels, J. D. (1983). Two methods of catecholamine depletion in kitten visual cortex yield different effects on plasticity. *Nature, London*, **302**, 245-57.

Bear, M. F. & Singer, W. (1986). Modulation of visual cortical plasticity by acetylcholine and noradrenaline. *Nature*, **320**, 172-6.

Beaulieu, C. & Colonnier, M. (1983). The number of neurons in the different laminae of the binocular and monocular regions of area 17 in the cat. *Journal of Comparative Neurology*, **217**, 337-44.

(1985). A comparison of the number of neurons in individual laminae of cortical areas 17, 18 and posteromedial suprasylvian (PMLS) area in the cat. *Brain Research*, **339**, 166-79.

(1989). Number of neurons in individual laminae of areas 3B, 4gamma, and 6alpha of the cat cerebral cortex: A comparison with major visual areas. *Journal of Comparative Neurology*, **279**, 228-34.

Berbel, P. & Innocenti, G. M. (1988). The development of the corpus callosum in cats: a light- and electron-microscopic study. *Journal of Comparative Neurology*, **276**, 132-56.

Blakemore, C., Garey, L. J. & Vital-Durand, F. (1978). The physiological effects of monocular deprivation and their reversal in monkey's visual cortex. *Journal of Physiology (London)*, **283**, 223-62.

Bode-Gruel, K. M. & Singer, W. (1989). The development of N-methyl–D-aspartate receptors in cat visual cortex. *Developmental Brain Research*,

466, 197–204.
Bourgeois, J.-P., Jastreboff, P. J. & Rakic, P. (1989). Synaptogenesis in visual cortex of normal and preterm monkeys: Evidence for intrinsic regulation of synaptic overproduction. *Proceedings of the National Academy of Sciences, USA*, **86**, 4297–301.
Buisseret, P., Gary-Bobo, E. & Imbert, M. (1978). Ocular motility and recovery of orientational properties of visual cortical neurones in dark-reared kittens. *Nature*, London, **272**, 816–17.
Buisseret, P. & Imbert, P. (1976). Visual cortical cells: Their developmental properties in normal and dark-reared kittens. *Journal of Physiology (London)*, **255**, 511–25.
Caviness, V. S., Jr. & Korde, M. G. (1981). Monoaminergic afferents to the neocortex: A developmental histofluorescence study in normal and reeler mouse embryos. *Brain Research*, **209**, 1–9.
Chalupa, L. M. & Killackey, H. P. (1989). Process elimination underlies ontogenetic changes in the distribution of callosal projection neurons in the postcentral gyrus of the fetal rhesus monkey. *Proceedings of the National Academy of Sciences, USA*, **86**, 1076–9.
Changeux, J. P. & Danchin, A. (1976). Selective stabilisation of developing synapses as a mechanism for the specification of neuronal networks, *Nature*, London, **264**, 705–12.
Chun, J. J. M., Nakamura, M. J. & Shatz, C. J. (1987). Transient cells of the developing mammalian telencephalon are peptide immunoreactive neurons. *Nature*, London, **325**, 617–20.
Chun, J. J. M. & Shatz, C. J. (1988). A fibronectin-like molecule is present in the developing cat cerebral cortex and is correlated with subplate neurons. *Journal of Cell Biology*, **106**, 857–72.
(1989). Interstitial cells of the adult neocortical white matter are the remnant of the early-generated subplate neuron population. *Journal of Comparative Neurology*, **282**, 555–69.
Clarke, S. & Innocenti, G. M. (1986). Organization of immature intrahemispheric connections. *Journal of Comparative Neurology*, **251**, 1–22.
Cusick, C. G. & Lund, R. D. (1982). Modification of visual callosal projections in rats. *Journal of Comparative Neurology*, **212**, 385–98.
Daw, N. W., Rader, R. K., Robertson, T. W. & Ariel, M. (1983). Effects of 6–hydroxydopamine on visual deprivation in the kitten striate cortex. *The Journal of Neuroscience*, **3**, 907–14.
Daw, N. W., Robertson, T. W. & Rader, R. K. (1985). DSP-4 (N–(2–chloroethyl)–N–ethyl–2–bromobenzylamine) depletes noradrenaline in kitten visual cortex without altering the effects of monocular deprivation. *The Journal of Neuroscience*, **5**, 1925–33.
Daw, N. W., Robertson, T. W., Rader, R. K., Videen, T. O. & Coscia, C. J.

(1984). Substantial reduction of cortical noradrenaline by lesions of adrenergic pathway does not prevent effects of monocular deprivation. *The Journal of Neuroscience*, **4**, 1354–60.
Daw, N. W., Videen, T. O., Robertson, T. & Rader, R. K. (1985a). An evaluation of the hypothesis that noradrenaline affects plasticity in the developing visual cortex. In *The Visual System* (pp. 133–44). New York: Liss.
Daw, N. W., Videen, T. O., Rader, R. K., Robertson, T. W. & Coscia, C. J. (1985b). Subtantial reduction of noradrenaline in kitten visual cortex by intraventricular injections of 6–hydroxydopamine does not always prevent ocular dominance shifts after monocular deprivation. *Experimental Brain Research*, **59**, 30–5.
Dehay, C., Horsburgh, G., Berland, M., Killackey, H. P. & Kennedy, H. (1989). Maturation and connectivity of the visual cortex in monkey is altered by prenatal removal of retinal input. *Nature, London*, **337**, 265–7.
Dehay, C., Kennedy, H. & Bullier, J. (1986). Callosal connectivity of areas VI and V2 in the newborn monkey. *Journal of Comparative Neurology*, **254**, 20–33.
Dehay, C., Kennedy, H., Bullier, J. & Berland, M. (1988). Absence of interhemispheric connections of area 17 during development in the monkey. *Nature, London*, **331**, 348–50.
Dews, P. B. & Wiesel, T. M. (1970). Consequences of monocular deprivation on visual behavior in kittens. *Journal of Physiology*, **206**, 437–55.
Dykes, R. W., Landry, P., Metherate, R. & Hicks, T. P. (1984). Functional role of GABA in cat primary somatosensory cortex: Shaping receptive fields of cortical neurons. *Journal of Neurophysiology*, **52**, 1066–93.
Floeter, M. K. & Jones, E. G. (1985). Transplantation of fetal postmitotic neurons to rat cortex: Survival, early pathways choices and long-term projections of outgrowing axons. *Developmental Brain Research*, **22**, 19–38.
Freeman, R. D. & Bonds, A. B. (1979). Cortical plasticity in monocularly deprived immobilized kittens depends on eye movement. *Science*, **206**, 1093–5.
Glickstein, M. & Whitteridge, D. (1976). Degeneration of layer III pyramidal cells in area 18 following destruction of callosal input. *Brain Research*, **104**, 148–51.
Gorgels, T. G. M. F., De Kort, E. J. M., Van Aanholt, H. T. H. & Nieuwenhuys, R. (1989). A quantitative analysis of the development of the pyramidal tract in the cervical spinal cord in the rat. *Anatomy and Embryology*, **179**, 377–85.
Guillery, R. W. & Kaas, J. H. (1971). A study of normal and congenitally abnormal retinogeniculate projections in cats. *Journal of Comparative Neurology*, **143**, 73–100.
Hendry, S. H. C. & Jones, E. G. (1986). Reduction in number of immunostained GABAergic neurones in deprived-eye dominance columns of monkey area

17. *Nature, London*, **320**, 750–3.
(1988). Activity-dependent regulation of GABA expression in the visual cortex of adult monkeys. *Neuron*, **1**, 701–12.
Hendry, S. H. C., Jones, E. G., Killackey, H. P. & Chalupa, L. M. (1987a). Choline acetyl transferase immunoreactive neurons in fetal monkey cerebral cortex. *Developmental Brain Research*, **37**, 313–17.
Hendry, S. H. C., Schwark, H. D., Jones, E. G. & Yan, J. (1987b). Numbers and proportions of GABA-immunoreactive neurons in different areas of monkey cerebral cortex. *The Journal of Neuroscience*, **7**, 1503–19.
Horton, J. C. & Hedley-Whyte, E. T. (1984). Mapping of cytochrome oxidase patches and ocular dominance columns in human visual cortex. *Philosophical Transactions of the Royal Society, London Biology*, **304**, 255–72.
Hubel, D. H. & Wiesel, T. N. (1977). Functional architecture of macaque monkey visual cortex. *Proceedings of the The Royal Society of London (Biology)*, **198**, 1–59.
Hubel, D. H., Wiesel, T. N. & LeVay, S. (1977). Plasticity of ocular dominance columns in monkey striate cortex, *Philosophical Transactions of The Royal Society, London, Biology*, **278**, 131–63.
Huntley, G. W., Hendry, S. H. C., Killackey, H. P., Chalupa, L. M. & Jones, E. G. (1988a). Temporal sequence of neurotransmitter expression by developing neurons of fetal monkey visual cortex. *Developmental Brain Research*, **43**, 69–96.
(1988b). GABA, neuropeptide, and tyrosine hydroxylase immunoreactivity in the frontal cortex of fetal monkeys. *Neuroscience Abstracts*, **14**, 1021.
Huntley, G. W., Jones, E. G. & DeBlas, A. I. (1990). GABA receptor immunoreactivity in adult and developing monkey sensory-motor cortex. *Experimental Brain Research*, **82**, 519–35.
Innocenti, G. M. (1981). Growth and reshaping of axons in the establishment of callosal connections. *Science*, **212**, 824–7.
Innocenti, G. M. & Caminiti, R. (1980). Postnatal shaping of callosal connections from sensory areas. *Experimental Brain Research*, **38**, 381–94.
Innocenti, G. M. & Clarke, S. (1984). Bilateral transitory projection to visual areas from auditory cortex in kittens. *Developmental Brain Research*, **14**, 143–8.
Innocenti, G. M., Clarke, S. & Kraftsik, R. (1986). Interchange of callosal and association projections in the developing visual cortex. *The Journal of Neuroscience*, **6**, 1384–409.
Innocenti, G. M. & Frost, D. O. (1979). Effects of visual experience on the maturation of the efferent system to the corpus callosum. *Nature, London*, **280**, 231–3.
Jones, E. G., Valentino, K. L. & Fleshman, J. W. (1982). Adjustment of connectivity in rat neocortex after prenatal destruction of precursor cells of

layers II-IV. *Developmental Brain Research*, **2**, 425–31.
Kasamatsu, T., Pettigrew, J. D. & Ary, M. (1979). Restoration of visual cortical plasticity by local microperfusion of norepinephrine. *Journal of Comparative Neurology*, **185**, 163–82.
Kass, J. H., Merzenich, M. M. & Killackey, H. P. (1983). The reorganization of the somatosensory cortex following peripheral nerve damage in adult and developing mammals. *Annual Review of Neuroscience*, **6**, 325–56.
Kelahan, A. M. & Doetsch, G. S. (1984). Time-dependent changes in the functional organization of somatosensory cerebral cortex following digit amputation in adult raccoons. *Somatosensory Research*, **2**, 49–81.
Killackey, H. P. & Chalupa, L. M. (1986). Ontogenetic change in the distribution of callosal projection neurons in the postcentral gyrus of the fetal rhesus monkey. *Journal of Comparative Neurology*, **244**, 331–48.
Killackey, H., Ivy, G. O. & Cunningham, T. J. (1978). Anomalous organization of SMI somatotopic map consequent to vibrissae removal in the newborn rat. *Brain Research*, **155**, 136–40.
Kristt, D. A. & Molliver, M. E. (1976). Synapses in newborn rat cerebral cortex: a quantitative ultrastructural study. *Brain Research*, **108**, 180–6.
LeVay, S., Wiesel, T. N. & Hubel, D. H. (1980). The development of ocular dominance columns in normal and visually deprived monkeys. *Journal of Comparative Neurology*, **191**, 1–51.
Lipton, S. A. & Kater, S. B. (1989). Neurotransmitter regulation of neuronal outgrowth, plasticity and survival, *Trends in Neuroscience*, **12(7)**, 265–9.
Lund, R. D. & Mustari, M. J. (1977). Development of the genoculocortical pathway in rats. *Journal of Comparative Neurology*, **173**, 289–306.
Lund, R. D., Mitchell, D. E. & Henry, G. H. (1978). Squint-induced modification of callosal connections in cats. *Brain Research*, **144**, 169–72.
Luskin, M. B., Pearlman, A. L. & Sanes, J. R. (1988). Cell lineage in the cerebral cortex of the mouse studied *in vivo* and *in vitro* with a recombinant retrovirus. *Neuron*, **1**, 635–47.
Marin-Padilla, M. (1984). Neurons of layer I. A developmental analysis. In: A. Peters & E. G. Jones (Eds.), *Cerebral Cortex, Volume I: Cellular Components of the Cerebral Cortex* (pp. 447–78). New York: Plenum.
    (1988). Early ontogenesis of the human cerebral cortex. In: A. Peters & E. G. Jones (Eds.), *Cerebral Cortex, Volume 7: Development and Maturation of Cerebral Cortex* (pp. 1–34). New York: Plenum.
McConnell, S. K. (1985). Migration and differentiation of cerebral cortical neurons after transplantation into the brains of ferrets. *Science*, **229**, 1268–71.
    (1988). Fates of visual cortical neurons in the ferret after isochronic and heterochronic transplantation. *The Journal of Neuroscience*, **8**, 945–74.
McConnell, S. K., Ghosh, A. & Shatz, C. J. (1989). Subplate neurons pioneer the

first axon pathway from the cerebral cortex. *Science* **245**, 978-81.
McKinley, P. A. & Kruger, L. (1988). Nonoverlapping thalamocortical connections to normal and deprived primary somatosensory cortex for similar forelimb receptive fields in chronic spinal cats. *Somatosensory Research*, **5**, 311-23.
Merzenich, M. M., Kaas, J. H., Wall, J., Nelson, R. J., Sur, M. & Felleman, D. (1983*a*). Topographic reorganization of somatosensory cortical areas 3B and 1 in adult monkeys following restricted deafferentiation. *Neuroscience*, **8**, 33-56.
Merzenich, M. M., Kaas, J. H., Wall, J. T., Sur, M., Nelson, R. J. & Felleman, D. J. (1983*b*). Progression of change following median nerve section in the cortical representation of the hand in areas 3b and 1 in adult owl and squirrel monkeys. *Neuroscience*, **10**, 639-66.
Merzenich, M. M., Nelson, R. J., Stryker, M. P., Cynader, M. S., Schoppmann, A. & Zook, J. M. (1984). Somatosensory cortical map changes following digit amputation in adult monkeys. *Journal of Comparative Neurology*, **224**, 591-605.
Merzenich, M. M., Recanzone, G., Jenkins, W. M., Allard, T. & Nudo, R. J. (1988). Cortical representational plasticity. In J. P. Changeux and M. Konishi, eds., *The Neural and Molecular Basis for Learning*. Chichester, England: John Wiley and Sons.
Mountcastle, V. B. (1978). An organizing principle for cerebral function: The unit module and the distributed system. In G. M. Edelman and V. B. Mountcastle, *The Mindful Brain. Cortical Organization and the Group-Selective Theory of Higher Brain Function*, pp. 7-50. Cambridge, MA: MIT Press.
Movshon, J. A. and van Sluyters, R. C. (1981). Visual neuronal development, *Annual Review of Psychology*, **32**, 477-522.
O'Kusky, J. & Colonnier, M. (1982*a*). A laminar analysis of the number of neurons, glia, and synapses in the visual cortex (area 17) of adult macaque monkeys. *Journal of Comparative Neurology*, **210**, 278-90.
(1982*b*). Postnatal changes in the number of neurons and synapses in the visual cortex (Area 17) of the macaque monkey: A stereological analysis in normal and monocularly deprived animals. *Journal of Comparative Neurology*, **210**, 291-505.
Olavarria, J. & van Sluyters, R. (1985). Organization and postnatal development of callosal connections in the visual cortex of the rat. *Journal of Comparative Neurology*, **239**, 1-26.
O'Leary, D. D. M. & Stanfield, B. B. (1985). Occipital cortical neurons with transient pyramidal tract axons extend and maintain collaterals to subcortical but not intracortical targets. *Brain Research*, **336**, 326-33.
(1986). A transient pyramidal tract projection from the visual cortex in the

hamster and its removal by selective collateral elimination. *Developmental Brain Research*, **27**, 87–100.

O'Leary, D. D. M., Stanfield, B. B. & Cowan, W. M. (1981). Evidence that the early postnatal restriction of the cells of origin of the callosal projection is due to the elimination of axonal collaterals rather than to the death of neurons. *Developmental Brain Research*, **1**, 607–17.

Price, J. & Thurlow, L. (1988). Cell lineage in the rat cerebral cortex: A study using retroviral-mediated gene transfer. *Development*, **104**, 473–82.

Rakic, P. (1972). Mode of cell migration to the superficial layers of fetal monkey neocortex. *Journal of Comparative Neurology*, **145**, 61–84.

——— (1974). Neurons in rhesus monkey visual cortex: systematic relation between time of origin and eventual disposition. *Science*, **183**, 425–7.

——— (1981). Development of visual centers in the primate brain depends on binocular competition before birth. *Science*, **214**, 928–31.

——— (1988). Specification of cerebral cortical areas. *Science*, **241**, 170–6.

Rakic, P. & Goldman-Rakic, P. S. (1982). Development and modifiability of the cerebral cortex. *Neuroscience Research Progress Bulletin*, **20**, 433–606.

Rakic, P., Bourgeois, J.-P., Eckenhoff, M. F., Zecevic, N. & Goldman-Rakic, P. S. (1986). Concurrent overproduction of synapses in diverse regions of the primate cerebral cortex. *Science*, **231**, 232–5.

Rauschecker, J. P. & Singer, W. (1982). The effects of early visual experience on the cat's visual cortex and their possible explanation by Hebb synapses. *Journal of Physiology (London)*, **310**, 215–39.

Reh, T. & Kalil, K. (1981). Development of the pyramidal tract in the hamster: I. A light microscopic study. *Journal of Comparative Neurology*, **200**, 55–67.

——— (1982). Development of the pyramidal tract in the hamster: II. An electron microscopic study. *Journal of Comparative Neurology*, **205**, 77–88.

Rockel, A. J., Hiorns, R. W. & Powell, T. P. S. (1974). Numbers of neurons through full depth of neocortex. *Journal of Anatomy*, **118**, 371.

——— (1980). The basic uniformity in structure of the neocortex. *Brain*, **103**, 221–44.

Schlumpf, M., Shoemaker, W. J. & Bloom, F. E. (1980). Innervation of embryonic rat cerebral cortex by catecholamine-containing fibers. *Journal of Comparative Neurology*, **192**, 361–76.

Schreyer, D. J. & Jones, E. G. (1982). Growth and target finding by axons of the corticospinal tract in the prenatal and postnatal rat. *Neuroscience*, **7**, 1837–53.

——— (1988a). Axon elimination in the developing corticospinal tract of the rat. *Development Brain Research*, **38**, 103–19.

——— (1988b). Topographic sequence of outgrowth of corticospinal axons in the rat: A study using retrograde axonal labeling with Fast Blue. *Developmental Brain Research*, **38**, 89–101.

Schwartz, M. L. & Goldman-Rakic, P. S. (1988). Some callosal neurons of the fetal monkey frontal cortex have axons in the contralateral hemisphere prior

to the completion of migration. *Neuroscience Abstracts*, **12**, 1211.
Schwartz, M. L., Zheng, D.-S. & Goldman-Rakic, P. S. (1988). Periodicity of GABA-containing cells in primate prefrontal cortex. *Journal of Neuroscience*, **8**, 1962–70.
Shatz, C. (1977a). A comparison of visual pathways in Boston and midwestern Siamese cats. *Journal of Comparative Neurology*, **171**, 205–28.
(1977b). Abnormal interhemispheric connections in the visual system of Boston Siamese cats: a physiological study. *Journal of Comparative Neurology*, **171**, 229–46.
Shatz, C. J. & Luskin, M. B. (1986). The relationship between the geniculocortical afferents and their cortical target cells during development of the cat's primary visual cortex. *The Journal of Neuroscience*, **6**, 3655–68.
Shaw, C., Needler, M. D. & Cynader, M. (1984). Ontogenesis of muscimol binding sites in cat visual cortex. *Brain Research Bulletin*, **13**, 331–4.
Shaw, C., Wilkinson, M., Cynader, M., Needler, M. C., Aoki, C. & Hall, S. E. (1986). The laminar distributions and postnatal development of neurotransmitter and neuromodulator receptors in cat visual cortex, *Brain Research Bulletin*, **16**, 661–71.
Sherman, S. M. & Spear, P. D. (1982). Organization of visual pathways in normal and visual deprived cats. *Physiological Review*, **62**, 738–855.
Shoumura, K. (1974). An attempt to relate the origin and distribution of commissural fibers to the presence of large and medium pyramids in layer III in the cat's visual cortex. *Brain Research*, **67**, 13–25.
Shoumura, K., Ando, T. & Kato, K. (1975). Structural organization of 'callosal' OBg in human corpus callosum agenesis. *Brain Research*, **93**, 241–52.
Sillito, A. M. (1975). The contribution of inhibitory mechanisms to the receptive field properties of neurones in the striate cortex of the cat. *Journal of Physiology (London)*, **250**, 305–29.
(1979). Inhibitory mechanisms influencing complex cell orientation selectivity and their modification at high resting discharge levels. *Journal of Physiology (London)*, **289**, 33–53.
Sillito, A. M., Kemp, J. A. & Blakemore, C. (1981). The role of GABAergic inhibition in the cortical effects of monocular deprivation. *Nature, London*, **291**, 318–20.
Singer, W. (1988). Pattern recognition and self-organization in biological systems. H. Marks *et al*. (Eds.), *Processing Structures for Perception and Action*. (pp. 1–18). Weinheim: VCH.
Snow, P. J., Nudo, R. J., Rivers, W., Jenkins, W. M. & Merzenich, M. M. (1988). Somatotopically inappropriate projections from thalamocortical neurons to SI cortex of the cat demonstrated by the use of intracortical microstimulation. *Somatosensory Research*, **5**, 349–72.
Stanfield, B. B., O'Leary, D. D. M. & Fricks, C. (1982). Selective collateral

elimination in early postnatal development restricts cortical distribution of rat pyramidal tract neurones. *Nature, London*, **298**, 371–3.

Stryker, M. P. & Harris, W. A. (1986). Binocular impulse blockade prevents the formation of ocular dominance columns in cat visual cortex. *The Journal of Neuroscience*, **6**, 2117.

Stryker, M. P. & Strickland, S. L. (1984). Physiological segregation of ocular dominance columns depends on the pattern of afferent electrical activity. *Investigations in Ophthalmology Supplement*, **25**, 278.

Van der Loos, H. & Woolsey, T. A. (1973). Somatosensory cortex: structural alterations following early injury to sense organs. *Science*, **179**, 395–8.

Verney, C., Berger, B., Adrien, J., Vigny, A. & Gay, M. (1982). Development of the dopaminergic innervation of the rat cerebral cortex. A light microscopic immunocytochemical study using anti-tyrosine hydroxylase antibodies. *Developmental Brain Research*, **5**, 41–52.

Videen, T. O., Daw, N. W. & Rader, R. K. (1984). The effect of norepinephrine on visual cortical neurons in kittens and adult cats. *The Journal of Neuroscience*, **4**, 1607–17.

Walsh, C. & Cepko, C. L. (1988). Clonally related cortical cells show several migration patterns, *Science*, **241**, 1342–5.

Wiesel, T. N. & Hubel, D. H. (1965). Comparison of the effects of unilateral and bilateral closure on cortical unit responses in kittens. *Journal of Neurophysiology*, **28**, 1029–40.

Winfield, D. A. (1981). The postnatal development of synapses in the visual cortex of cats and the effects of eyelid closure, *Brain Research*, **206**, 349–52.

Wise, S. P., Hendry, S. H. C. & Jones, E. G. (1977). Prenatal development of sensorimotor cortical projections in cats. *Brain Research*, **138**, 538–44.

Wise, S. P. & Jones, E. G. (1976). The organization and postnatal development of the commissural projection of the rat somatic sensory cortex. *Journal of Comparative Neurology*, **163**, 313–44.

(1978). Developmental studies of thalamocortical and commissural connections in the rat somatic sensory cortex. *Journal of Comparative Neurology*, **178**, 187–208.

Yurkewicz, L., Valentino, K. L., Floeter, M. K., Fleshman, J. W., Jr. & Jones, E. G. (1984). Effects of cytotoxic deletions of somatic sensory cortex in fetal rats. *Somatosensory Research*, **1**, 303–27.

第 III 部

胎児神経発達における遺伝的・外因的障害

4 ニューロン移動の遺伝的障害：変異マウスの辺縁系の事例

RICHARD S. NOWAKOWSKI

ロバート・ウッド・ジョンソン医科大学

序　論

　マウスの単一遺伝子の変異が CNS の発達に種々の影響を与える。マウスのほとんどの変異の場合，発達中の CNS の遺伝子の活動によって機能的に劣った成体の脳が形成される。事実，マウスでみられるほとんどの神経変異は，移動性の行動といった動物行動の明らかな変化を引き起こす。この理由はきわめて単純であり，明らかな行動上の変化は，もっとも簡単にみつけられ，マウス群体の中で選別できるからである。たとえば，マウスでは小脳皮質の発達に影響を与えることが知られている多くの変異がある（例, Caviness & Rakic, 1978；Herrup, 1983；Mullen & Herrup, 1979）。事実，この多様な変異が，小脳の発達がよくわかった主な理由の 1 つである。同様に，前庭系や他の領域の発達に影響し，移動様式に障害を与えるマウスの変異もよく知られている（M.C. Green, 1981）。

　残念なことに，大脳皮質の発達に影響を与える比較的詳しい変異の分類はいまだない。最近までは，リーラー（reeler）（「ふらつき」の意）変異（遺伝子記号：rl）だけが大脳の発達に影響を与えることが知られていただけであった（Caviness & Sidman, 1973a, b；Caviness & Rakic, 1978；Pearlman, 1985）。リーラーの場合，変異は常染色体劣性遺伝子であり，CNS の多くの部分のニューロン移動に影響を与える（Caviness, 1973, 1982, 1986；Stanfield & Cowan, 1979a, b；Stanfield, Caviness & Cowan, 1979）。CNS の発達に影響を与える変異がほとんどわかっていない主な理由は，そのような変異からは一般

に"隠された"行動変化,すなわち,決まりきった動物の観察では容易にみつけられない変化,しか生じないためである。ふらつきは注目に値する例外であり,rl/rl マウスは明らかな運動障害を示す。

しかしながら,最近,いくつかの新しい遺伝に基づいた大脳皮質発達の障害が報告されてきた(Nowakowski, 1988)。これらの新しい変異は,同系交配したマウスの海馬の解剖を比較することによって発見されてきた。これらの比較は,何が正常であり,何が異常であるかと判断することに対する標準をもたらし,細胞増殖や細胞移動に影響を与える新しい変異の同定に帰結するだろう。個々の変異は,多様な発達の問題点に答えるべく解析が続けられている。この概説では,ニューロン移動の障害による異常な位置の細胞が,脳の他の部分にある正常な位置の標的とどのように接続するのかということに焦点をあてることとする。

同系交配とは何か？

マウスの同系交配は,癌の遺伝的基礎や野性型マウスの多様な毛色を研究する手段として,最初,20世紀初頭に作成された(Staats, 1966)。同系交配を作成するために使用された典型的な方法は図4.1に示してある。基本的には,野性集団から両親のマウスを選択し,その後20世代連続して,同胞をその子孫と交配させる。個々の連続した世代では2つの現象が起きる。(1)子孫間の遺伝的な多様性は減少し,(2)野性型マウスではヘテロ接合体の形で存在する種々の遺伝子は,同系交配した子孫ではホモ接合体になる。20世代の同胞交配後,同胞は遺伝子座の98％が等しく,同系交配した個々のマウスは99.9％の遺伝子がホモ接合体である(E. Green, 1981)。しかしながら,同系交配の過程期間中にホモ接合体になった遺伝子は,作成された同系交配の系統により異なる(図4.1)。したがって,各々の同系交配の系統は,さまざまの遺伝子座各々にある対立遺伝子の組は異なっているが,同じ系統内では同胞は本質的に遺伝的に同一である。世紀の節目になり,数百種もの同系交配の系統が作成されていて(M.C. Green, 1981),各々の系統は,正常な野性型マウスに存在する遺伝子標本を伝播すると考えられている。一般によく知られている同系

同系交配とは何か？

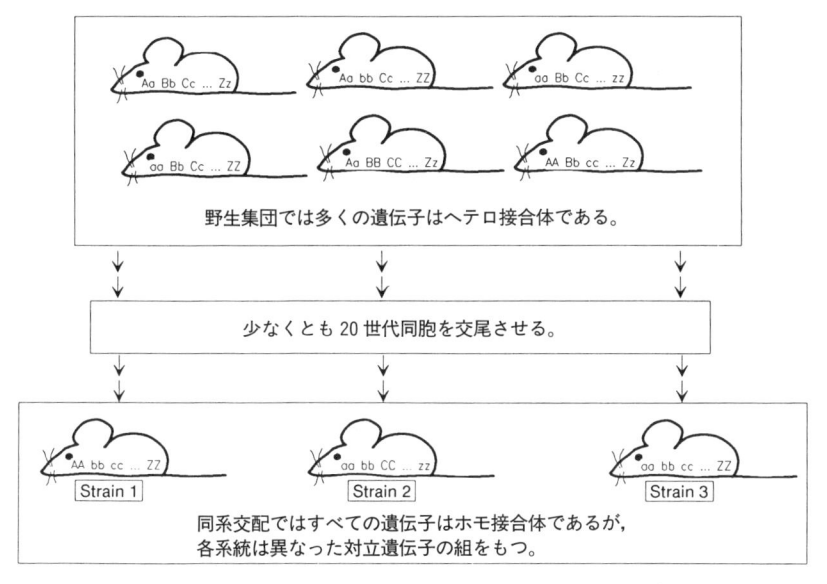

野生集団では多くの遺伝子はヘテロ接合体である。

（マウス図：Aa Bb Cc ... Zz、Aa bb Cc ... Zz、aa Bb Cc ... zz、aa Bb Cc ... ZZ、Aa BB CC ... Zz、AA Bb Cc ... Zz）

↓

少なくとも20世代同胞を交尾させる。

↓

（マウス図：AA bb cc ... ZZ（Strain 1）、aa bb CC ... zz（Strain 2）、aa bb cc ... ZZ（Strain 3））

同系交配ではすべての遺伝子はホモ接合体であるが，各系統は異なった対立遺伝子の組をもつ。

図4.1　同系交配マウス作成の一般的ストラテジー（詳細は本文参照）

交配の系統（例 C57BL/6J と BALB/cj）は 100 世代以上交配されている。

同系交配の動物により，本質的に遺伝的に同一な個体を大量に観察する機会が得られるので，いかなる特別な構造の「正常な」解剖・発達・生理なども，事実上，ある同系交配の動物すべてに認められるものと規定することができる。海馬体の解剖と発達の場合，C57BL/6J 同系交配のマウスの海馬体が任意に正常と規定されてきた。もちろん，C57BL/6J マウスの脳が他の同系交配系統の脳と比べて「より正常」である，という理由はない。しかしながら，ジャクソン研究所（バー・ハーバー，メーン州）はこの系統の多くの変異体を所有しており，世界で最も供給されている同系交配の系統の1つである。また，C57BL/6J マウスの卓抜した CNS 図解書が入手可能である（Sidman, Angevine & Taber-Pierce, 1971）。したがって，C57BL/6J マウスは手頃な基準であり，そのようなものは，事実上，神経学的解析にとって正常なマウスにな

るのである。

正常な海馬体

解剖

C57BL/6Jマウスの海馬体の水平断面図を図4.2に示す。水平断では，実験齧歯類動物の脳の海馬体の約2/3は，Lorente de No (1934) に規定されているように，主軸に直交して切断されている。したがって，水平面はこの構造の研究に最も適当である。海馬体の主な細分は，歯状回・海馬・鉤状回である (Angevine, 1965)。歯状回の主な細胞層は馬蹄型の顆粒細胞層である。顆粒細胞層の外側は分子層であり，内側は門（CA4）（神経と脈管が出入りする器官）である。海馬はCA1・CA2・CA3領域に細分される。脳室から軟膜，海馬の層は順に，海馬白層・オリエンス層・錐体細胞層・放線状層・分子間隙層である。CA3領域では，錐体細胞層と放線状層の間に，歯状回の顆粒細胞由来の苔状繊維を含む淡明層がさらに加わる。正常なマウスでみられる，この高度に薄層状化した海馬体の構造は，CNS発達期間中の細胞移動の過程に変異体遺伝子が与える影響を評価するのに理想的な場所である。

発達

海馬体の正常な発達は，いろいろな種で広く研究されてきた（Cowan, Stanfield & Kishi, 1980；Rickmann, Amaral & Cowan, 1987；Nowakowski

図4.2　A　成体C57BL/6Jマウスの海馬体の水平断
　　　　B　海馬体の主な細分と層状組織を説明する概要図
細分の境界はA図B図ともに矢印で示してある。略語：F, 采；GCL, 顆粒細胞層；HF, 海馬溝, LV, 側脳室；ML, 分子層；NCx, 新皮質；PCL, 錐体細胞層；PRE, 鉤状回前部；SL, 淡明層；SO, オリエンス層；SR, 放線状層；SUB, 鉤状回；THAL, 視床（Nowakowski, 1988からの複写）。

4 ニューロン移動の遺伝的障害：変異マウスの辺縁系の事例 75

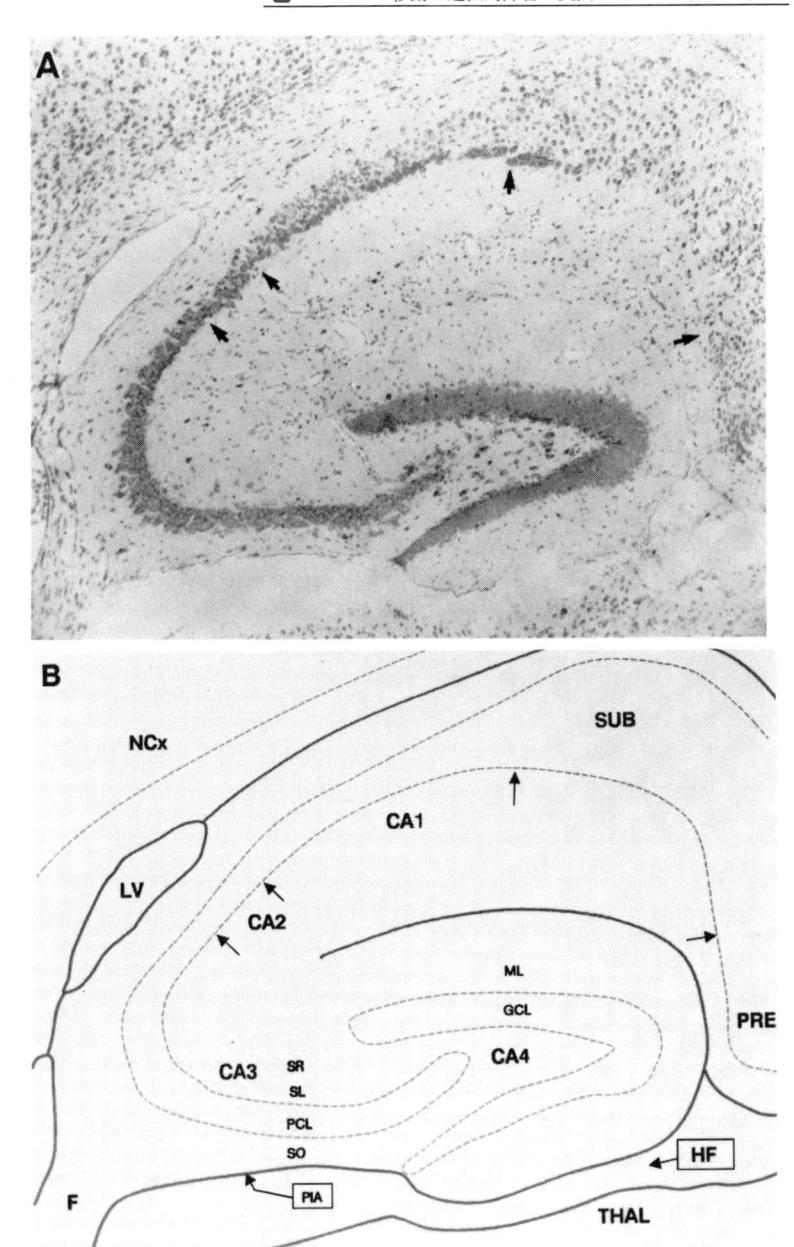

& Rakic, 1981 ; Nowakowski, 1988 ; Bayer, 1980a, b)。CNS の他のすべての領域同様に，発達過程には（1）細胞増殖・（2）細胞移動・（3）細胞分化の3つの基本的な細胞メカニズムが必要である（❷項参照）。歯状回の顆粒細胞を除いて，海馬体のニューロンはマウスでも（Angevine, 1965 ; Nowakowski, 1985 ; 図4.3上　参照），他種同様に（Rakic & Nowakowski, 1981 ; Bayer, 1980a, b ; Schlessinger, Cowan & Gottlieb, 1975 ; Wyss & Sripanidkulchai, 1985），出生前の特有の期間に産生される。ほとんどの歯状回顆粒細胞は，出生後最初の30日間に産生されるが（Angevine, 1965），ラットではこの期間が相当に長いという証拠がある（Kaplan & Hinds, 1977 ; Bayer, Yackel & Puri, 1982）。海馬体のすべてのニューロンは2つの増殖帯のうちの1つより産生される（本書の Nowakowski の項参照）。海馬の錐体細胞すべてを含むほとんどのニューロンは，側脳室に並ぶ脳室帯で産生される（Nowakowski & Rakic, 1981 ; Rakic & Nowakowski, 1981）。対照的に，歯状回の顆粒細胞は脳室帯で産生されるものもあるが，そのほとんどは門内の増殖帯で産生される（Nowakowski & Rakic, 1981 ; Eckenhoff & Rakic, 1984）。しかしながら，門内の増殖帯から成る増殖中の細胞はそれ自身，脳室帯由来であることを留意しておくことは大切である（Nowakowski & Rakic, 1981）。

　脳室帯で産生された神経芽細胞や未熟なニューロンは，門内の増殖帯，あるいは成体での最終地点に到達するために，放射状グリア繊維に沿って複雑な領域を通過して移動する（Nowakowski & Rakic, 1979 ; Rickmann et al., 1987）。鉤状回や CA1・CA2 領域に属する運命にあるニューロンがたどった移動経路はかなり直線的である（Nowakowski, 1985）。しかしながら，CA3 領域に属する運命にあるニューロンがたどった移動経路は，ちょうど幼若なニューロンがそれに沿って最終目的地点に移動するように，曲がりくねっているだけでなく，長く伸びている（図4.3下 ; Nowakowski, 1985 ; Rickmann et al., 1987 参照）。将来，歯状回に移動する未熟なニューロンや，門内の増殖帯に移動する運命にある神経芽細胞は，CA3 境界付近のニューロンの経路に隣接した移動性の道筋の後を追跡するが，横裂の軟膜表面近くに位置している。したがって，CA3 領域と歯状回に属する運命にあるニューロンが，放射状に伸びたグリア繊維に沿って移動する。その動きは最初は脳室表面に垂直な道筋

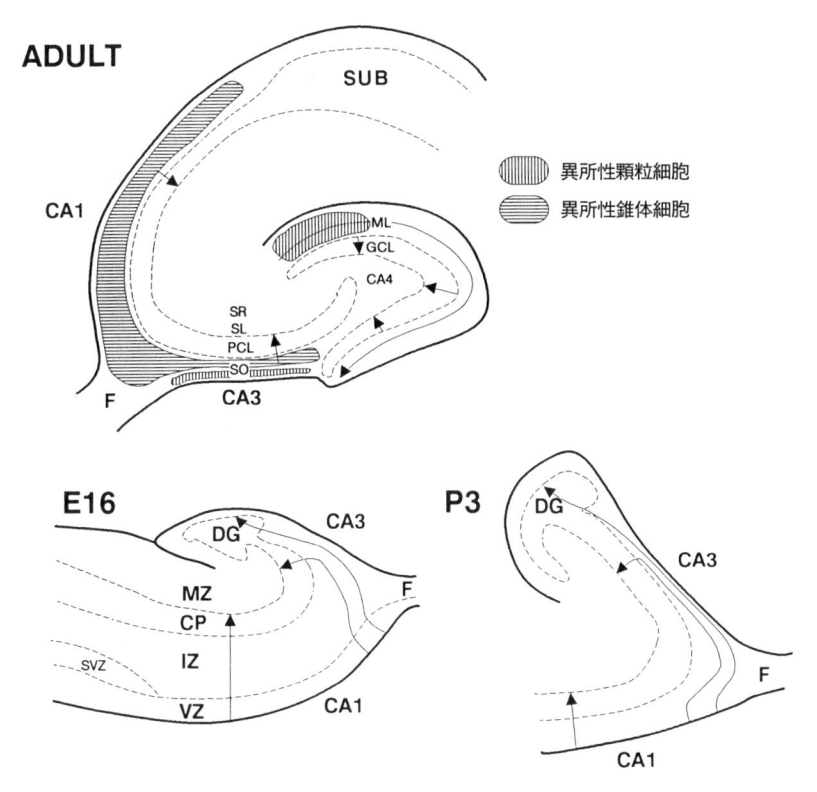

図 4.3 マウスの海馬体を構成する時間的空間的勾配とニューロン移動経路の概要図

上図では，矢印は，成体におけるニューロンの起始の時間的空間的勾配の方向を示している。矢じりの先端部は最後に産生されたニューロンの位置を示す。矢の尾部は最初に産生されたニューロンの位置を示す。陰影部は，さまざまなマウス変異体で異所性ニューロンが発見された細胞構築的位置を示す（詳細は本文参照）。下の2つの図では，矢印は未熟なニューロンの脳室帯（VZ）からCA1・CA3・歯状回（DG）領域への移動経路を示す（Nowakowski, 1988）。略語：CP, 皮質板；F, 采；GCL, 顆粒細胞層；IZ, 中間帯；ML, 分子層；MZ, 辺縁帯；PCL, 錐体細胞層；SL, 淡明層；SO, オリエンス層；SR, 放線状層；SUB, 鉤状回；SVZ, 脳室下帯；VZ, 脳室帯。

表 4.1 マウスの発達中の海馬体においてニューロン移動に影響を与えることが知られている 8 種類の移動変異体

遺伝子記号	遺伝子名	染色体	遺伝的背景
$dr^{sst\text{-}J}$	ドレヘア (dreher)	1	C3B6/J(N17)
Hld	海馬薄層状化欠損 (Hippocampal lamination defect)	—	BALB/cByJ
rl^{ORL}	リーラー (reeler)	5	同系交配なし
—	—	—	NZB/BlNJ
bal	禿頭 (balding)	—	C57BL/6J
Lps^d	リポ多糖体反応欠損 (Lipopolysaccharide response defect)	4	C3H/HeJ
me^v	生存可能な虫食い (viable motheaten)	6	C57BL/6J
bg	ベージュ (beige)	13	C57BL/6J

に沿っているが，海馬や歯状回が発達するにしたがって生じる歪みのために，大部分は軟膜表面に平行になる．換言すると，成体の海馬体の局所的な区分は，放射状グリア細胞の組織とそれに並列して移動するニューロンがある海馬裂の軟膜表面に対して垂直な方向に反映されている．この局所解剖と軟膜表面の関係は大脳皮質の中で独特なものである．

海馬の変異体

海馬体の発達に影響を与える7種類の変異体と1つの遺伝的な変種が知られている（表 4.1 参照）．それらはすべてニューロンの変位という表現型の特徴をもつ．異所性ニューロンの存在は，ニューロンの移動過程が変異体によって直接的・間接的に障害を受けていることを示唆する．

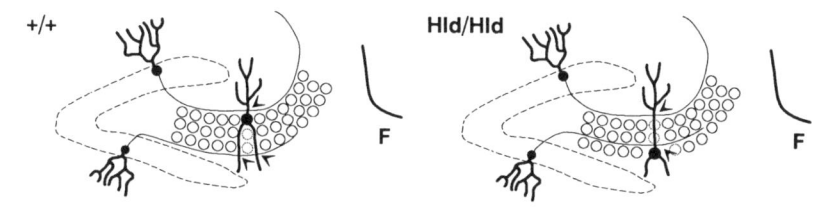

図4.4 野性型（+/+）と Hld/Hld 変異体マウスにおける，遅く産生された CA3c 領域の錐体細胞の位置と苔状繊維入力の概要図
+/+マウス（左）では，遅く産生された錐体細胞は錐体細胞層の最上部を占め，苔状繊維の入力を2ヵ所で受け取る（矢じり）。樹状突起先端では，錐体細胞上部の苔状繊維層を通過する。樹状突起底部では，錐体細胞下部の苔状繊維層を通過する。Hld/Hld 変異体（右）では，遅く産生された錐体細胞は，早く産生された錐体細胞を通過することに失敗し，CA3c 領域の錐体細胞層の下部を占める。これら異所性の錐体細胞は，樹状突起先端で苔状繊維の入力を2ヵ所で受け取る（矢じり）。1回は錐体細胞上部の苔状繊維層を通過したところで，1回は錐体細胞下部の苔状繊維層を通過したところである。（出典，Nowakowski, 1988；Nowakowski & Davis, 1985）

海馬薄層状化欠損変異

　ニューロン移動に影響を与えることが知られている変異の中で，海馬薄層状化欠損変異（遺伝子記号：Hld）は，海馬体発達にもっとも局所的な影響を与える。この常染色体優性の変異（Nowakowski, 1984）では，CA3c 領域の錐体細胞層の薄層状組織が反対になる。将来，CA3c 領域に属する後から産生された錐体細胞の移動が障害される一方（図4.4），CA1 領域に属する運命にある，遅く産生された錐体細胞，および早く産生されたすべての細胞は正常に布置される結果，この逆転が生じる（Barber et al., 1974；Vaughn et al., 1977）。正常マウス（すなわち，+/+，野性型），*Hld/Hld* マウスともに，遅く産生された錐体細胞は，胎生15・16日目に，側脳室に並んだ増殖帯で生産される（図4.5）。CA3c 領域に属する運命にある未熟なニューロンは脳室帯を離れ，広い中間帯を通過し，約7日後に，発達中の皮質板との境界に到達する（Nowakowski, 1985）。+/+マウスでは，ニューロンは以前に産生された錐体細胞を通り越して移動を続け，皮質板最上部の最終地点に到達する。しかしながら，*Hld/Hld* マウスでは，ニューロンは移動を停止し，以前に産生された

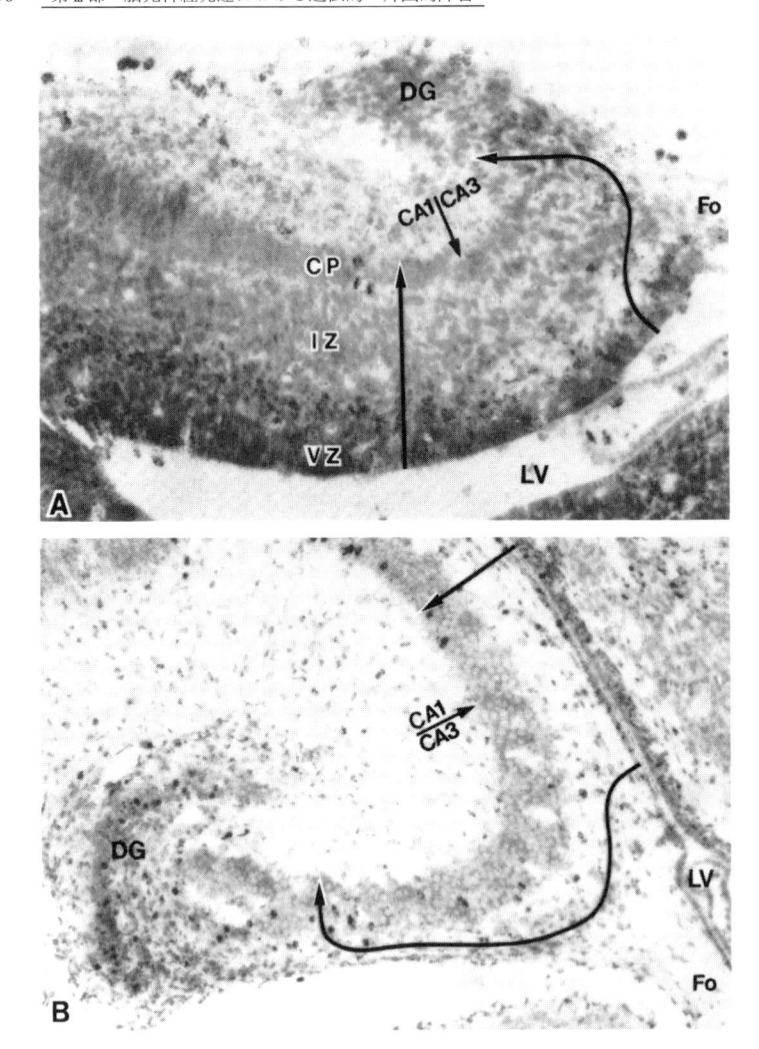

図4.5 マウスの海馬体の顕微鏡写真
胎生16日目（A），生後3日目（B）。各写真では，矢印は脳室帯から皮質板最上部に伸び，その日齢のCA3cとCA1領域におけるニューロンの移動進路を示す。後に産生されたニューロンは胎生16日目に移動し始め，生後3日目に移動を完了する。この期間中，CA3c領域への移動距離はかなり増大するが，CA1領域への移動距離はほぼ同じか，やや減少する。略語：CP,皮質板；Fo, 脳弓；IZ, 中間体；LV, 側脳室；VZ, 脳室帯（Nowakowski, 1985）。

細胞を迂回せず，早く産生された錐体細胞の下にとどまる。したがって，CA3c領域の異所性の錐体細胞は，その正常な移動経路に沿って正常な速度で移動するが，早く停止する（Nowakowski, 1985）。

ドレヘア変異体マウス

　解剖学的に明らかに異なった海馬の再構成がドレヘア変異体でみられる（遺伝子記号：dr）。この常染色体劣性遺伝子では，遺伝的に同一なホモ接合体（Wahlsten, Lyons & Zagaja, 1983）やヘテロ接合体（Patrylo, Sekiguchi & Nowakowski, 1990）のマウスにおいて，かなり多様な表現型がみられる。dr/drマウスでは，歯状回の顆粒細胞と海馬の錐体細胞における細胞増殖やニューロン移動が影響を受ける。歯状回では顆粒細胞層の多くがしばしば欠損し，分子層に異常に位置した顆粒細胞の小集団がみられる（図4.6 A・B）。もっともよくみられる異常は，歯状回の錐体下部の脚が欠損していることである。欠損が発生すると，ティム染色標本では錐体下部の苔状繊維層が同様に欠損していることが明らかである（Nowakowski & Wahlsten, 1985a, b）。CA3領域では，ニューロンが時に少なすぎたり，また逆に多すぎたりすることがみられる。大量の錐体細胞があるときは，しばしば錐体ニューロンがあり，時にはオリエンス層に異常に位置した顆粒細胞がみられる（図4.6 B）。これら異常に位置した細胞は正常な移動経路に沿って分布しているようである。面白いことに，ティム染色標本によって，位置が異常な顆粒細胞が，苔状繊維の小さな束を異常な位置の錐体細胞に送るのが示される（Nowakowski & Wahlsten, 1985a, b）。不思議なことに，その顆粒細胞は，正常に位置したCA3c錐体ニューロンの樹状突起底部には，たとえその標的が近くても，入力を送っていないようである。トリチウム・チミジン・オートラジオグラフィを用いた研究によって，以下のようなドレヘアの発達上の異常が明らかになった：（1）オリエンス層に異常に位置した錐体細胞は遅く産生される。（2）CA3領域の錐体細胞層内では，遅く産生された錐体ニューロンは早く産生されたニューロンを迂回することに失敗する（Nowakowski, 未発表の観察）。

　神経細胞体が錐体細胞層にあるCA3c錐体細胞の多くは，一見，まったく正

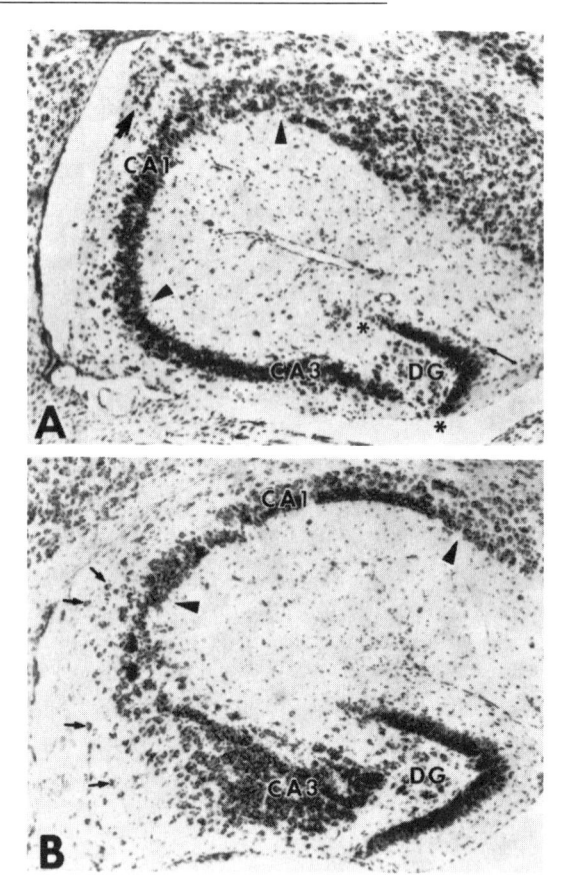

図4.6 dr/dr マウスでみられた形態学的変化を示したドレヘア変異体マウスの海馬体の顕微鏡写真
A. この標本では，歯状回（DG）の錐体細胞上部と下部の顆粒細胞層は欠損している（星印）。歯状回の分子層に異所性の顆粒細胞がある（細い矢印）。CA1 領域の下に横たわるオリエンス層に異所性の錐体細胞がある（太い矢印）。B. この標本では，CA3 領域の下に横たわるオリエンス層に数多くの異所性の錐体細胞がある（矢印）。CA3 領域にある錐体細胞は異常に太い（Nowakowski, 1988 を改変）。

常にみえる樹状突起の枝をもつ（図4.7細胞A・B）。そのような錐体細胞の樹状突起には，本質的に正常にみえる先端部と，樹状突起様の突出物を持つがっしりとした底部がある。それらは，同じ親から生まれた片方の対照や他の正常なマウスの樹状突起と数や大きさが類似している。特に，樹状突起の先端部と底部の両方にある，樹状突起様の突出物の位置は，2つの苔状繊維束の位置に対応する（図4.7の矢印）。しかしながら，あるCA3c錐体細胞は，たとえ神経細胞体が錐体細胞層にあっても，正常な樹状突起がない（図4.7細胞C・D）。もっともよくみられる異常は，先の尖った管腔状の枝が樹状突起の先端（図4.7細胞D）や神経細胞体の先端（図4.7細胞C）から，錐体細胞側面を通過し，放線状層の方向へ向かって伸長していることである。さらに，ある細胞の樹状突起底部は，オリエンス層に伸長して枝分かれする（図4.7細胞C）よりも，分枝せずに（図4.7細胞D）錐体細胞層を横切る。

　オリエンス層にある異所性の錐体細胞は通常，単一で太く長い，先端の尖った樹状突起をもつ。全体的に，樹状突起の樹のパターンは正常に位置した錐体細胞にきわめて類似している（図4.7細胞E）。しかしながら，時折，細くあまり枝分かれしていない樹状突起をもつ錐体細胞がみられる（例，図4.7細胞G）。先端の尖った太い樹状突起をもつ細胞は，時に管腔状の二次的な枝を持つが，その枝は錐体細胞層の中で先端の尖った樹状突起になる（図4.7細胞F）。しかし，他の細胞はそのような枝を出さずに，錐体細胞層を通過する先の尖った樹状突起を出す（図4.7細胞E）。

　放線状層にある異所性の錐体細胞のほとんどの樹状突起の樹は，上下逆の形をしている（図4.7細胞H・I）。その錐体細胞は通常，錐体細胞層に向かって伸び，淡明層付近で分岐する1本の主要な樹状突起をもつ（図4.7細胞H・I）。その枝の1つはふつう分岐することなしに，錐体細胞層を通過してオリエンス層まで伸長して終わる（図4.7細胞H・I）。放線状層にある異所性の錐体細胞の一部には，錐体細胞層に伸長するが横断はしない，短く，底部方向を向いた突起がある（図4.7細胞J）。これらの底部方向の樹状突起は，錐体細胞に入る直前に，しばしば2つか3つの小さな枝にわかれる。そのような細胞は錐体細胞層上部境界から遠く離れている傾向がある。

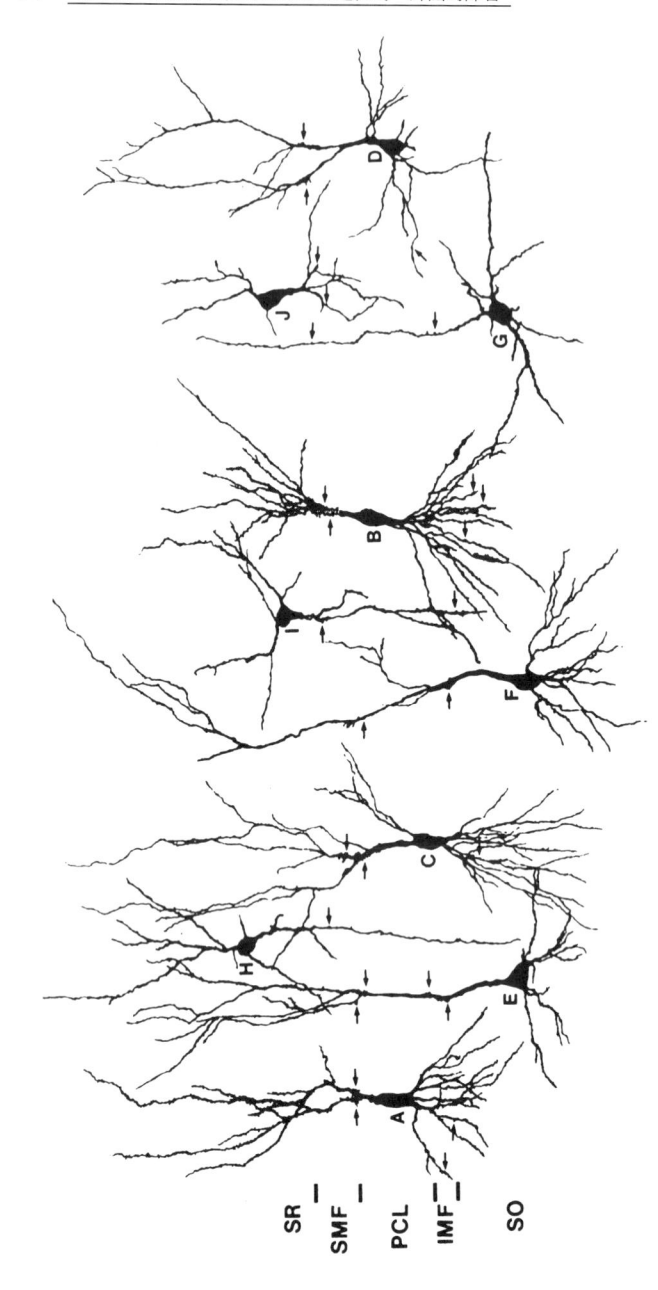

図 4.7 ドレヘア (dr/dr) ホモ接合体マウスの CA3c 領域における錐体細胞の図画
A から D の細胞体は錐体細胞層内にある。E から G の細胞体はオリエンス層にある。H から J の細胞は放線状層にある。矢印は樹状突起の病的増殖物を示している。略語：IMF, 錐体細胞下部の苔状繊維層；PCL, 錐体細胞層；SMF, 錐体細胞上部の苔状繊維層；SO, オリエンス層；SR, 放線状層。

NZB/BINJ 同系交配

　最近，海馬体の発達に影響を与える変異の存在を示唆する多型性が NZB/BINJ 同系交配で発見された（Nowakowski, 1986, 1988）。NZB/BINJ マウスの海馬体では，歯状回と海馬の両方に細胞の配置の障害がある。異常な位置の顆粒細胞集団が歯状回の分子層に発見された（図4.8）。これらの顆粒細胞集団は，歯状回にある錐体細胞上部表面の縁に沿って，一定の間隔を置いて配置されるようである。しかしながら，顆粒細胞集団は時に錐体細胞下部表面の縁に沿って配置される。CA3 領域では，淡明層と放線状層に異常に位置した錐体細胞の小集団がある（図4.8）。歯状回と海馬両方では，細胞位置の異常は海馬体の腹側半分にもっとも頻回に起きる。

　NZB/BINJ 同系交配でみられた，これらの細胞の位置の異常は以下の2つの理由から興味深い。第1に，NZB/BINJ でみられる，位置の異常な錐体細胞と顆粒細胞は非常に遠方に移動する。このことは，*Hld* マウスおよびリーラー・マウスの海馬体で発見された細胞位置の欠陥ときわだって対照的である。*Hld* マウスでは異常に配置した細胞はそれほど遠くへは移動しない。第2に，海馬体でみられるこの細胞位置の異常は，NZB/BINJ マウスの新皮質でみられる異常と類似している。Sherman・Galaburda・Geschwind（1985）は NZB/BINJ マウスの約30％に新皮質の第I層の異所性ニューロン島が認められることを報告している。さらに，同様の異所性ニューロン集団がヒトの失読症の新皮質でもみられることが知られている。マウスとヒト両方の異常は自己免疫疾患と関係のあることが示唆されている（Sherman et al., 1985）。

　NZB/BINJ マウスの歯状回の分子層にある異所性ニューロンの樹状突起を調べたところ，それらは以下のような5種類の形態学的に異なった異常で特徴づけられることがわかった。（1）主要な樹状突起は初期に先端部あるいは底部方向に伸長する。（2）底部方向に伸びた樹状突起は顆粒層に到達しないで，通常，軟膜表面方向へ彎曲する。（3）多くの樹状突起は軟膜表面に到達する前に停止する。（4）神経細胞体は刺をもつ。（5）軸索は細胞体のあらゆる部位，あるいは樹状突起底部から出て分子層に伸びる。それぞれの異所性顆粒細胞は1

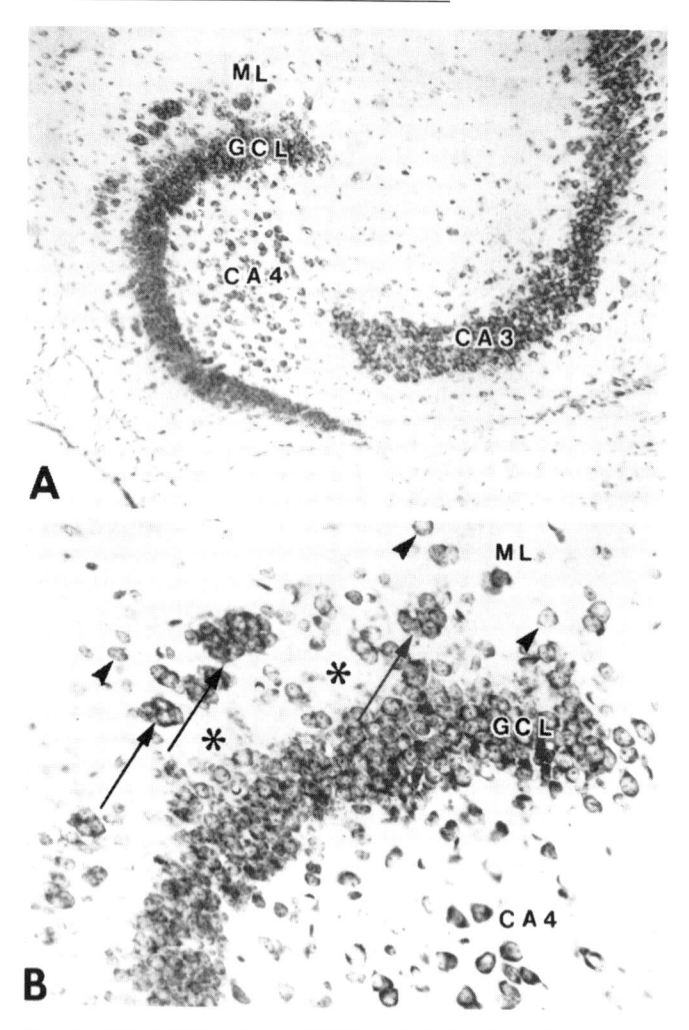

図 4.8 NZB/BINJ マウスの歯状回の分子層にある異所性顆粒細胞の顕微鏡写真

A. 歯状回とその隣にある海馬の低倍率写真。分子層にある異所性顆粒細胞は高倍率の B に示されている。異所性の顆粒細胞は大部分が集団として現われる（矢印）が，単一の細胞としてみられることもある（矢尻）。異所性の細胞は，比較的細胞のまばらな神経絨によって（星印）顆粒細胞層とわかれている。略語：GCL, 顆粒細胞層；ML, 分子層（Nowakowski, 1988）。

つ以上の異常性を示すが，すべての異常があるわけではない。各異常性の程度は顆粒細胞ごとに異なる。表面先端から発生する樹状突起は，単一の主要な樹状突起（図4.9細胞C）であるか，あるいは細胞体から分かれた領域にある1つ以上の突起である（図4.9細胞A・D・E）。これらの突起は時に長い樹枝状分岐を呈するが（図4.9細胞B），ふつうはほとんど軟膜表面に到達する分枝をもたない（図4.9細胞A・D・E）。ほとんどの異所性顆粒細胞は，異所性ニューロンの基底面から顆粒細胞層へ向かって伸びる単一の樹状突起をもつ（図4.9細胞A・C・D・E）。底部の樹状突起がない細胞はただ1つしか観察されず（図4.9細胞B），底部方向に伸びる複数の樹状突起をもつ異所性顆粒細胞の例はなかった。一般に，底部に方向づけられた樹状突起は，顆粒細胞層の錐体細胞の先端に面している基底外側表面から細胞体を離れる。結果として，樹状突起樹の基底部は通常，歯状回の錐体上部先端に向かって少し角度をつけた方向に伸びる。樹状突起基部は決して顆粒細胞層へ侵入せず，かわりに軟膜表面に向かう（図4.9細胞A・C・D）か，顆粒細胞層に平行して走る（図4.9細胞E）。さらに，枝の軟膜方向への回帰はほとんど常に同じ方向で起きる。その枝は通常，歯状回の錐体上部先端方向に進む（図4.9細胞A・C・D）。

　異所性の顆粒細胞にある樹状突起の特徴は周囲の構成物質と相互作用をすることである。さらに，これらの相互作用は，小脳皮質の分子層にある介在ニューロン（知覚ニューロンと運動ニューロンの間に介在し，協調活動を支配するニューロンの結合あるいは集団）に発生していることと類似している（Rakic, 1972, 1975）。たとえば，異所性顆粒細胞の樹状突起先端・底部の方位は，錐体細胞上部から下部にかけた細胞誕生の時間的空間的勾配について，発達期間中に底部方向に伸長する樹状突起が，わずかに成熟した顆粒細胞の突起が占有している領域に侵入することを示唆している。この認識の根底にある仮定は，異所性の顆粒細胞は本質的に正常に配置した顆粒細胞とは異ならず，むしろ，形態学的に観察された違いは，異所性の位置の帰結として作用する周囲の影響の結果であることを示している。細胞の位置と樹状突起の成長との相互関連は，小脳皮質の分子層にある介在ニューロンにおいて，以前からよく研究されてきた（Rakic, 1972, 1975）。小脳では，分子層にある細胞体の位置や成長している樹状突起，あるいは分子層の多くを構成する樹状突起に対応した神経繊維と

88　第Ⅲ部　胎児神経発達における遺伝的・外因的障害

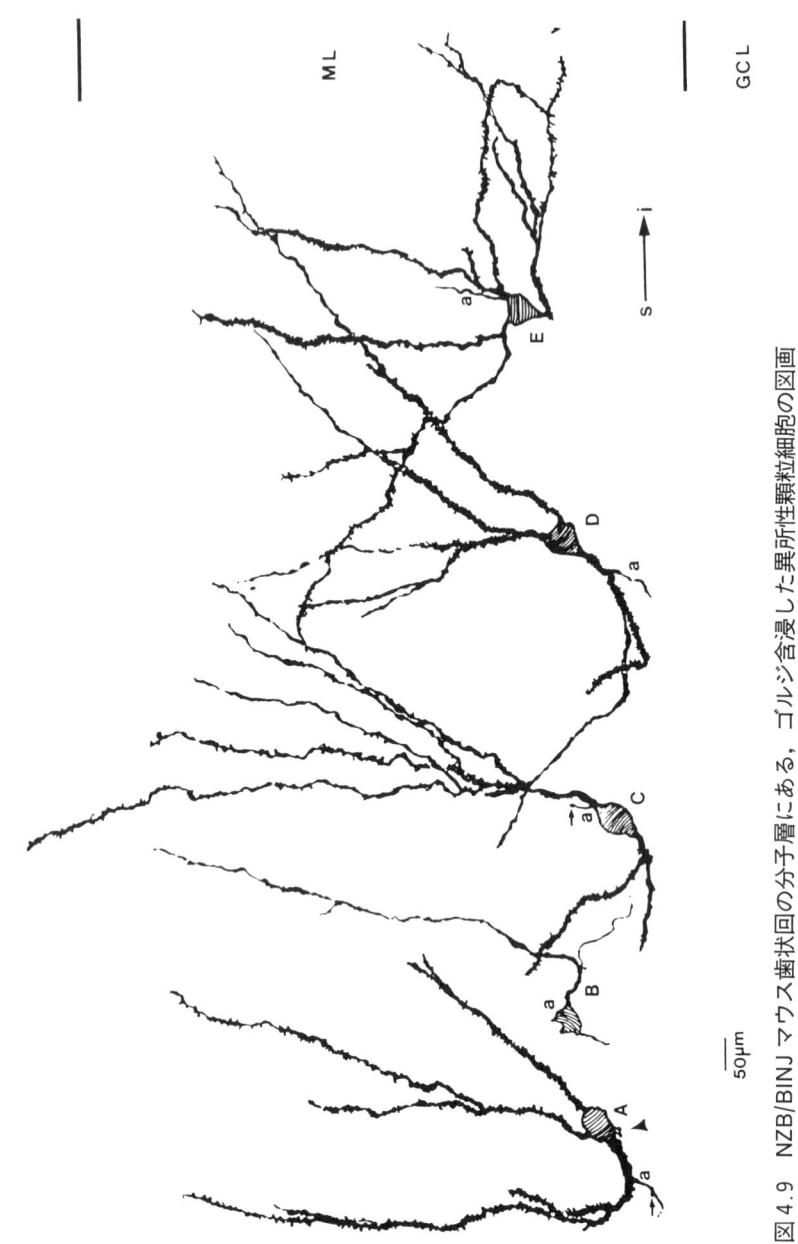

図4.9　NZB/BINJ マウス歯状回の分子層にある，ゴルジ含浸した異所性顆粒細胞の図画
矢印は軸索のこぶ様腫脹を示す．略語：a, 軸索；GCL, 顆粒細胞層；ML, 分子層；s→i, 錐体細胞上部から錐体細胞下部へかけての時間的空間的な勾配．

の相互作用が，これらのニューロンにある樹状突起の形状に影響を与える。歯状回の顆粒細胞における発達中の樹状突起が従う「法則」は，小脳皮質にある分子層の介在ニューロンが従う「法則」と同一の様である。本質的に，どちらのニューロンの樹状突起も，あたかも求心性繊維との接触数を最大限にするかのように伸長する。小脳の場合，分子層介在ニューロンへの求心性繊維は平行繊維である。歯状回の場合は，顆粒細胞への求心性繊維は，分子層にある主要な軸索の系（すなわち，交連・連合・中隔・内側嗅領など）である。この考えの魅力的な点は，このことによって，歯状回にある杯型に垂直の顆粒細胞と，小脳分子層にある星型の介在ニューロンの違いを説明できることである。この考えは，歯状回への求心性の入力を構成する軸索の方位は，たぶんに円柱状の「叢」（花束に似た形をしている組織）であり，小脳の求心性繊維は，軟膜表面に接する構造をした平行繊維であるという事実に基づいている。

免疫機能不全とニューロン移動との関係

最近，われわれは，免疫系の障害を起こすことが知られている4種類の単一な常染色体の変異体が，中枢神経発達期間中のニューロン移動に多面発現作用（単一の突然変異遺伝子によって，臨床または表現型のレベルで表面上は無関係な多くの作用を生じること）的な影響を与えることを報告した（Nowakowski, 1988）。これらの変異体のうち「虫食い」(motheaten)（me^v/me^v）と「ベージュ」(beige)（bg/bg）の2種類は，海馬体と小脳皮質に類似の障害を持つ（図4.10）。「虫食い」と「ベージュ」の両方の海馬体において，顆粒細胞移動の障害は，脳室帯から歯状回に伸長する移動の道筋に沿った跡にみられる。さらに，異所性の顆粒細胞が歯状回の分子層にあり，CA3領域のオリエンス層には異所性の錐体細胞もある。小脳皮質では，異所性顆粒細胞島が軟膜下の顆粒細胞層外部に位置する。他の2種類の変異体である「リポ多糖体反応欠損」(Lipopolysaccharide defect)（Lps^d/Lps^d）と「禿頭」(balding)（bal/bal）もまた海馬体の顆粒細胞の移動の障害がある（図4.10）。歯状回への移動経路に沿った顆粒細胞の分布は，「虫食い」と「ベージュ」の変異体のそれと類似している。しかしながら，これらの変異体では，分子層には異所性の顆粒細胞はなく，

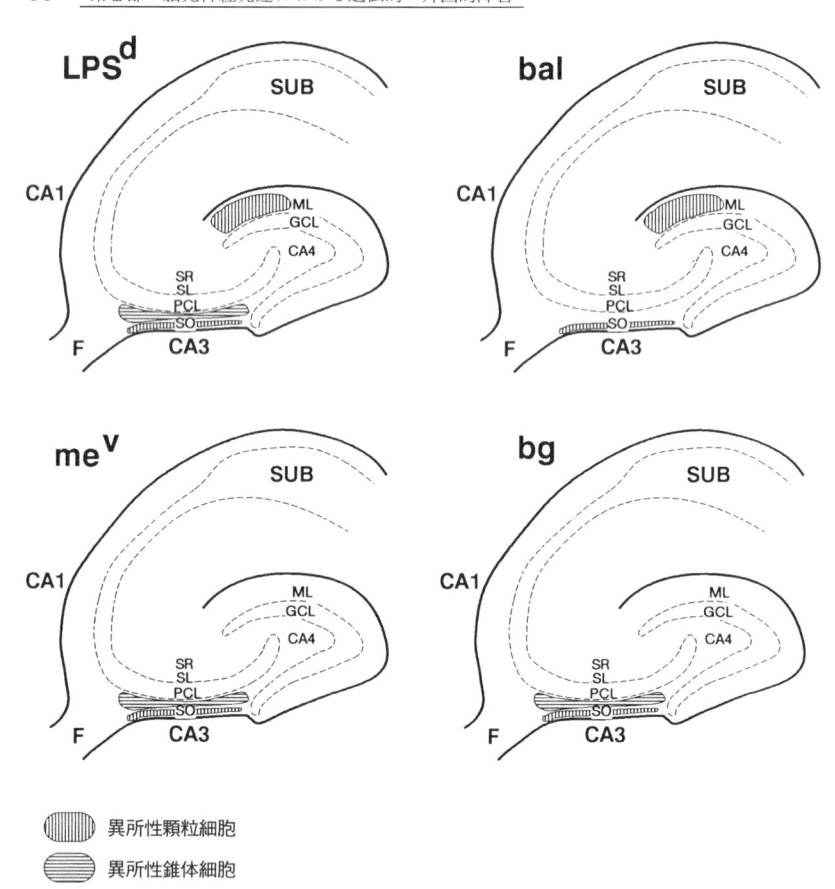

図 4.10 免疫系の障害と発達中の海馬体のニューロン移動の異常を示した 4 種類のマウス変異体の海馬体の概要図
LPS^d,「リポ多糖体反応欠損」; bal,「禿頭」; me^v,「虫食い」; bg,「ベージュ」。4 つの変異体の異所性ニューロンの一般的な位置は陰影領域により示されている。略語：F, 采；GCL, 顆粒細胞層；ML, 分子層；PCL, 錐体細胞層；SL, 淡明層；SO, オリエンス層；SR, 放線状層；SUB, 鉤状回 (Nowakowski, 1988)。

小脳皮質の顆粒細胞の移動はこれらの変異体によって反対方向には影響を受けていないようである。「虫食い」と「ベージュ」の両方でみられた，CA3 領域にある異所性の錐体細胞は Lps^d では存在するが，「禿頭」にはない。4 種類の遺伝的に異なった単一の常染色体の変異体（それらのうち 3 種類（me^v, bg, bal）は，C57BL/6J 同系交配で自然発生的に生じる）は，表現型的に，CNS 発達期間中のニューロン移動に類似の障害を起こす。これら 4 種類の変異体の免疫系の障害はまったく異なっている（M.C. Green, 1981）。おもしろいことに，遺伝的に胸腺が欠損しているヌード・マウス（mu/mu）では，海馬体と小脳におけるニューロン移動は正常のようである。これらの結果は，B 細胞の分化とニューロン移動期間中に，共通の遺伝発現があることを示唆している。

遺伝的多面発現作用

表 4.2 は各々の変異体が海馬領域の構築と発達に与える影響についてまとめたものである。これらの変異体による表現型には，遅く産生された錐体細胞が CA3c 領域へ移動する際の選択的な障害から，海馬体全域に広く分布した細胞の位置の障害まで幅広くある。ドレヘア変異体は細胞増殖と細胞移動の両方に影響を与えるようであるが，全細胞数には影響を与えない（Nowakowski & Wahlsten, 1985a, b）。リーラー変異体はすべてのニューロンの移動に影響を与えるが，細胞数には最小限の影響しか与えない（Stanfield & Cowan, 1979a, b ; Stanfield et al., 1979）。NZB/BINJ マウスでは，錐体細胞と顆粒細胞の両方の移動が影響を受けているようである。Hld 変異体は，CA3c 領域に方向づけられた，遅く産生された錐体細胞の移動にのみ影響を与えているようである。me^v と bg 変異体は歯状回にある顆粒細胞と海馬の CA3 領域にある錐体細胞の両方に影響を与える。一方，bal と Lps^d の変異体は歯状回の顆粒細胞の移動にのみ影響を与える。これら変異体が海馬体の発達に与える影響の変化は以下のことを示唆する。（1）変異体遺伝子はたぶん異なった細胞のタイプに現われるのだろう。（2）変異体遺伝子はたぶん発達中の異なった時期に現われるのだろう。（3）ニューロン移動といった基本的な発達過程は，たぶん，いくつかの異なった遺伝子に機能的に関係した多様な細胞—細胞間の相互作用の影響を

表4.2 表4.1に示された変異体の海馬領域と小脳皮質における異所性ニューロンの発生
詳細は本文参照。

変異体	歯状回の顆粒細胞		CA3の錐体細胞		内側嗅領の第I層	小脳皮質分子層の顆粒細胞
	分子層	CA3	放線条層	オリエンス層		
dr^{sst-J}	+	+	+	+	+	+
Hld				+		+
rl^{Orl}				+	+	+
NZB	+		+		+	+
bal	+	+				
Lps^d	+	+				
me^v		+		+		+
bg		+		+		+

受けて調節されているのだろう。

表4.2はCNS領域以外，特に小脳におけるこれらの遺伝子の影響の分布状態に関するわれわれの知見をまとめたものである（Nowakowski，未発表）。たとえば，6種類の変異体は異所性の錐体細胞がCA3領域にあるが，同じ6種類の変異体では異所性の顆粒細胞が小脳皮質の分子層にもある。多様な変異体の表現型の重複は，ニューロン移動期間中の共通の遺伝子発現の範囲を考察する際に役立つ。

ヒト疾患との関連性

ニューロン移動と神経病理

ニューロン移動は，大脳皮質の発達と機能に影響を与える多数のヒト疾患と

関係がある。例を挙げると，失読症（Galaburda, Sherman & Geschwind, 1983）・自閉症（Bauman & Kemper, 1985）・てんかん（Meencke & Janz, 1984）・致死性小人症（Ho et al., 1984）・精神分裂病（Kovelman & Scheibel, 1984, 1986）・胎児アルコール症候群（Miller, 1986, 1989）・放射線被曝（Otake & Schull, 1984）・福山型筋ジストロフィー他（Evrard et al., 1978；Choi & Kudo, 1981；Graff-Radford et al., 1986；Galloway & Roessmann, 1987）である。現在までに研究されてきている変異体マウスの発達障害は，特に，失読症・てんかん・致死性小人症および精神分裂病で報告されている発育不全と神経病理学的に関連がある。海馬・新皮質・小脳皮質における異所性ニューロン島について，失読症・てんかん・精神分裂病に罹患している患者に関する病理学的な報告がある（Galaburda et al., 1983；Meencke & Janz, 1984；Kovelman & Scheibel, 1984, 1986）。これらの皮質構造の微小発育不全（帯層・白質・海馬・小脳皮質に軽度異所性のニューロンが増加し，皮質と皮質下白質の境界や皮質ニューロンのカラム状配列が明確でなくなること）に関する報告は，ニューロン移動の障害が子宮内の生存期間中に発生していることを示唆している。ヒトの病理学的所見とマウスでみられる現在解析中の先天異常の類似は注目に値する。また，致死性小人症でみられるCNSおよび末梢の布置の異常（Ho et al., 1984）と不完全な劣性遺伝（McKusick, 1983）は，われわれが発見したドレヘア・マウスの所見と類似している（R.S. Nowakowski & D. Wahlsten, 未発表）。

適当な2つの仮説

アルツハイマー病・多発硬化症・失読症・精神分裂病などの多様な病気を含む多数の神経学的疾患は，一般に，遺伝と環境の両方がその病因に関係していると考えられている（例，Murray, Lewis & Reveley, 1985；Murray & Lewis, 1987；Martin, 1987）。この考えは，このような神経学的な疾患が一般人口よりも罹患者の同胞でより多く発生するという観察に基づいている。しかし，（常染色体優性・劣性というような）明らかな遺伝様式はいまだにわかっていない（McKusick, 1983）。精神分裂病の場合，多くの双生児研究では，高

率で有意な（しかし 100％ではない）家族構成の一致率が報告されている（例，Crow et al., 1989；Suddath et al., 1990）。したがって，そのような疾患に苦しんでいる人々は，後の人生に起きる2次的な出来事によって発症しやすくなる遺伝的疾病素質をもっている。遺伝的疾病素質と環境に関連した2次的な出来事（例，Mednick，本書；Suddath et al., 1990）それ自体は比較的問題ではなく，それだけでは明らかな病理や行動の変化を生じない（図4.11）。この考えは，腫瘍形成中に起きる遺伝的（体性・生殖性）突然変異と似ている（Land, Parada & Weinberg, 1983；Sinn et al., 1987）。これに関連して，発達中の海馬領域に影響を与えるマウスの突然変異の「族」の可能性は，そのような2つの仮説が精神分裂病の病因にどのように貢献するのかを理解するのにたいへん重要である。「適当な2つの仮説」は，精神分裂病における遺伝と環境要因の相互作用に関する特別な概念，および疾病素因の遺伝に関するより一般

適当な2つの仮説

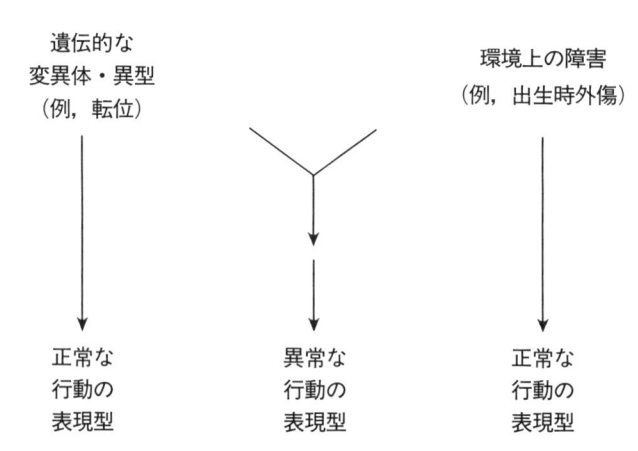

```
遺伝的な                              環境上の障害
変異体・異型                          （例，出生時外傷）
（例，転位）
    ↓           ↓           ↓
  正常な       異常な       正常な
  行動の       行動の       行動の
  表現型       表現型       表現型
```

図4.11 本文で述べられている「適当な2つの仮説」の概要
この仮説では，遺伝的疾病素質あるいは遅発性疾患への罹患しやすさに対して，生物学的な基盤を提供することが示唆されている。この仮説によれば，同じ生体に発生した時には比較的良性で害のない遺伝型や環境上の出来事（あるいは独立した遺伝型）という付加的な影響によって，異常な行動上の表現型が現われる。詳細は本文参照。（Nowakowski, 1988）。

的な概念に関して，都合のよい枠組みを提供する．しかしながら，明らかにすべき残されている課題は，CNSの発達が正常なものと障害を受けているものとでは異なる特異的なカスケードの現象（図4.12）であり，また，どのようにして，発達過程が正常なものと障害を受けているものが，同じ脳内で共存して相互作用をしているのかわかっていないということである．

謝辞

本項の作成にあたり，スコットランド・ライト精神分裂病研究プログラムからの助成金の援助を受けた．

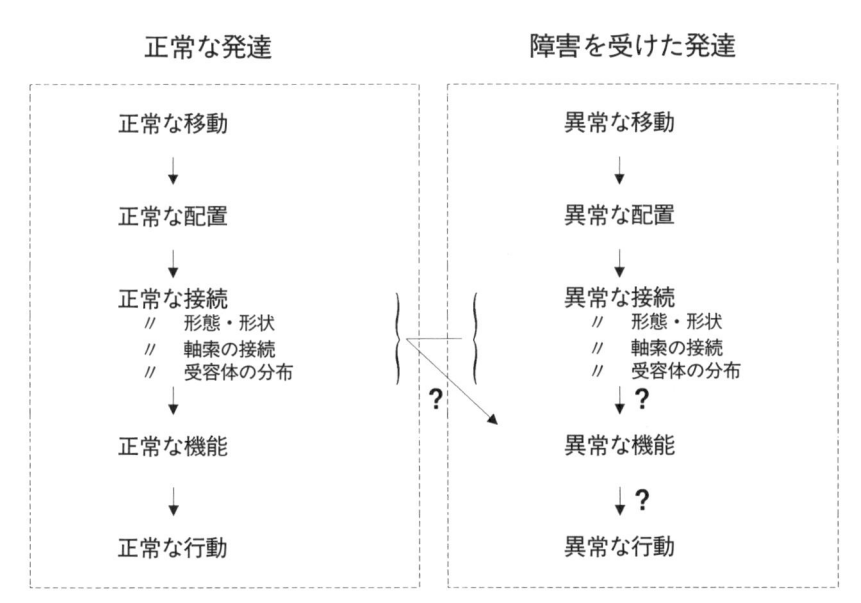

```
     正常な発達              障害を受けた発達

    正常な移動               異常な移動
       ↓                      ↓
    正常な配置               異常な配置
       ↓                      ↓
    正常な接続               異常な接続
    ∥ 形態・形状            ∥ 形態・形状
    ∥ 軸索の接続            ∥ 軸索の接続
    ∥ 受容体の分布          ∥ 受容体の分布
       ↓          ?           ↓?
    正常な機能               異常な機能
       ↓                      ↓?
    正常な行動               異常な行動
```

図4.12 発達中のCNSにおける，正常な移動と障害を受けた移動に関係したカスケードの現象の概要
左側の枝分かれ図は正常な現象の流れを示している．CNSの一カ所だけで移動の障害が起きれば，異常な位置のニューロンと正常な位置のニューロンとの間の接続が影響を受け，行動や機能に障害が出るだろう．

96　第Ⅲ部　胎児神経発達における遺伝的・外因的障害

文献

Angevine, J. B., Jr (1965). Time of neuron origin in the hippocampal region: an autoradiographic study in the mouse. *Experimental Neurology Supplement*, **2**, 1–71.

Barber, R. P., Vaughn, J. E., Wimer, R. E. & Wimer, C. C. (1974). Genetically-associated variations in the distribution of dentate granule cell synapses upon the pyramidal cell dendrites in mouse hippocampus. *Journal of Comparative Neurology*, **156**, 417–34.

Bauman, M. & Kemper, T. L. (1985). Histoanatomic observations of the brain in early infantile autism. *Neurology*, **35**, 866–74.

Bayer, S. A. (1980a). Development of the hippocampal region in the rat. I. Neurogenesis examined with ^{3}H-thymidine autoradiography. *Journal of Comparative Neurology*, **190**, 87–114.

(1980b). Development of the hippocampal region in the rat. II. Morphogenesis during embryonic and early postnatal life. *Journal of Comparative Neurology*, **190**, 115–34.

Bayer, S. A., Yackel, J. W. & Puri, P. S. (1982). Neurons in the rat dentate gyrus granular layer substantially increase during juvenile and adult life. *Science*, **216**, 890–2.

Caviness, V. S., Jr (1973). Time of neuron origin in the hippocampus and dentate gyrus of normal and reeler mutant mice: an autoradiographic analysis. *Journal of Comparative Neurology*, **151**, 113–20.

(1982). Neocortical histogenesis in normal and reeler mice: a developmental study based upon [^{3}H]thymidine autoradiography. *Developmental Brain Research*, **4**, 293–302.

Caviness, V. S. (1986). Genetic abnormalities of the developing nervous system. In A. K. Asbury, G. M. McKhann & W. I. McDonald (Eds.), *Diseases of the Nervous System* (pp. 22–35). Philadelphia: Saunders.

Caviness, V. S., Jr & Rakic, P. (1978). Mechanisms of cortical development: a view from mutations in mice. *Annual Review of Neuroscience*, **1**, 297–326.

Caviness, V. S., Jr & Sidman, R. L. (1973a). Retrohippocampal, hippocampal and related structures of the forebrain in the reeler mutant mouse. *Journal of Comparative Neurology*, **147**, 235–54.

(1973b). Time of origin of corresponding cell classes in the cerebral cortex of normal and reeler mutant mice: An autoradiographic analysis. *Journal of Comparative Neurology*, **148**, 141–52.

Choi, B. H. & Kudo, M. (1981). Abnormal migration and gliomatosis in epidermal nevus syndrome. *Acta Neuropathologica*, **53**, 319–25.

Cowan, W. M., Stanfield, B. B. & Kishi, K. (1980). The development of the

dentate gyrus. *Current Topics in Developmental Biology*, **15**, 103–57.
Crow, T. J., Ball, J., Bloom, S. R., Brown, R., Bruton, C. J. & Colter, N. (1989). Schizophrenia as an anomaly of development of cerebral asymmetry: a postmortem study and a proposal concerning the genetic basis of the disease. *Archives of General Psychiatry*, **46**, 1145–50.
Eckenhoff, M. F. & Rakic, P. (1984). Radial organization of the hippocampal dentate gyrus: a Golgi, ultrastructural and immunocytochemical analysis in the developing rhesus monkey. *Journal of Comparative Neurology*, **223**, 1–21.
Evrard, P., Caviness, V. S., Jr, Prats-Vinas, J. & Lyon, G. (1978). The mechanism of arrest of neuronal migration in the Zellweger malformation: an hypothesis based upon cytoarchitectonic analysis. *Acta Neuropathologica*, **41**, 109–17.
Galaburda, A. M., Sherman, G. F. & Geschwind, N. (1983). Developmental dyslexia: third consecutive case with cortical anomalies. *Society for Neuroscience Abstracts*, **9**, 940.
Galloway, P. G. & Roessmann, U. (1987). Diffuse dysplasia of cerebral hemispheres in a fetus. Possible viral cause? *Archives of Pathology Laboratory Medicine*, **111**, 143–5.
Graff-Radford, N. R., Bosch, E. P., Stears, J. C. & Tranel, D. (1986). Developmental Foix–Chavany–Marie syndrome in identical twins. *Annals of Neurology*, **20**, 632–5.
Green, E. (1981). *Genetics and Probability in Animal Breeding Experiments*. New York: Macmillan.
Green, M. C. (1981). *Genetic Variants and Strains of the Laboratory Mouse*. Stuttgart: Gustav Fisher Verlag.
Herrup, K. (1983). Role of staggerer gene in determining cell number in cerebellar cortex. I. Granule cell death is an indirect consequence of staggerer gene action. *Brain Research*, **313**, 267–74.
Ho, K. L., Chang, C. H., Yang, S. S. & Chason, J. L. (1984). Neuropathologic findings in thanatophoric dysplasia. *Acta Neuropathologica (Berlin)*, **63**, 218–28.
Kaplan, M. S. & Hinds, J. W. (1977). Neurogenesis in the adult rat: electron microscopic analysis of light radioautographs. *Science*, **197**, 1092–4.
Kovelman, J. A. & Scheibel, A. B. (1984). A neurohistological correlate of schizophrenia. *Biological Psychiatry*, **19**, 1601–21.
(1986). Biological substrates of schizophrenia. *Acta Neurologica Scandinavica*, **73**, 1–32.
Land, H., Parada, L. F. & Weinberg, R. A. (1983). Cellular oncogenes and multistep carcinogenesis. *Science*, **222**, 771–8.
Lorente de No, R. (1934). Studies on the structure of the cerebral cortex. II. Continuation of the study of the ammonic system. *Journal für Psychologie und Neurologie*, **46**, 113–17.

Martin, J. B. (1987). Molecular genetics: Applications to the clinical neurosciences. *Science*, **238**, 765-77.
McKusick, V. A. (1983). *Mendelian Inheritance in Man*. Baltimore: Johns Hopkins University Press.
Meencke, H.-J. & Janz, D. (1984). Neuropathological findings in primary generalized epilepsy: a study of eight cases. *Epilepsia*, **25**, 8-21.
Miller, M. W. (1986). Effects of alcohol on the generation and migration of cerebral cortical neurons. *Science*, **233**, 1308-11.
—— (1989). Effect of prenatal exposure to ethanol on the development of the cerebral cortex: II. Cell proliferation in the ventricular and subventricular zones of the rat. *Journal of Comparative Neurology*, **287**, 326-38.
Mullen, R. & Herrup, J. (1979). Chimeric analysis of mouse cerebellar mutants, In X. O. Breakfield (Ed.), *Neurogenetics: Genetic Approaches to the Study of the Nervous System* (pp. 173-96). New York: Elsevier.
Murray, R. M. & Lewis, S. W. (1987). Is schizophrenia a neurodevelopmental disorder? *British Medical Journal*, **295**, 681-2.
Murray, R. M., Lewis, S. W. & Reveley, A. M. (1985). Towards an aetiological classification of schizophrenia. *Lancet*, **1(8436)**, 1023-6.
Nowakowski, R. S. (1984). The mode of inheritance of a defect in lamination in the hippocampus of the BALB/c mouse. *Journal of Neurogenetics*, **1**, 249-58.
—— (1985). Neuronal migration in the hippocampal lamination defect (Hld) mutant mouse. In H. J. Marthy (Ed.), *Cellular and Molecular Control of Direct Cell Interactions* (pp. 133-54). New York: Plenum Press.
—— (1986). Abnormalities in neuronal migration in the hippocampal formation of the NZB/BlNJ mouse. *Society for Neuroscience Abstracts*, **12**, 317.
—— (1988). Development of the hippocampal formation in mutant mice. *Drug Development Research*, **15**, 315-36.
Nowakowski, R. S. & Davis, T. L. (1985). Dendritic arbors and dendritic excrescences of abnormally positioned neurons in area CA3c of mice carrying the mutation 'hippocampal lamination defect'. *Journal of Comparative Neurology*, **239**, 267-75.
Nowakowski, R. S. & Rakic, P. (1979). The mode of migration of neurons to the hippocampus: A Golgi and electron microscopic analysis in the foetal rhesus monkey. *Journal of Neurocytology*, **8**, 697-718.
—— (1981). The site of origin and route and rate of migration of neurons to the hippocampal region of the rhesus monkey. *Journal of Comparative Neurology*, **196**, 129-54.
Nowakowski, R. S. & Wahlsten, D. (1985a). Anatomy and development of the hippocampus and dentate gyrus in the shaker short-tail (sst) mutant mouse. *Anatomical Record*, **211**, 140A.
—— (1985b). Asymmetric development of the hippocampal region in the shaker short-tail (sst) mutant mouse. *Society for Neuroscience Abstracts*, **11**, 989.

Otake, M. & Schull, W. J. (1984). In utero exposure to A-bomb radiation and mental retardation; a reassessment. *British Journal of Radiology*, **57**, 409–14.
Patrylo, P. R., Sekiguchi, M. & Nowakowski, R. S. (1990). Heterozygote effects in *dreher* mice. *Journal of Neurogenetics*, **6**, 173–81.
Pearlman, A. L. (1985). The visual cortex of the normal mouse and reeler mutant. In E. G. Jones & A. A. Peters (Eds.), *The Cerebral Cortex* (pp. 1–18). New York: Plenum Press.
Rakic, P. (1972). Mode of cell migration to the superficial layers of fetal monkey neocortex. *Journal of Comparative Neurology*, **145**, 61–83.
 (1975). Cell migration and neuronal ectopias in the brain. *Birth Defects: Original Article Series*, **11**, 95–129.
Rakic, P. & Nowakowski, R. S. (1981). The time of origin of neurons in the hippocampal region of the rhesus monkey. *Journal of Comparative Neurology*, **196**, 99–128.
Rickmann, M., Amaral, D. G. & Cowan, W. M. (1987). Organization of radial glial cells during the development of the rat dentate gyrus. *Journal of Comparative Neurology*, **264**, 449–79.
Schlessinger, A. R., Cowan, W. M. & Gottlieb, D. I. (1975). An autoradiographic study of the time of origin and the pattern of granule cell migration in the dentate gyrus of the rat. *Journal of Comparative Neurology*, **159**, 149–76.
Sherman, G. F., Galaburda, A. M. & Geschwind, N. (1985). Cortical anomalies in brains of New Zealand mice: a neuropathologic model of dyslexia. *Proceedings of the National Academy of Sciences, USA*, **82**, 8072–4.
Sidman, R. L., Angevine, J. B. & Taber-Pierce, E. (1971). *Atlas of the Mouse Brain and Spinal Cord*. Cambridge, Massachusetts: Harvard University Press.
Sinn, E., Muller, W., Pattengale, P., Tepler, I., Wallace, R. & Leder, P. (1987). Coexpression of MMTV/v-Ha-ras and MMTV/c-myc genes in transgenic mice: synergistic action of oncogenes in vivo. *Cell*, **49**, 465–75.
Staats, J. (1966). The laboratory mouse. In E. Green (Ed.), *Biology of the Laboratory Mouse* (pp. 1–9). New York: Dover.
Stanfield, B. B., Caviness, V. S., Jr & Cowan, W. M. (1979). The organization of certain afferents to the hippocampus and dentate gyrus in normal and reeler mice. *Journal of Comparative Neurology*, **185**, 461–84.
Stanfield, B. B. & Cowan, W. M. (1979a). The development of the hippocampus and dentate gyrus in normal and reeler mice. *Journal of Comparative Neurology*, **185**, 423–59.
 (1979b). The morphology of the hippocampus and dentate gyrus in normal and reeler mice. *Journal of Comparative Neurology*, **185**, 393–422.
Suddath, R. L., Christison, G. W., Torrey, E. F., Casanova, M. F. & Weinberger, D. R. (1990). Anatomical abnormalities in the brains of monozygotic twins discordant for schizophrenia. *New England Journal of Medicine*, **322**,

791–4.
Vaughn, J. E., Matthews, D. A., Barber, R. P., Wimer, C. C. & Wimer, R. E. (1977). Genetically-associated variations in the development of hippocampal pyramidal neurons may produce differences in mossy fiber connectivity. *Journal of Comparative Neurology*, **173**, 41–52.
Wahlsten, D., Lyons, J. P. & Zagaja, W. (1983). Shaker short-tail, a spontaneous neurological mutant in the mouse. *Journal of Heredity*, **74**, 421–5.
Wyss, J. M. & Sripanidkulchai, B. (1985). The development of Ammon's horn and the fascia dentata in the cat: a ^{3}H-thymidine analysis. *Developmental Brain Research*, **18**, 185–98.

5 精神分裂病に対する遺伝的脆弱性は，ヒト胎児脳の脳室と脳関門系の異常な発達と関係があるのだろうか？

METTE STAGAARD, TORBEN MOOS AND KJELD MØLLGÅRD

コペンハーゲン大学パヌム研究所

序　論

　最近10年間に行われた研究によると，精神分裂病の病因には遺伝がもっとも重要である (American Psychiatric Association, 1980 ; Lyon et al., 1989)。遺伝子連鎖解析では，遺伝産物はまったくわかっていないが，染色体第5番・第19番上にある遺伝子が精神分裂病に関与していることを示唆している (Byerley et al., 1989)。「適当な2つの仮説」によると，遺伝的な危険性が脳発達の未知の障害に影響を与えるが，妊娠・周産期間中の環境の影響（外因性因子）もまた精神分裂病の発病に必要である (Cannon, Mednick & Parnas, 1989)。発達中の脳の遺伝的な脆弱性は脳自体（感覚上皮細胞・分化中のニューロンやグリア細胞），あるいは脳と外界との共有領域（血管系・脈絡叢・髄膜・脳室周囲の器官・脳関門系）に影響を与える。

　妊娠中の情緒的ストレス・放射線・ウイルス感染といった，いくつかの外的因子が候補に挙げられている。しかし，周産期の合併もまた精神分裂病の発病に役割を果たす (Cannon et al., 1989)。理論上は，すべての外的因子が影響を与えうる。しかし，実際には，それらがどのようにして何処で影響を行使しているのか何もわかっていない。ある外的因子（たとえば，麻酔剤やアルコールの様な高度に脂溶性の物質）は，より一般的で「非特異的な」方法で発達中の脳すべての細胞に影響を与える。一方，他の外的な因子（たとえば，蛋白質）は脳関門を通過して特異的に輸送されたり，退行した軸索輸送を介して関門を一巡して，特異的に局在した脳領域へ接近する。

発達期の脳関門系

　外因性の因子が発達中の脳関門系および発達中のヒト胎児脳に侵入する可能性について以下の点を考慮すべきである。外因性の因子は，よく知られている成長因子（例，NGF・EGF・PDGF・FGF；James & Bradshaw, 1984）と，神経伝達物質・ペプチド・血漿蛋白質といった特定の標的や取り込み・輸送メカニズムを持つものから構成されている（Pardridge, 1986）。血漿蛋白質はまた，ホルモン・ビタミン・極微量な金属（例，鉄・亜鉛・銅）などの生物学的に重要な物質を運ぶ輸送分子である。しかし，不幸なことに，血漿蛋白質は毒性物質を誤って脳に運ぶ可能性がある（下記参照）。

　もし，機能的な脳関門によって脳が外界から隔離されていなければ，あるいは，特異的な細胞透過性の輸送メカニズムが非生理的な必要な物質を運ぶのであれば，上皮細胞や分化中のニューロン・グリア細胞はある時期に誤った情報を受け取るのだろう。そして，たぶん，有糸分裂の成熟前の停止，不完全で不適当な移動，不正確な配置，あるいは若いニューロンの場合は誤った接続の形成に終わるのだろう。発達中のある時期には，異種皮質は新皮質と比べてヒツジ血漿蛋白質の分布が大きく異なっていた（Reynolds & Møllgård 1985 図 12 A–D 参照）。この違いが，異種皮質の血液脳関門を通過する受容体を介した血漿蛋白質輸送の増大を反映するものか，あるいは発達中のヒト異種皮質におけるニューロンによる血漿蛋白質産物輸送の増大を反映するものか，現在研究中である（Stagaard & Møllgård，未発表）。

血漿蛋白質

　血漿蛋白質は，肝臓によって産生・分泌され，血液内を循環する，よく知られた物質である。妊娠期間中に高濃度で存在する抗蛋白分解性の $\alpha 2$ マクログロブリン・$\alpha 1$ アンチトリプシンといった，ほんのわずかの血漿蛋白質しかそれ自体の機能がわかっていない。トランスフェリンは，発達中あるいは成体の両方の脳にとって特に重要である。範囲を限定した *in vitro* の神経細胞培養

中の軸索成長に関係している中膜にトランスフェリンが重要な要素であることがわかってきた (Bottenstein et al., 1980 ; Skaper, Selak & Varon, 1982)。現在までのところ，トランスフェリンの鉄運搬能力が脳内で機能的に重要であるのか，あるいは，神経調節メカニズム (Hill et al., 1985) といった他の生理的な重要性をトランスフェリンがもっているのかはわかっていない (Fishman et al., 1987)。

ある種の血漿蛋白質は，免疫化学的な研究によると，発達中の脳内のニューロンやグリア細胞に存在する (Møllgård et al., 1979)。ヒト胎児脳より抽出された特異的な mRNA から卵内に輸送されている蛋白質を免疫化学的に同定すると，肝臓で産生されている血漿蛋白質と区別がつかない蛋白質が脳内でも産生されていることがわかった (Møllgård et al., 1988)。いまのところ，血漿蛋白質が不完全な血液脳関門から侵入するので，血漿蛋白質は胎児の CSF で発見されるのだろうと一般に考えられている。しかし，蛋白質に対する血液脳関門は，胎児発達の早期においても適切に働いており，大脳内の血漿蛋白質の大多数は脳内で産生されたものであるという報告がある (Møllgård & Saunders, 1986 ; Møllgård et al., 1988)。最近われわれは，血漿蛋白質がニューロンやグリア細胞の分化およびニューロンの相互作用にとって機能的に重要であるという仮説を提唱している。

血漿蛋白質や他の高分子に対する脳関門

「血液脳関門」という用語は，脳内部の環境の安定性を調節するメカニズムを説明するために使用されている。この中には，血漿蛋白質や蛋白結合物質といった高分子量溶質に対する不浸透性や，不脂溶性の低分子物質に対する限定された浸透性，内皮横断の受容体を介する局限された輸送というメカニズムが含まれる。脳内皮細胞内の特異的な酵素の存在によって，代謝・薬理的に多様な関門が働いている。最後に，脳血液接触領域における特異的な流出メカニズムは，濃度勾配に逆らって溶質を脳外へ移動する作用がある。これらすべての関門メカニズムの効果は，固い接合によりもたらされている脳と外部環境の接触領域にある潜在的な拡散の制限作用に依存している。

空隙のない接合　哺乳動物成体の血液内の血漿蛋白質を含む高分子は，血液脳・血液CSF・軟膜クモ膜脳の関門によって，脳や脳脊髄液（CSF）から除外される（図5.1・5.2A・5.2B）。大脳内皮・脈絡叢上皮・軟膜クモ膜細胞間の固い接合は，これら脳関門系に対する形態学的な基盤を形成している（例Brightman & Reese, 1969 ; Nabeshima et al., 1975 参照）。

　直接的な実験によってヒト胎児の脳関門の浸透性に関する証拠を得ることは不可能なので，ヒト胎児CSFの蛋白質組成と発達中のヒト脳の関門の超微細構造を研究することによって間接的な証拠が得られている。胎芽・胎児の16個の脳から得られた連続薄層切片や凍結破面の複製によると，独特の外観を持つ空隙のない接合が，大脳の内皮細胞・脈絡叢上皮細胞・軟膜クモ膜細胞の間に，早ければ妊娠7週目でみられる（Møllgård & Saunders, 1986，未発表結果）。ヒト胎児から得られた限定的なデータと種々の動物実験で得られた結果を比較すると，だいたいにおいて，実験動物の胎児から得られた情報はヒト脳関門の発達の理解に有用であった。

感覚上皮のひも状連結と脳室系　脊椎動物成体のCNSでは，脳間質液とCSFは連続しており，双方とも蛋白質濃度は低い（Davson, Welch & Segal, 1987）。しかしながら，胎児のCSFには高濃度の蛋白質が認められており（Dziegielewska & Saunders, 1988），前述の「空隙のない接合」関門とは別の超微細構造を持つ新しい第4の関門により，脳間質液と分離されている。この新しい関門は，成長中のヒツジ脳で最初に発見されたが（Møllgård et al., 1987），脳室帯に存在する（図5.3）。この関門は近隣の感覚上皮との「ひも状連結」からなる。ひも状連結は，より合わせた1本のひも状の特殊な膜であり，脳室の細胞の極から側方の細胞面を通り副脳室帯まで伸びる螺旋状の構造をしている。これらの連結は，ヒツジ胎児脳の早期にはみられるが，後期にはみられず，CSF脳関門の形態学的基盤を形成している（Fossan et al., 1985 ; Møllgård et al., 1987）。

　発達中のヒト脳では，これらの連結は，妊娠第16週ではあまりはっきりしない。妊娠第22週では，脳室帯の感覚上皮細胞は，成熟したようにみえる上衣（脊髄中心管と脳室の内面を覆う細胞の膜）細胞層に徐々に置き換えられる。

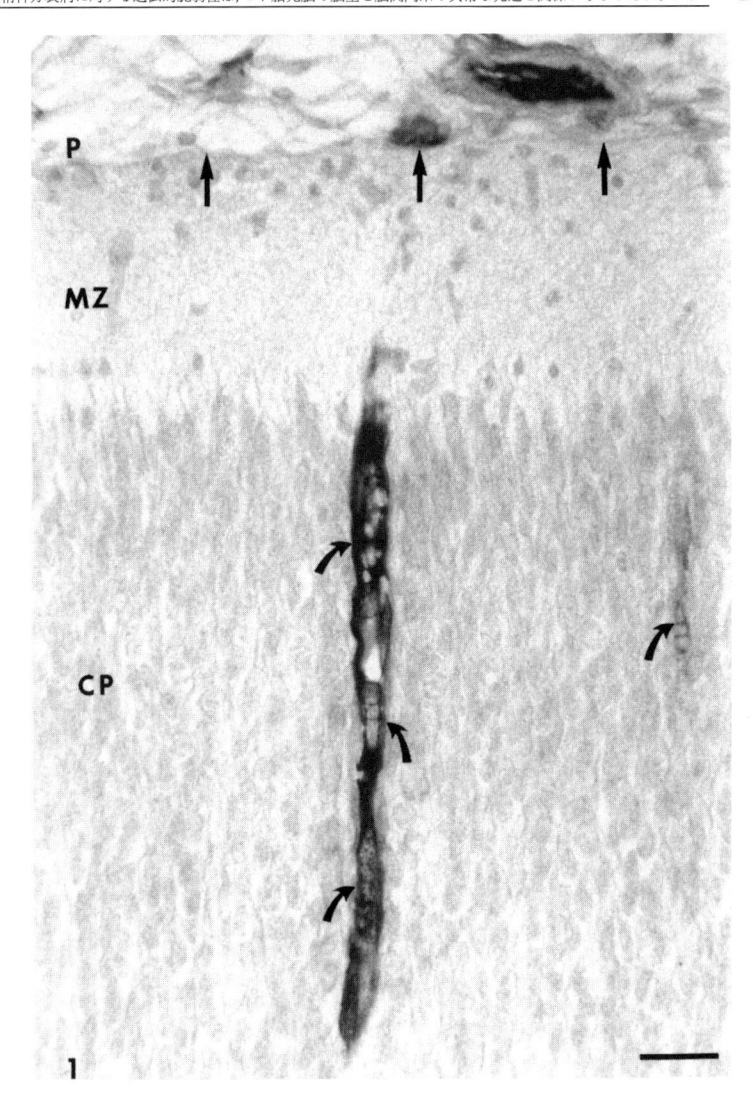

5 精神分裂病に対する遺伝的脆弱性は,ヒト胎児脳の脳室と脳関門系の異常な発達と関係があるのだろうか?

図5.1 109 mm CRL 胎児の発達中の新皮質は,脈管内の染色物以外は α フェトプロテイン免疫活性を欠いている。脈管壁と脳の接触面(曲がった矢印)は,しっかり目の詰んだ血液脳関門の存在を示唆する。関門はまた,脳と軟膜クモ膜(P)の接触面(長い矢印)にも存在する。切片はトルイヂン・ブルーにより後染色されている。MZ,境界帯;CP,皮質板。棒:50 μm。

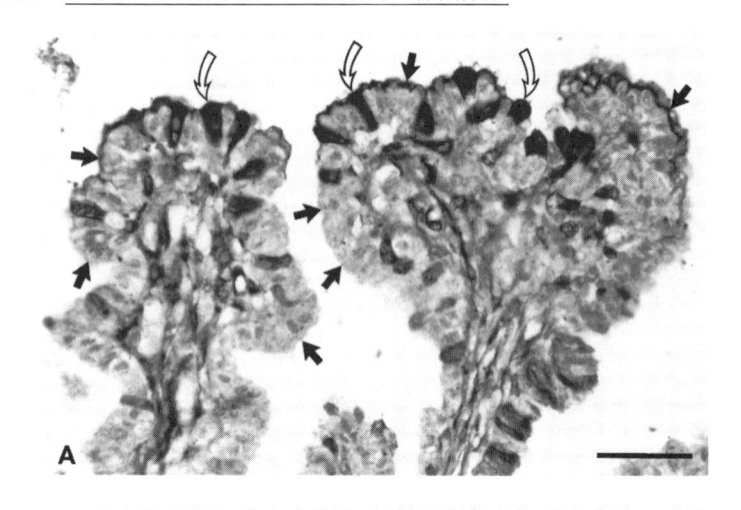

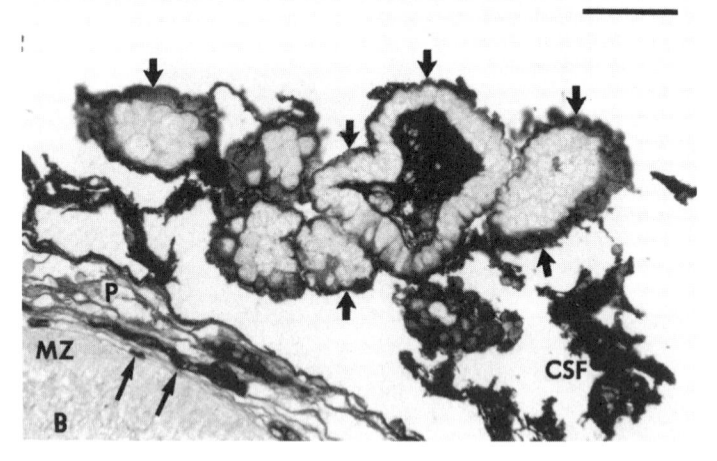

図5.2（A, B） 38 mm CRL 胎児第四脳室由来の脈絡叢の α2 HS グリコプロテイン染色（A），トルイヂン・ブルーによる後染色を用いた 123 mm CRL 胎児のアルブミン免疫染色（B）
短い矢印は，血液CSF関門である，CSFと脈絡叢の接触面を示す。単一の細胞は，トランスサイトーシスにより血液からCSFへ輸送される血漿蛋白質に対する激しい細胞内の反応を示す（A：曲がった白い矢印）。B図の脈絡叢上皮細胞は反応していないが，どちらか一方の細胞や脳室内のCSF沈殿物（B：CSF）にある反応産物の存在は，脳CSF関門を通過する輸送が行われていることを示唆する。脳実質と軟膜クモ膜の接触面は長い矢印で示される。MZ，境界帯；P，軟膜クモ膜。棒：50 μm。

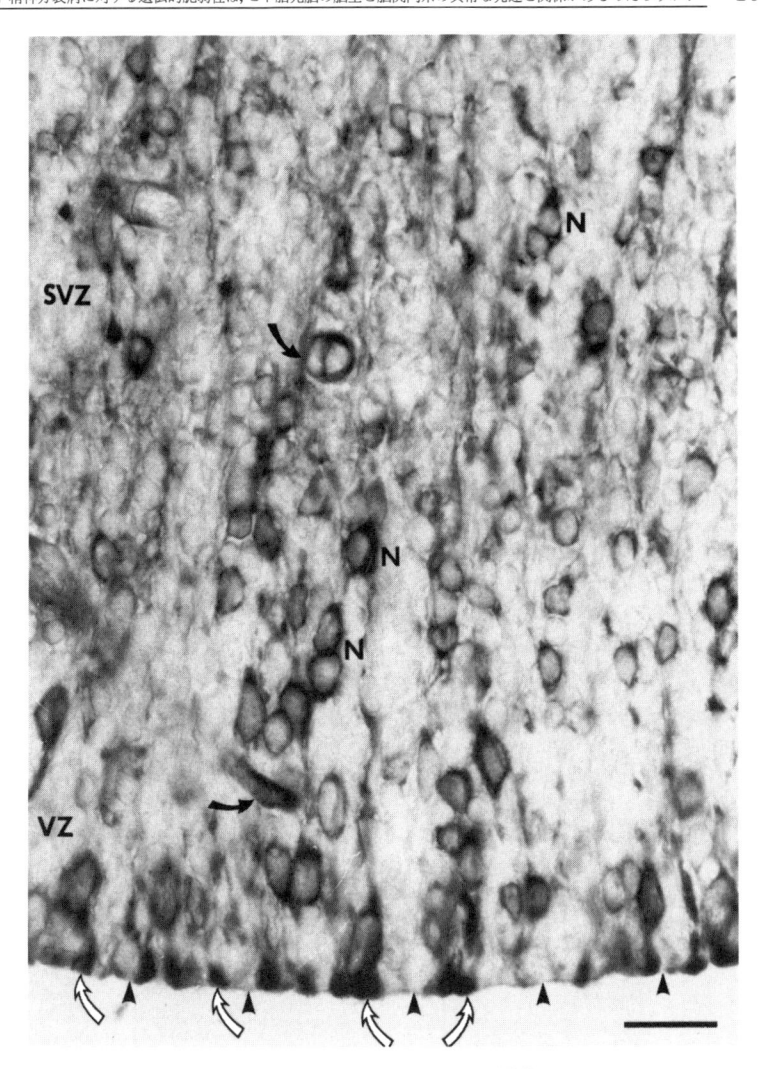

図 5.3 アルブミン免疫染色した 28 mm CRL 胎児菱脳
脳実質と CSF の接触面（CSF 脳関門）は細胞内染色されていないが, CSF から血漿蛋白質をエンドサイトーシスしている細胞（曲がった白い矢印）およびエンドサイトーシスしていない細胞（矢尻）が交互にみられる。脳内では, 移動中の未熟なニューロン（N）はアルブミン陽性である。血液と脳の接触面, すなわち, 血液脳関門は曲がった矢印で示されている。VZ, 脳室帯；SVZ, 脳室下帯。棒：20 μm。

上衣細胞層の個々の細胞は細隙結合により結合しており，この結合は堅固でもなくひも状でもない。血漿蛋白質といった高分子は，胚基質の感覚上皮細胞間の連結のために，早期のヒト胎児脳の細胞外の空間には存在しないのだろう（未発表データ）。脳室のひも状連結は発達中に徐々に消失し，CSF 蛋白質濃度も平行して減少する。したがって，発達中の脳では，予定運命の（正常発生で，将来いかなる組織・器官を形成するかという運命の予定される）ニューロンのみが発達の早い段階に外部の高濃度蛋白質に曝される。換言すると，ニューロンが胚基質内で分化するときに蛋白質が豊富な CSF に接触する。

　この「仕切り」が存在する理由の１つとしては，ニューロンやグリアが分化・移動する主な場である，CSF と接している脳室帯が，増殖を刺激するために「高濃度蛋白質培地」を必要としている可能性がある。一方，脳間質液の低濃度蛋白質は，ニューロンやグリア細胞で産生された特別な蛋白質が局所の成長因子・形態発生・信号として効果的に作用するために必要である。間質液や CSF の鉄の効果的な調節は比較的発達後期にみられる（Jones & Keep, 1987）。これはたぶん，興奮性メカニズムの成熟やシナプス活動の統合性と関係しているのだろう。したがって，胎児脳において拡散関門として働く細胞層は，異なった仕切りの中で蛋白質を分離するように設計されているようである。発達中の脳におけるほとんどの重要な細胞外の信号は，小さなイオンよりも蛋白質であろう。

外部環境と脳の双方の連絡

　最近 15 年あまりの間，受容体を介したエンドサイトーシス（飲作用・食作用を含めて，物質が原形質膜の陥入によって細胞内に摂取される過程）は，哺乳類の細胞が特異的に高分子を内在化（他人あるいは別の社会の基準や価値を自分自身のものとして採用すること）するメカニズムとして理解されてきた（総説 Goldstein et al., 1985 参照）。受容体を介したエンドサイトーシスは，多くの血漿蛋白質輸送（たとえば，トランスフェリン・アルブミン）および，アジアログリコプロテイン・α2マクログロブリン・免疫複合体といった血漿蛋白質輸送ではないものに用いられている。ある種のウイルスや毒物は，本来は

別の物質を取り込む作用をする受容体にうまい具合に結合することによって，受容体を介したエンドサイトーシスを利用して細胞内に侵入する。表皮成長因子（EGF），血小板由来の成長因子（PDGF）という蛋白質成長因子，あるいは，インスリンや黄体形成ホルモンといった古典的なポリペプチドホルモンもまた受容体を介したエンドサイトーシスによって細胞に入る（Goldstein et al., 1985）。

　細胞透過性の輸送に続いて起こる，内皮や上皮細胞の管腔側からの受容体を介したエンドサイトーシスやエクソサイトーシスは，受容体を介したトランスサイトーシス（経細胞輸送メカニズムのこと。細胞が細胞膜の陥入で細胞外物質を取り込み小胞を形成し，その小胞を細胞内で移動させ，逆反応により逆の細胞膜から物質を排出させる）とよばれる（Pardridge, 1986）。非選択的な液相のエンドサイトーシスはまた（非特異的な）トランスサイトーシスを誘導する（たとえば，西洋わさびのペルオキシダーゼ（HRP））。しかしながら，このプロセスは，脳では重要でなく，機能していない（Balin, 1986）。

血液脳関門　脳の毛細管状内皮細胞では飲細胞小胞が不足しているという最初の報告は HRP 注射実験に基づいている。したがって，成体マウスの頭頂皮質の灰白質に比較的少量の HRP 含有小胞が認められるということは疑わしい（Reese & Karnovsky, 1967）。ラット異種皮質・脳幹・小脳の薄い切片の電子顕微鏡写真によって，多くの領域の脳の毛細管状内皮細胞が，受容体を介したエンドサイトーシスやトランスサイトーシスと関連した膜の分化や膜性の区画を示すことが明らかにされてきた（Møllgård, Balslev & Saunders, 1988）。以上のことは管腔状表面，上衣のある/ない小胞，多小胞体を含めたエンドソーム・リソゾーム様の物体，非管腔状表面と接する小胞でも認められる。

　脳毛細管内皮に特異的に存在するトランスフェリン受容体の発見（Jefferies et al., 1984）によって，受容体を介したエンドサイトーシスによる内因性の蛋白質が血液脳関門を通過することがはじめて明らかになった。Pardridge (1986) は最近，小脳毛細管に少なくとも 5 種類のペプチド受容体（トランスフェリンを含む）が存在するという証拠をまとめ，ペプチドの輸送系は栄養素の輸送系のように血管脳関門に存在し，循環しているペプチドの取り込みを仲

介しているという概念を提唱した。内因性のアルブミンとトランスフェリンが脳幹内皮細胞の小胞と細管で発見された。このことはトランスフェリンだけでなくアルブミンもまた受容体を介して輸送されることを示している（Møllgård et al., 1988）。内臓の毛細管内皮にアルブミン受容体が存在することが最近報告された（Ghitescu et al., 1986）。

脈絡叢と血液CSF関門　現在までのところ，血漿蛋白質に特異的な蛋白質が，脈絡叢上皮細胞の細胞膜に存在するという証拠はないが，最近の研究（Møllgård & Balslev, 1989）によると，トランスフェリンとアルブミンが膜系の内側で発見された。それは，新生児ラットの小腸でみつかった上皮を通過するIgG輸送系に類似している（Rodewald & Abrahamson, 1982）。ペプチドおよび伝達物質に対する受容体は発見されているが（Davson et al., 1987），特異的に上皮を通過する輸送系はまだ報告されていない。

軟膜クモ膜脳関門と（胎児の）CSF脳関門　この脳関門を通過する受容体を介したトランスサイトーシスは現在のところ報告されていないが，脳関門にある細胞層の超微細構造はトランスサイトーシスが起きているであろうことを示唆している。

外部環境からの退行軸索輸送　脊髄と脳幹の脳神経核にある運動ニューロンから末梢（外部環境）に投射している軸索を経由した輸送によって，脳関門系を迂回することができる。退行軸索輸送に続いて起こる，受容体を介した取り込みや液相のエンドサイトーシスによって，ウイルス・バクテリア毒素・蛋白質複合体・重金属といった外部環境に誘導されたり存在している物質は，後に，ニューロンの細胞質に認めることができる（総説 Møllgård & Saunders, 1986参照）。さらに，Behnsen（1927），Kristensson・Olsson・Sjöstrand（1971）の報告によっても，退行軸索輸送はマウスの成体よりも新生児で重要であり，それはたぶん，髄鞘化されていない成長中の軸索終末によるエンドサイトーシスが，より一層著しいからだろう（Møllgård & Saunders, 1986）。

　ある種の脳領域・脳室周囲器官は，Behnsen（1927）によって最初に報告

されたように,脳と外部環境の接触の「窓」として機能する。正中隆起・神経下垂体・松果体・血管終板器官・脳弓下器官を構成する器官は,中央の脳室腔近傍に存在する。これらの器官はすべて「窓」のついた毛細血管をもつため,その器官自体には血液脳関門がない。しかし,そのかわりに,特別な上衣細胞間に存在する血液 CSF 関門がある (Brightman, Prescott & Reese, 1975)。したがって,血液内を循環している物質は,これらの限られた脳の入口から侵入し (Kristensson et al., 1971 ; Schultzberg et al., 1988),局所的に,あるいは退行軸索輸送を経由して,脳室周囲器官に投射している遠くはなれた標的ニューロンに外界の情報を伝える。外因性の物質は,そこで,受容体を介して投射中の軸索に吸収されたり,あるいは軸索終末にある液相のエンドサイトーシスによって吸収される。その後,外因性物質は,たとえば,通常,バゾプレッシンやオキシトシンの分泌経路である視索上核・室傍核から神経下垂体への投射を経由して,血液脳関門の内側にあるニューロンの細胞質に輸送される。

まとめ

終脳中央壁から最初に発達した領域 —海馬・歯状回・海馬傍回・扁桃体・中隔領域— は,精神分裂病の神経病理の主要な関心領域のようである (Bogerts, Meerts & Schonfeld-Bausch, 1985 ; Falkai & Bogerts, 1986 ; Falkai, Bogerts & Rozumek, 1988 ; Jakob & Beckmann, 1986 ; Kovelman & Scheibel, 1984)。海馬体に直接関連するわけではないが,影響を受ける領域は,視床背側内側核 (Pakkenberg & Gundersen, 1988)・前頭前野 (Andreasen et al., 1986 ; Weinberger, Berman & Zec, 1986)・基底核 (Bogerts et al., 1985 ; 側坐核を含める:B. Pakkenberg, 個人的情報)・虫部 (Heath, Franklin & Shraberg, 1979) である。第三脳室と側脳室の拡大は成人精神分裂病で一貫してみられる所見である (Weinberger, Wagner & Wyatt, 1983)。この所見はまた,一卵性双生児の非罹患者においても認められる (Reveley et al., 1982)。

外因性の因子

　脂溶性高分子のような外因性の因子は，機能的な関門の存在と関係なく脳に侵入して，発達中の脳の増殖帯に損傷を与えうる。その結果，有糸分裂早期の休止・細胞の欠損・脳室の拡大が起きる。しかしながら，このような因子は，精神分裂病でみられる局所的な神経病理学的変化とは関係がないようである。胎芽・胎児早期の脳でよくみられる所見は水頭症の状態である。増殖帯の脳室細胞が傷害を受けると，水頭症が一層明らかになり，ひも状連結の不適切な作用のために脳間質液中の蛋白質濃度が増加するだろう。興味深いことに，妊娠第10-15日目のラットに重金属のテルルを投与すると，新生児ラットは致死性水頭症になるが，そのメカニズムは不明である（Adams, Corsellis & Duchen, 1984, 260-303頁，451-90頁，627-98頁参照）。

脳の局在領域と外因性の因子

　局所的な損傷を与えることができる外因性の因子は，基本的に，次の4つのメカニズムによって脳内部に接近するであろう。（1）特定の輸送と結びついた特異的な外因性の因子，（2）特定の輸送と結びついた非特異的な外因性の因子，（3）不特定の輸送と結びついた特異的な外因性の因子，（4）特異的な血液脳関門の衰弱と結びついた特異的・非特異的な外因性の因子。

（1）脂肪酸・テストステロン・エストラディオール・甲状腺ホルモンを運搬する一定の輸送血漿蛋白質（例，アルブミン）は，エンドサイトーシス・リサイクルされる。一方，リガンドは，血液脳・血液CSF関門を通過する受容体を介したトランスサイトーシスによって脳に接近する。あるいは，退行軸索輸送を経由して接近する。

（2）生理的なリガンドに加えて，鉛やアルミニウムといった毒性の重金属を運搬する血漿蛋白質は前述のように輸送されるだろうが，有害な物質も同様に接近するだろう。

（3）あるウイルスや毒物は適当な時期に，通常は他の物質を取り込む働きをする受容体に結合し，エンドサイトーシス・トランスサイトーシスされる（Goldstein et al., 1985）。あるいは，液相のエンドサイトーシスやそれに続くトランスサイトーシス・軸索輸送を経由して，物質は侵入する。
（4）血液脳関門が非生理的な変化に曝されるときに，血漿蛋白質・重金属・ウイルス・毒物は脳局所に侵入するのだろう。

関門系の成熟や有用性に関する研究によると，後続して影響を受けた場所と漏出が推定される場所を同定することは再現性がある。このことは，広範囲にわたる病因を持つ多様な神経疾患が，局所的な神経病理学的変化の一定のパターンを示す理由になる。単純ヘルペスウイルスと狂犬病ウイルスの感染，鉛・トリメチルスズ・蒼鉛の中毒，クールー病や核黄疸といった危険な状況によって，海馬体，特にアンモン角が影響を受ける。また，視床や虫部も感染症・中毒・核黄疸によってしばしば影響を受けるところである（Adams et al., 1984参照）。

受容体を介したエンドサイトーシスと遺伝

精神分裂病の遺伝的な脆弱性は，脳関門系を通過する，受容体を介した輸送の欠陥によって引き起こされるのかもしれない。家族性高コレステロール血症の病因が，分子生物学的な発見に基づいた研究によって最近解明された（Brown & Goldstein, 1984）。重篤なアテローム硬化症になるこの疾患は，血漿低比重リポ蛋白（LDL）受容体の遺伝的な欠損により発症することが明らかにされた。数多くの異なった自然発生した変異体は，受容体を介したエンドサイトーシスによる LDL の取り込みを阻害する受容体の機能が欠如している（Goldstein et al., 1985）。発達中のヒト脳では，受容体を介した血漿蛋白質の輸送は，新皮質よりも海馬体で一層明らかであることが示唆されている（未発表データ）。このことは理にかなっている。というのは，この領域は，$\alpha 2$ 亜鉛結合グロブリン，あるいは，亜鉛結合蛋白質として知られているアルブミン・$\alpha 2$ マクログロブリン・トランスフェリンのうちのいずれか1つによって

運搬されると考えられている大量の亜鉛を含有しているからである (Shaw, 1979)。これらの蛋白質にはその内皮細胞に既知・推定上の受容体が存在する。LDL受容体の遺伝的欠損から類推すると，推定上のα2亜鉛結合グロブリン受容体の欠如によって，海馬体内部の亜鉛が欠落して，細胞増殖と分化が変化するのだろう (Warkany & Petering, 1972)。さらに，亜鉛の供給の減少が他の亜鉛輸送系を誘発したり，刺激するということが考えられる。受容体を介した亜鉛・アルブミン複合体などの取り込み活動の増大は，ホルモン・ビタミン・脂肪酸・有害物質の取り込みも同時に誘発する (前項のメカニズム(2)参照)。精神分裂病患者で影響をうけている他の脳領域もまた，トランスフェリン受容体を介した取り込みに依存している基底核の鉄のように，重金属の濃度が高いことが特徴である。これらの受容体の遺伝的な欠損は同様な障害を引き起こす可能性がある。発達中のヒト脳は，大脳内の亜鉛・鉄その他の潜在的な有毒重金属の輸送を担っている血漿蛋白質を産生しているので (Møllgård et al., 1988)，健常および高危険因子をもつ胎児の海馬体内側やその微小脈管構造にある血漿蛋白質の分布を調べることは，たいへん意義のあることだと考えられる。そのような研究は現在進行中である。

謝辞

Keld Bo Ottesen の卓越した技術的助力に感謝する。本研究は A. & A.D. Bjørnmoses Mindelegat の援助を受けた。

文献

Adams, J. H., Corsellis, J. A. N. & Duchen, L. W. (Eds.) (1984). *Greenfield's Neuropathology* (4th edn.). London: Edward Arnold.

American Psychiatric Association. (1980). DSM-III: *Diagnostic and Statistical Manual of Mental Disorders*. (3rd edn.) Washington: American Psychiatric Association.

Andreasen, N. C., Nasrallah, H. A., Dunn, V., Olson, S. C., Grove, W. M., Ehrhardt, J. C., Coffman, J. A. & Crossett, J. H. W. (1986). Structural abnormalities in the frontal system in schizophrenia. *Archives of General*

Psychiatry, **43**, 136–44.
Balin, J. B., Broadwell, R. D., Salcman, M. & El-Kalliny, M. (1986). Avenues for entry of peripherally administered protein to the central nervous system in mouse, rat, and squirrel monkey. *Journal of Comparative Neurology*, **251**, 260–80.
Behnsen, G. (1927). Über die Farbstoffspeicherung in Zentralnervensystem der Weissen Maus in Verschiedenen Alterszuständen. *Zeitschrift für Zellforschung und mikroskopische Anatomie*, **4**, 515–72.
Bogerts, B., Meerts, E. & Schonfeld-Bausch, R. (1985). Basal ganglia and limbic system pathology in schizophrenia. *Archives of General Psychiatry*, **42**, 784–91.
Bottenstein, J. F., Skaper, S. D., Varon, S. S. & Sato, G. H. (1980). Selective survival of neuron from chick embryo sensory ganglionic dissociates utilizing serum-free supplemented medium. *Experimental Cell Research*, **125**, 183–90.
Brightman, M. W., Prescott, L. & Reese, T. S. (1975). Intercellular junctions of special ependyma. *Brain–Endocrine Interaction II*. Basel: Karger.
Brightman, M. W. & Reese, T. S. (1969). Junctions between intimately apposed cell membranes in the vertebrate brain. *Journal of Cell Biology*, **40**, 648–77.
Brown, M. S. & Goldstein, J. L. (1984). How LDL receptors influence cholesterol and atherosclerosis. *Scientific American*, **251**, 58–61.
Byerley, W., Mellon, C., O'Connell, P., Lalouel, J.-M., Nakumura, Y., Leppert, M. & White, R. (1989). Mapping genes for manic-depression and schizophrenia with DNA markers. *Trends in Neurosciences*, **12**, 46–8.
Cannon, T. D., Mednick, S. A. & Parnas, J. (1989). Genetic and perinatal determinants of structural brain deficits in schizophrenia. *Archives of General Psychiatry*, **46**, 883–9.
Davson, H., Welch, K. & Segal, M. B. (1987). *Physiology and Pathophysiology of the Cerebrospinal Fluid*. Edinburgh: Churchill Livingstone.
Dziegielewska, K. M. & Saunders, N. R. (1988). The development of the blood–brain barrier: Proteins in fetal and neonatal CSF, their nature and origins. In E. Meisami & P. J. Timira (Eds.), *Handbook of Human Growth and Biological Development*. Bora Raton: CRC Press.
Falkai, P. & Bogerts, B. (1986). Cell loss in the hippocampus of schizophrenics. *European Archives of Psychiatry and Neurological Sciences*, **236**, 154–61.
Falkai, P., Bogerts, B. & Rozumek, M. (1988). Limbic pathology in schizophrenia: The entorhinal region – a morphometric study. *Biological Psychiatry*, **24**, 515–21.
Fishman, J. B., Rubin, J. B., Handrahan, J. V., Connor, J. R. & Fine, R. E. (1987). Receptor-mediated transcytosis of transferrin across the blood–brain barrier. *Journal of Neuroscience Methods*, **18**, 299–304.
Fossan, G., Cavanagh, M. E., Evans, C. A. N., Malinowska, D. H., Møllgård, K.,

Reynolds, M. L. & Saunders, N. R. (1985). CSF–brain permeability in the immature sheep fetus: A CSF–brain barrier. *Developmental Brain Research*, **18**, 113–24.

Ghitescu, L., Fixman, A., Simionescu, M. & Simionescu, N. (1986). Specific binding sites for albumin restricted to plasmalemmal vesicles of continuous capillary endothelium: Receptor-mediated transcytosis. *Journal of Cell Biology*, **102**, 1304–11.

Goldstein, J. L., Brown, M. S., Anderson, R. G. W., Russell, D. W. & Schneider, W. J. (1985). Receptor-mediated endocytosis: concepts emerging from the LDL receptor system. *Annual Review of Cell Biology*, **1**, 1–39.

Heath, R. G., Franklin, D. E. & Shraberg, D. (1979). Gross pathology of the cerebellum in patients diagnosed and treated as psychiatric disorders. *Journal of Nervous and Mental Disease*, **167**, 585–92.

Hill, J. M., Ruff, M. R., Weber, R. J. & Pert, C. B. (1985). Transferrin receptors in rat brain: Neuropeptide-like pattern and relationship to iron distribution. *Proceedings of the National Academy of Sciences, USA*, **82**, 4553–7.

Jakob, H. & Beckmann, H. (1986). Prenatal development disturbances in the limbic allocortex in schizophrenics. *Journal of Neural Transmission*, **65**, 303–26.

James, R. & Bradshaw, R. A. (1984). Polypeptide growth factors. *Annual Reviews of Biochemistry*, **53**, 259–92.

Jefferies, W. S., Brandon, M. R., Hunt, S. V., Williams, A. F., Gatter, K. C. & Mason, D. Y. (1984). Transferrin receptor on endothelium of brain capillaries. *Nature, London*, **312**, 162–3.

Jones, H. C. & Keep, R. F. (1987). The control of potassium concentration in the cerebrospinal fluid and brain interstitial fluid of developing rats. *Journal of Physiology, London*, **383**, 441–53.

Kovelman, J. A. & Scheibel, A. B. (1984). A neurohistological correlate of schizophrenia. *Biological Psychiatry*, **19**, 1601–21.

Kristensson, K., Olsson, Y. & Sjöstrand, J. (1971). Axonal uptake and retrograde transport of exogenous proteins in the hypoglossal nerve. *Brain Research*, **32**, 399–406.

Lyon, M., Barr, E. C., Cannon, T. D., Mednick, S. A. & Shore, D. (1989). Fetal neural development and schizophrenia. *Schizophrenia Bulletin*, **15**, 149–61.

Møllgård, K. & Balslev, Y. (1989). The subcellular distribution of transferrin in rat choroid plexus studied with immunogold labelling of ultracryosections. *Histochemical Journal* (1989). **21**, 441–8.

Møllgård, K., Balslev, Y., Lauritzen, B. & Saunders, N. R. (1987). Cell junctions and membrane specializations in the ventricular zone (germinal matrix) of the developing sheep brain: a CSF–brain barrier. *Journal of Neurocytology*, **16**, 433–44.

Møllgård, K., Balslev, Y. & Saunders, N. R. (1988). Structural aspects of the blood–brain and blood–CSF barriers with respect to endogenous proteins. In L. Rakic, H. Davson, D. J. Begley & B. V. Zlokovic (Eds.), *Peptide and amino acid transport mechanisms in the central nervous system* (pp. 93–101). London and Belgrade: Macmillan Press and Serbian Academy of Science and Arts.

Møllgård, K., Dziegielewska, K. M., Saunders, N. R., Zakut, H. & Soreq, H. (1988). Synthesis and localization of plasma proteins in the developing human brain: Integrity of the fetal blood–brain barrier to endogenous proteins of hepatic origin. *Developmental Biology*, **128**, 207–21.

Møllgård, K., Jacobsen, M., Jacobsen, G. K., Clausen, P. P. & Saunders, N. R. (1979). Immunohistochemical evidence for an intracellular localization of plasma proteins in human fetal choroid plexus and brain. *Neuroscience Letters*, **14**, 85–90.

Møllgård, K. & Saunders, N. R. (1986). Annotation: The development of the human blood–brain and blood–CSF barriers. *Neuropathology and Applied Neurobiology*, **12**, 337–58.

Nabeshima, S., Reese, T. S., Landis, D. M. D. & Brightman, M. W. (1975). Junctions in the meninges and marginal glia. *Journal of Comparative Neurology*, **164**, 127–70.

Pakkenberg, B. & Gundersen, H. J. G. (1988). Total number of neurons and glial cells in human brain nuclei estimated by the dissector and the fractionator. *Journal of Microscopy*, **150**, 1–20.

Pardridge, W. M. (1986). Receptor-mediated peptide transport through the blood–brain barrier. *Endocrine Reviews*, **7**, 314–30.

Reese, T. S. & Karnovsky, M. J. (1967). Fine structural localization of a blood–brain barrier to exogenous peroxidase. *Journal of Cell Biology*, **34**, 207–17.

Reveley, A. M., Reveley, M. A., Clifford, C. H. & Murray, R. M. (1982). Cerebral ventricular size in twins discordant for schizophrenia. *Lancet*, **6**, 540–1.

Reynolds, M. L. & Møllgård, K. (1985). The early distribution of plasma proteins in the neocortex and early allocortex of the developing sheep brain. *Anatomy and Embryology*, **171**, 41–60.

Rodewald, R. & Abrahamson, D. R. (1982). Receptor-mediated transport of IgG across the intestinal epithelium of the neonatal rat. *Ciba Foundation Symposium*, **92**, 209–32.

Schultzberg, M., Ambatsis, M., Samuelson, E.-B., Kristensson, K. & van Meirvenne, N. (1988). Spread of *Trypanosoma brucei* to the nervous system: Attack on circumventricular organs and sensory ganglia. *Journal of Neuroscience Research*, **21**, 56–61.

Shaw, J. C. L. (1979). Trace elements in the foetus and young infant. I. Zinc. *American Journal of Diseases in Children*, **133**, 1260–8.

Skaper, S. D., Selak, J. & Varon, S. S. (1982). Molecular requirements for survival of cultured avian and rodent dorsal root ganglionic neurons responding to different trophic factors. *Journal of Neuroscience*, **8**, 251–61.

Warkany, J. & Petering, H. G. (1972). Congenital malformations of the central nervous system in rats produced by maternal zinc. *Teratology*, **5**, 319–34.

Weinberger, D. R., Berman, K. F. & Zec, R. F. (1986). Physiologic dysfunction of dorsolateral prefrontal cortex in schizophrenia: I. Regional cerebral blood flow evidence. *Archives of General Psychiatry*, **43**, 114–24.

Weinberger, D. R., Wagner, R. L. & Wyatt, R. J. (1983). Neuropathological studies of schizophrenia: a selective review. *Schizophrenia Bulletin*, **9**, 193–212.

第 IV 部

精神分裂病病因における遺伝的・催奇形的な障害

6 産科的な出来事と成人の精神分裂病

SARNOFF A. MEDNICK, TYRONE D. CANNON AND CHRISTOPHER E. BARR

南カリフォルニア大学

 本項では，産科的合併症（OCs）が精神分裂病の病因に重要であるという証拠を検討する。最初に，OCsの役割を包含した3つの病因モデルについて考察する。

モデル1：精神分裂病の唯一の原因としてのOCs

 精神分裂病の遺伝的要因が重要であることが証明されていると仮定した場合，もしOCsが遺伝的疾病素質の表現型であるならば，OCsは精神分裂病の「唯一」の原因であるかもしれない。つまり，遺伝的異常によって重篤なOCsになりやすくなり，重篤なOCsは十分に精神分裂病の原因になるだろう。しかし，この可能性はあまりないようである。精神分裂病に罹患しない多くの胎児は，精神分裂病患者と同じくらい重篤なOCsをもって生まれる。この仮説はまた，かなり多くの精神分裂病患者集団が重篤なOCsを経験していないことを説明できない（Cannon, Mednick & Parnas, 1990a ; Cannon, Mednick & Parnas, 1990b）。さらに，このモデルは，異常なOCsを被っていない精神分裂病の遺伝的危険性が高い者が存在することによっても，正しくないことが示されている。

モデル2：ある種の精神分裂病患者の唯一の原因としてのOCs

 ある種の精神分裂病は遺伝的要因が単独あるいは主になって惹起されるが，他の場合はOCsが単独あるいは主になって引き起こされることが示唆されている（Lewis & Murray, 1987）。この仮説は，精神疾患の家族歴のある精神分裂病患者がOCsをもたず，OCsをもつ精神分裂病患者が精神疾患の家族歴が

ないという報告に基づいている（Cazullo, Vita & Sacchetti, 1989 ; Schwarzkopf et al., 1989 ; Reveley, Reveley & Murray, 1984）。

　これらの研究には方法論上の問題点がある。産科的既往歴や家族性精神疾患の病歴は，通常，成人の精神分裂病患者の両親の面接により得られる。20-30年前に起きた妊娠・分娩期間中の出来事を思い出すように親は求められる。親（通常，母親）はとても客観的な観察者とはいえないという事実は別としても，この子供のOCsを家族の他の子供たちのOCsから識別する問題，あるいはこれらの出来事からかなりの時間が経過しているために，この方法によって得られた結果は理想的なものとはいえない（Mednick & Shaffer, 1963 ; Mednick & Hefner, 1969）。このことはMurrayらの報告（Murray, Reveley & Lewis, 1988）を否定するものではない。Murrayはまた，なぜ自分たちの子供が精神分裂病になったのか説明するために持論の展開を試みている家族がいることを認めている。他の見解は故意に除外して，精神病の祖父母がいたという説を主張する家族がいる一方，他の家族は妊娠・分娩中の合併症に関心を集中させている。

　これらの概念上の問題に加えて，McNeil（1988）によると，成人になって精神科に入院した自分の子供に関する産科的既往歴の両親の回想は，統計的にみてかなり不完全である。Murrayは，たぶん重要なOCsだけが20-30年後に回想されるのであり，そのことが有利な点であると反駁している。そうだとしても，われわれのほとんど（Murrayを含めて）は，妊娠・分娩期間中に専門家によって収集された前方視的な資料には納得がいくだろう。

　ある種の精神分裂病患者においてさえも，遺伝的要因が精神分裂病の唯一の原因でないことは注目しておくべきである。多くの一卵性双生児は精神分裂病不一致である。ある環境要因が遺伝的疾病素質に重なり，あるいは相互に働いて，双生児が罹患する危険性を増大させる（Gottesman & Shields, 1982）。

　以上の点を考慮すると，遺伝要因単独，あるいはOCs単独が精神分裂病の病因であると考えることが困難であることがわかる。

モデル3：ある種の精神分裂病の病因としての遺伝—OCs の相互作用

この2つの要因の相互作用に関する研究法には，前述のように理論上困難な点がある。胎児の遺伝的脆弱性のために OCs の障害を特に受けやすくなることが示唆されている。このモデルによると，強い遺伝的疾病素質と重篤な OCs をもつ胎児は，精神分裂病に罹患する危険性が高い（このことはすべての精神分裂病患者の病因に当てはまるわけではない。Cannon・Mednick・Parnas, 1990b 参照）。これはわれわれが支持する説である。以下にこの説を発展させ，具体的に述べていく。

精神分裂病に過度に多い OCs

McNeil によって，1978 年から 1988 年の期間の精神分裂病患者の産科的経験に関する文献が調べられた。彼は詳細で完璧な総説を作成した。McNeil の総説（McNeil, 1988；McNeil & Kaij, 1978）は，われわれの発見の見解を上手にまとめてくれている。

幼時精神病と自閉症の子供の OCs

幼時精神病に関する研究が成人の精神分裂病と関係があるかどうかは不明である。しかしながら，幼時精神病のかなりの割合が後に成人の精神分裂病になる点は留意すべきである。表 6.1 は文献でみられた 11 の研究の結果をまとめたものである。ほとんどすべての研究は，親の面接から OCs の情報を得ている。われわれが冒頭に指摘したように，このやり方は方法論的に問題がある。しかしながら，出生証明書や病院の記録がしばしばこれら両親の報告の不足を補っている。これらの研究は，幼時精神病者では対照者よりも OCs の割合が高いという点で一致する。表 6.1 の最初の 4 つの報告によると，妊娠期間中の合併症（PCs）と分娩時合併症（DCs）の両方が有意に多い。次の3つの研究

表6.1 幼時の精神病患者と健常者の産科的合併症の割合を比較した研究結果

研究	影響を受けたグループ	合併症のタイプ
Mura (1974)	幼時精神病患者	PCs と DCs が多い
Taft・Goldfarb (1964)	幼時精神病患者	PCs と DCs が多い
Vorster (1960)	幼時精神病患者	PCs と DCs が多い
Knobloch・Pasamanick (1962)	幼時精神病患者	PCs と DCs が多い
Whittam・Simon・Mittler (1966)	幼時精神病患者	DCs が多い
Bender (1973)	幼時精神病患者	DCs が多い
Rutt・Offord (1971)	幼時精神病患者	DCs が多い
Hinton (1963)	幼時精神病患者	DCs が多い
Torrey・Hersch (1975)	幼時精神病患者	DCs が多い
Zitrin・Ferber・Cohen (1964)	相違なし	
Terris・LaPouse・Monk (1964)	相違なし	

は分娩時合併症が有意に多いことを報告しているが，Hinton (1963) や Torrey・Hersch (1975) の研究では妊娠期間の合併症のみが有意に過剰にみられた。Terris・LaPouse・Monk (1964) および Zitrin・Ferber・Cohen (1964) の報告では有意な相違はみられなかった。最後の2つの研究資料は出生証明書に限定されている。Gittleman・Birch (1967) は幼時精神分裂病標本の IQ を調査して，OCs がある患者は IQ が有意に低値であることを報告した。

最近の研究によると，自閉症の子供は，遺伝的障害，あるいは妊娠期間中に催奇形物質の影響を受けた胎児神経発達の障害に起因すると考えられる小脳虫部の異常が特徴である (Courchesne et al., 1988)。

概括すると，幼時精神病では OCs が極端に多くみられることを示唆する証拠が数多くみられる。

成人精神分裂病の OCs

　表 6.2 は成人精神分裂病患者と健常者で OCs を調査した研究の一覧である。Katz（1939）は精神分裂病および早発性痴呆（「進行性の精神の荒廃」という徴候に基づいて記述されたもの）の患者 100 名と性・年齢を一致させた健常者 100 名の出生記録を調べた。彼によると，精神分裂病患者では OCs が有意に過剰であった。精神分裂病はより早産であり，分娩に一層長く時間がかかっていた。Woerner・Pollack・Klein（1971）の研究は，異常および正常な同胞という 2 つの同胞対照集団を用いているので興味深い。精神分裂病患者は正常な同胞よりも有意に多くの OCs を持っているが，異常な同胞とは変わらない。Lane・Albee（1966）および Woerner ら（Woerner, Pollack & Klein, 1973）による第 2 の研究もまた同胞対照を用いているが，出生記録によると精神分裂病患者はその同胞よりも出生時の体重が 6 オンス（約 170 g）軽かった。Pollack ら（1966）による研究では精神分裂病患者と同胞者の間に差はみられなかった。しかしながら，彼らの資料は母親の面接に基づいている。

　スカンジナヴィア半島で行われた 3 つの研究（Parnas et al., 1982 ; McNeil & Kaij, 1978 ; Jacobsen & Kinney, 1980）は，妊娠・分娩期間中に発生した OCs に関する病院と助産婦の記録を用いている。3 つの研究すべては，精神分裂病患者が対照者よりも更に頻回で一層重篤な OCs を経験していることを示している。Lewis・Murray（1987）は，精神分裂病患者の母親では，他の精神疾患の患者の母親に比べて，OCs の割合が多いことを報告している。

　今日では，胎児発達期間中に主なインフルエンザの流行に暴露することと成人の精神分裂病の割合との関係を調査する 4 つの研究が行われている。最初の研究はヘルシンキで 1957 年に流行した A2 型のインフルエンザの余波を調べたものである（Mednick et al., 1988）。胎生発達第 2 期トリメスターにインフルエンザに暴露した者では精神分裂病の罹患率が有意に増加していた。この結果は性別に関係がなく，ヘルシンキの郊外を含めたいくつかの精神病院でもみられた。この関係は精神分裂病では認められたが，他の精神疾患ではみられなかった。

表 6.2 精神病患者と健常者の産科的合併症の割合を比較した研究結果

研　究	N	発　見
Katz (1939)	精神分裂病者 100 名 対照者 100 名	精神分裂病者： より多い OCs
Parnas et al. (1982)	精神分裂病者 12 名 分裂病型者 25 名 高危険対照者 55 名	精神分裂病者： より重篤な OCs 分裂病型者： 最も少ない OCs
McNeil・Kaij (1978)	進行性分裂病者 54 名 精神病者 46 名 対照者 100 名	進行性の分裂病者： より多い PCs と DCs
Jacobsen・Kinney (1980)	精神分裂病者 63 名 対照者 63 名	精神分裂病者： より頻回で重篤な DCs
Lewis・Murray (1987)	精神疾患者 955 名	精神分裂病者： 他の精神疾患患者より多い OCs
Lane・Albee (1966)	精神分裂病者 52 名 同胞 115 名	精神分裂病者： より少ない出生時体重
Woerner et al. (1971)	精神分裂病者 34 名 同胞 42 名	精神分裂病者： より少ない出生時体重
Woerner et al. (1973)	精神分裂病者 46 名 正常同胞 37 名 異常同胞 17 名	精神分裂病者： 正常同胞より多い PCs と DCs
Pollack et al. (1966)	精神分裂病者 33 名 同胞 33 名	相違なし

Barr・Mednick・Munk-Jorgensen（1990）は，1910-1950年の480ヵ月毎月の以下のような資料を解析した。（1）デンマークで生まれた人の数，（2）デンマークの精神病院で後に精神分裂病と診断されたものの毎月の出生数，（3）デンマークの健康省に毎月報告されたインフルエンザ患者数，（4）この40年間のデンマークの人口。

この資料には7,500人以上の精神分裂病患者が含まれており，トリメスターよりもいくらか狭い脆弱期間を調べることが可能である。Barrら（1990）によると，妊娠第6・7ヵ月中のインフルエンザの非常に高い度合は，成人後に精神分裂病を発病するものが異常に多く生まれる割合と相関する。

ヘルシンキの研究以後，Torrey・Rawlings・Waldman（1988）は胎児のウイルス感染の暴露と成人の精神分裂病の関係をコネチカット州とマサチューセッツ州で調査し，各々異なった結果を得ている。この結果の不一致の理由の1つとして，Torreyたちがこの標本の出生場所を同定できなかったことが挙げられる。合衆国では移住や転居の割合が多いことを考慮すると，精神分裂病患者の相当数（約50％）はコネチカット州あるいはマサチューセッツ州以外の州や国で生まれていた可能性があり，そのような被験者では，マサチューセッツ州やコネチカット州におけるウイルス疾患の頻度や時期に関する資料は不適当であろう。この研究結果は注意して考察されなければならない。

Kendell・Kemp（1989）は，妊娠6ヵ月の期間に1957年のインフルエンザの流行に暴露したエディンバラの住民では，成人の精神分裂病の割合が有意に増加したことを報告した。しかしながら，この報告の症例数はかなり少ない（5つの指標と1つの対照）。Kendell・Kempはまた1957年の流行に暴露したスコットランドの全住民の成人精神分裂病の割合も報告している。残念なことに，彼らの資料はTorreyら（1988）の研究報告と同様な問題を抱えている。つまり，被験者の出生場所が不明なのである。さらに，かなり多くのスコットランド人の男性がこの研究期間中に他国へ移住しており，他国で精神分裂病と診断されているのかもしれない。したがって，女性の資料の方がより信頼性がある。Kendell・Kempによって示されたスコットランドの資料（彼らの表3）に基づいて，われわれは1957年のインフルエンザ流行暴露に対する各トリメスターごとの成人精神分裂病の割合（生産女性1,000人あたりの成人精神分裂

病女性の人数）を調べた。第1・第2・第3期トリメスター期間中の暴露に対するスコットランド人生産女性1,000人あたりの精神分裂病の割合は，各々，1.62・2.70・1.28であった。第2期トリメスター期間中に暴露した女性では，第1・第3期トリメスター期間中に暴露した女性に比べて，有意に高い割合の精神分裂病がみられた（カイ2乗＝7.23，$p<0.01$）。この研究結果は注意深く検討されなければならない。

Kendell・Kemp（1989）はまた1918年と1919年にインフルエンザが猛烈に流行ったことを指摘している。胎児の時にその流行に暴露したものの中で，それに対応して精神分裂病の割合が増加していることを彼らは推論している。彼らはこの研究にスコットランド国立精神医学登録簿を用いている。残念なことに，この登録簿には精神分裂病患者の出生日が記載されていない。それには入院時年齢に関する精神分裂病患者の陳述が記されているだけである。この記録に基づいて推論すると（統計解析というよりも），1918年および1919年に出生したものの中で，将来精神分裂病に罹患するものの割合は増大していないと彼らは結論した。われわれは，彼らが示した表3の資料を解析したところ，1919年における精神分裂病患者出生が有意に増加していることを発見した。

精神分裂病のウイルス仮説に関するTorreyら（1988）の研究は，彼らの資料の出所に重大な問題があるので，そのまま解釈するのは難しい。Kendell・Kempの資料によれば（上で解析したように），ウイルス仮説がある程度支持される。フィンランドとデンマークの研究は，胎児神経発達の障害が成人の精神分裂病の危険性を増加させることを示唆している。

双生児研究

精神分裂病不一致の一卵性（MZ）双生児の既往歴研究によって，精神分裂病の病因に関係している可能性のある環境要因を同定することができる。この方法は一卵性双生児の組のOCの違いを調べるために用いられた。双生児の組は分娩状態の多くを共有しているが，典型的には最初に生まれたほうはDCsを被ることは少ない。双生児の1人はふつう体重が少ない。表6.3はこれらの研究結果をまとめたものである。表6.3に示した双生児研究すべてはOCの情

表 6.3　双生児の精神分裂病者とその相方における産科的合併症の割合を比較した研究結果

研　　究	N	発　　見
Pollin・Stabeneau (1968)	不一致の MZ 双生児 100 例	精神分裂病の双生児：低体重
Gottesman・Shields (1972)	不一致の双生児 82 組	相違なし
McNeil・Kaij（1978）	不一致の双生児 39 組	精神分裂病の双生児：より多い DCs
Revely et al.（1983）	精神分裂病の MZ 21 組 対照の MZ 18 組	家族歴のある精神分裂病者：OCs なし 精神分裂病患者：対照者より少ない OCs

報源として母親面接を用いている。

　Pollin・Stabenau（1968）は，双生児の組のうち精神分裂病患者は有意に低体重であったことを報告した。Gottesman・Shields（1972）によると体重の差はなかった。McNeil・Kaij（1978）は Gottesman・Shields の資料を再検討して，双生児のうち精神分裂病者は有意に DCs の割合が高いことを示した。Reveley ら（1984）は，もし精神分裂病双生児の組に精神疾患の家族歴があれば，精神分裂病の OCs の割合が驚くほど低いことを報告した。Reveley ら（1984）の研究は交替理論を支持している。つまり，精神分裂病は，ある場合には遺伝に原因があるし，他の場合には OCs によって惹起される。OCs と家族歴の間に隔たりがない報告もある点は留意しておくべきである（McNeil, 1988）。

精神分裂病の危険性が高い人

　精神分裂病の危険性が高い子供の系統的な研究は，生活上の特別な出来事（薬物治療・落第・長期入院・孤立など）によって，彼らの発病前の特徴が不明瞭になったり，彼らの経験の記憶が歪められる以前の精神分裂病の特徴を観察・記録する試みとして1960年代に始まった。高危険因子研究による重要な利点の1つがこの研究領域の最近の総説で述べられている。「もし低危険因子集団が研究計画に含まれているならば，環境上のストレスがHR・LR集団に与える影響が異なるか否かを評価することが可能である。つまり，この研究計画によって，疾患の病因に関する遺伝—環境の相互作用を探究することができる」(Mednick & Silverton, 1988, 544頁)。もしそのような相互作用が発見されたならば，詳細な研究によって，精神分裂病に罹患しやすい遺伝的疾病素質の生物学的な表現型の本質が解明されるであろう。

　精神分裂病に罹患しやすい遺伝的疾病素質とOCsの相互作用の影響を記した報告は数多い。これらの報告のうち最初のものは社会的生物学学会の会議で報告されたものである。Mednickら（1971）は，周産期の集約的調査対照であったコペンハーゲン出生コーホートにおいて，精神分裂病の両親から生まれた子供すべて（N＝83）の妊娠・分娩状況を調べた。彼らによると，「将来精神分裂病に罹患する子供の出生時の低体重は，1年検診でみられる発育異常と関係していた。他の2つの（対照）集団では，同様の低体重で生まれた子供は1年後にそのような影響はみられなかった」(Mednick et al., 1971, 112頁)。同じ会議で，HestonとFish (Fish, 1971) は別の見解を示した。彼らによると，発達遅滞と後に発病する精神分裂病はともに同じ遺伝要因により惹起される。つまり，出生時低体重は，遺伝的に規定された発達遅滞の単なる別の発現様式である。高危険因子を用いた研究によって，これらの発見の見解の相違を調べることができる。

　遺伝的要因が（出生時低体重のような）産科的問題あるいは高危険因子集団の発達遅滞の原因であるならば，遺伝的に高い危険性をもつ高危険因子の子供は，対照者に比べて，高いOCsの割合を示すであろう。もしOCsの発生が精

神分裂病の遺伝的な背景と無関係であるならば，高危険因子を持つものは必ずしも OCs の割合が高いわけではない。

　McNeil が著わした2つの総説（McNeil & Kaij, 1978；McNeil, 1988）では，この問題に関連した研究を調べて，高危険因子の子供は低危険因子の子供に比べて OCs の割合が高いという証拠はないと結論づけた。この相違がないということは多くの研究でも報告されている（Mirdal et al., 1974；Marcus et al., 1981；Hanson, Gottesman & Heston, 1976）（しかし，少数ながら，妊娠期間中に高危険因子の胎児では奇形が多いという報告がある。このことは以下および妊娠の項で論ずる）。この証拠は，遺伝的に規定された精神分裂病高危険因子を持つ者では OCs の割合が高くないという見解を支持しており，相互作用説が生きてくる。

　周産期合併症における遺伝的損傷の相互作用の同じような例は，動物の遺伝に関する文献に報告されている。Ingalls ら（1953）は，遺伝的に規定された胸骨の先天異常が発生する同腹子（同じ両親から同時に生まれた一群の動物）の蓋然性がマウスの系統によって異なることを発見した。正常な条件下では，DBA/I 系統の胸骨先天異常の蓋然性は 0.05 であるが，C57B4/cd 系統の蓋然性は 0.30 である。もし，妊娠中の母親マウスが妊娠第9日目に低気圧に5時間曝されると，先天奇形の蓋然性が高まる。DBA/I 系統では 70％ 増大するが，C57B4/cd 系統の増大は 15％ にとどまる。同じ妊娠中のストレスが，遺伝的背景の相関的要因によって，マウスに劇的に異なった影響を与える。遺伝的に先天異常になりやすい疾病素質と，遺伝とは無関係に妊娠中のストレスによって先天異常になりやすい疾病素質があるということは特筆に値する！

　遺伝—周産期の相互作用の他の例は Rieder・Broman・Rosenthal（1977）によって示された。彼らは，精神発達遅滞と脳性麻痺に関する共同研究のボストンの標本について，周産期の記録と IQ テスト得点を調査した（Broman, Nichols & Kennedy, 1975）。彼らはコーホートの中で精神分裂病の両親を同定し，産科的な出来事が高危険因子群と低危険因子群の両方の IQ テスト得点と相関していることを確認した。腟出血・浮腫・吸引麻酔によって，「継続的な精神分裂病」（例，慢性・境界例・慢性の分裂感情障害。N＝45）の子供の IQ 得点の分散の 34％ が説明された。産科的要因は対照群や急性の精神分裂病を

両親に持つ群では IQ 得点と相関しなかった。これらの結果は精神分裂病に罹患しやすい遺伝的性質が産科的合併症の原因であることを示唆しているということを著者は指摘している。しかしながら，この見解には，高危険因子を持つ子供は低危険因子を持つ子供よりも IQ が低いということが必要であるが，そういった事実は認められていない（Mednick & Schulsinger, 1965）。Reider ら（1977, 799 頁）が述べているように，「精神分裂病患者の子供は特に周産期の出来事の影響を受けやすい……」という相互作用の解釈によって，彼らの発見はよりよく説明できる。

　Marcus ら（1981）は，エルサレムで出生した高危険因子を持つ 58 人の乳児について，周産期の病歴や神経統合機能を研究した。彼らによると，精神分裂病患者を親に持つ，出生時低体重，あるいは低・正常体重の乳児「すべての症例」は，初めの 1 年間は発育が不良である（Marcus et al., 1981, 710 頁）。そのような関係は対照群ではみられない。著者は「精神分裂病患者の子孫の胎児の脳が遺伝的に規定された脆弱性を持つという仮説」を示唆している。

　コペンハーゲンの高危険因子研究では，高危険因子群 207 名と低危険因子群 104 名を過去 26 年間にわたり追跡してきた。1972 年には高危険因子群の 15 名の子供が精神分裂病と診断された（Schulsinger, 1976）。この 15 名の精神分裂病患者では周産期合併症の割合が有意に高かった。同程度の周産期合併症を持つ低危険因子群では精神分裂病が認められなかったことは重要である（Parnas et al., 1982）。

　文頭に述べたように，後に精神分裂病を発病する高危険因子被験者では，発病していない高危険因子被験者に比べて有意に，第三脳室が広く，脳室—脳比が大きい。さらに，産科的合併症は第三脳室の広さや脳室—脳比と有意に関係している（Schulsinger et al., 1984）。遺伝的危険性の程度と出生時合併症の相互作用によって，脳室測定値の分散の 56％ が説明される（Cannon, Mednick & Parnas, 1989）。

　これらのさまざまな研究結果は，高危険因子を持つ胎児は周産期の合併症の結果としての神経学的な続発症に対して特に脆弱であるという仮説を裏付けている。

これらの資料に対するわれわれの見解

　この総説では，胎児神経発達の障害が精神分裂病の病因であることを示唆するいくつかの証拠について述べてきた。

（1）フィンランドとデンマークの疫学的研究によると，胎児脳発達の第2期トリメスターの障害は精神分裂病の危険性を増大させる。
（2）出生時の低体重と早産は，精神分裂病患者および精神分裂病不一致例の一卵性双生児の罹患者側の特徴であることを記した。
（3）精神分裂病でみられる微小な身体奇形の割合の増加は，妊娠期間中の遺伝的・催奇形的障害を示唆していると理解できる。
（4）最近の研究によると，精神分裂病の神経病理学的問題は，たぶん妊娠第2期トリメスター期間中におけるニューロン移動の障害によって惹起されるのであろう。

　ニューロン発達障害仮説の基になるのは遺伝である。遺伝的要因のために未熟なニューロンの産生や移動の障害が惹起されることによって，脳組織構造や機能的なシステムが歪められる。実験動物にそのような障害を起こさせるのに，遺伝的要因はきわめて有力であることがわかった（Nowakowski, 1987）。

成人精神分裂病症候群のモデル

　胎児の神経発達障害は精神分裂病を発病しやすい遺伝的疾病素質の重要な表現型発現部分である。脳発達の重要な時期に催奇形要因（たとえばウイルス感染）に暴露することは遺伝的影響を模倣するものかもしれない。
　胎児の段階で発達障害を受けた遺伝的疾病素質を持つものは，重大な分娩時合併症を経験しているかもしれない。この総説は，精神分裂病のある一群では分娩時合併症が増大することについて述べてきた。高危険因子研究プロジェクトでも，精神分裂病患者中の分娩時合併症が有意に増加することを報告した

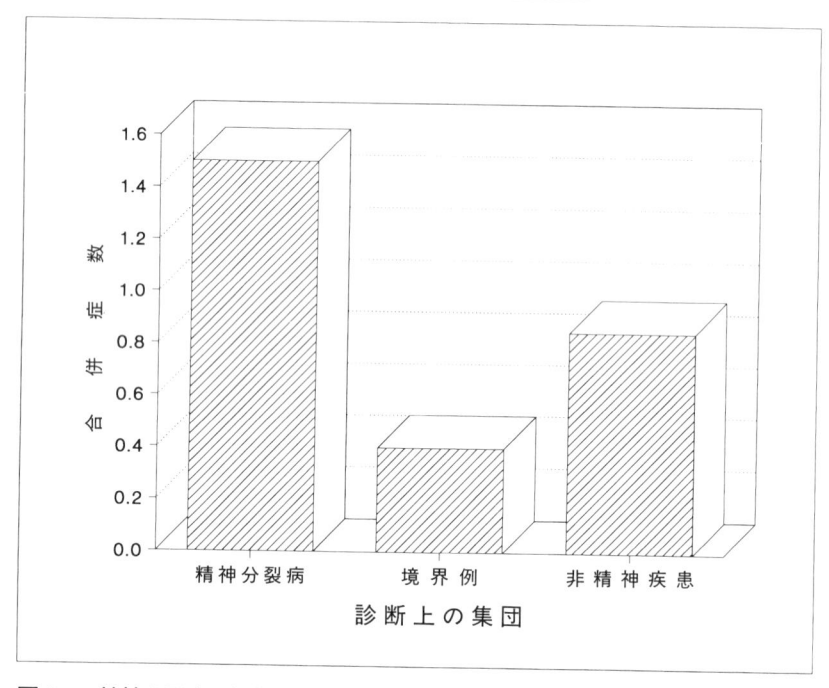

図6.1 精神分裂病・精神分裂病性境界例（SPD）・非精神疾患と診断された，高危険因子を持つ被験者の分娩時合併症

（図6.1）。しかし，約半数の精神分裂病患者には合併症がないか，あっても非常に微細な合併症しかない。このことは精神分裂病患者では分娩時合併症の総計の分散が高い割合であることを反映している。重篤な分娩時合併症を患った高危険因子を持つ被験者は脳室―脳比が大きく，第三脳室が開大しており（Cannon et al., 1989；Silverton et al., 1985），陰性症状優位な精神分裂病の危険性が有意に増加する（Cannon, Mednick & Parnas, 1990b）。このことは分娩時合併症と脳室の開大が精神分裂病のある一群の病因に関係していることを示唆している。この患者一群の本質を特徴づけるために，われわれはコペンハーゲン高危険因子研究プロジェクトのデータバンクの解析を試みた。

第三脳室の開大は精神分裂病患者でみられる CT スキャンの異常所見でもっともよく報告されているものであり，また，われわれは精神分裂病の病因に果

たす自律神経系の役割に長い間関心があったので，特に第三脳室の開大に注目した（Mednick, 1985）。最も重要な自律神経系の興奮性の中枢は第三脳室に隣接している（Wang, 1964 ; Barr, 1979）。われわれは，第三脳室の開大はこれらの自律神経系中枢の1つかそれ以上の障害と関係していると仮定した。第三脳室の開大は皮膚電気的・心拍数両方の自律神経系の無反応と有意に相関していることがわかった（Cannon et al., 1988 ; Cannon et al., 1992）。（この関連は側脳室の大きさとは無関係である。）

　これらの興奮性の自律神経系中枢（たとえば，視床下部前野）の障害は交感神経系の活動を非常に鈍らせて，情緒的あるいは動機づけの反応が不足してしまう。自律神経系の無反応は，精神分裂病患者陰性症状の一部としてしばしばみられる意欲欠如の一因となるであろう。
　この一連の発見とその解釈によると，遺伝的危険性・分娩時合併症および自律神経系の無反応によって，陰性症状優位な精神分裂病の危険性が増大するという仮説が成り立つであろう。
　われわれはこのモデルをコペンハーゲンの高危険因子研究の資料を用いて検討した。1972年に15人の精神分裂病を診断した。面接資料を基に，高危険因子標本の陰性・陽性症状の程度を測る標準化した基準を作成した。陰性症状が重篤で，陽性症状がほとんどみられない7名の精神分裂病患者を認めた。われわれは3つの仮説因子（遺伝的危険性・重篤な分娩時合併症・自律神経系無反応）によって，陰性症状優位な精神分裂病患者7名がどのように他の高危険因子をもつ被験者と区別されるかを検討した。遺伝的危険性の変数は，超高危険因子（精神分裂病の母親と分裂病スペクトラム障害を持つ父親）と高危険因子（精神分裂病の母親のみ）の2つの段階で表わされる。
　図6.2はこの仮説の決定樹モデルである。高危険因子標本における陰性症状優位な精神分裂病の割合は5％である。超高危険因子を持つものであれば，陰性症状優位な精神分裂病の割合は14％に増大する。平均以上の分娩時合併症を経験すれば，陰性症状優位な精神分裂病の割合は35％になる。（1962年では）これらの被験者が自律神経無反応者であれば，陰性症状優位な精神分裂病の割合は86％である。ここで注意すべき点は，同じ方法によって，131名

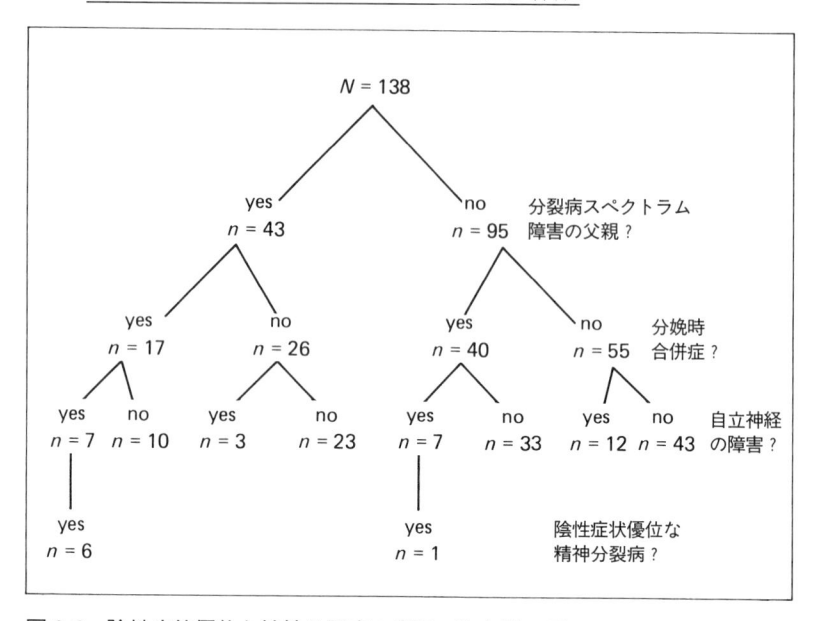

図 6.2 陰性症状優位な精神分裂病の病因の決定樹モデル
(出典 Cannon, Mednick & Parnas, 1990b)

の高危険因子をもつ被験者（陽性症状が優位な精神分裂病 8 名を含む）は陰性症状を持たない精神分裂病に分類されることである。131 名の症例のうち 1 名のみが誤って分類されている。

　この枠組みでは，超高危険な状態は，胎児段階の神経発達の遺伝的に規定された障害が，妊娠第 2 期トリメスター期間中に，極端に高い危険性を示すことを意味する。われわれは，超高危険因子をもつ被験者を高危険因子・低危険因子をもつ被験者と区別する，特別な認知機能障害の発達障害の徴候を発見した。（この障害には 1962 年に被験者が最初に面接を受けた際に Fini Schulsinger によって記された徴候が含まれている。すなわち，意識の混乱・支離滅裂・見当識障害・連合弛緩・言葉のサラダ・標準的 IQ テストの低得点である。）認知障害の原因である発達障害は，精神分裂病と遺伝的に関係のある分裂病型人格障害の病因背景の一部であろう。われわれは初期の論文で，分裂病型人格障害は精神分裂病と関連のある基本的な疾患であることを提起している。この枠組

みでは適当な精神分裂病とは，ある環境要因（たとえばOCs）によってその発病の可能性が増加する二次的な状態である。

まとめ

(1) OCsが精神分裂病の病因に役割を果たすことを支持する証拠がある。
(2) 遺伝的に高い危険性を持つものではOCsがもっとも強く精神分裂病と関係していることを示唆する証拠がある。
(3) 疫学的・神経病理学的研究によると，精神分裂病に罹患しやすい遺伝的疾病素質の表現型は，妊娠期間中の脳の発達の障害に現われる。
(4) 遺伝的に脆弱な人では，OCsによって脳室周囲組織の損傷の危険性および後に精神分裂病が発病する危険性が増大する。
(5) 遺伝―OCsの相互作用が陰性症状優位な（そして陽性症状がほとんどない）精神分裂病の説明の一助となるだろう。

謝辞

この研究は，国立精神衛生研究所からの助成金5 ROI　MH37692-04・5ROI MH37692-05・2ROI MH41469-04，国立精神衛生研究所からT. D. Cannonに対する国立研究活動賞，およびスコットランド・ライト基金からの助成金による援助を受けた。

文献

Barr, M. L. (1979). *The human nervous system* (3rd edn). Hagerstown, Maryland: Harper & Row.
Barr, C. E., Mednick, S. A. & Munk-Jorgensen, P. (1990). Exposure to influenza epidemics during gestation and adult schizophrenia: A 40 year study. *Archives of General Psychiatry*, **47**, 869–74.
Bender, L. (1973). The life of course of children with schizophrenia. *American Journal of Psychiatry*, **130**, 783–6.
Broman, S. H., Nichols, P. I. & Kennedy, W. A. (Eds.). (1975). *Preschool IQ:*

Prenatal and Early Developmental Correlates. New York: Halstead Press.
Cannon, T. D., Fuhrmann, M., Mednick, S. A., Machon, R. A., Parnas, J. & Schulsinger, F. (1988). Third ventricle enlargement and reduced electrodermal responsiveness. *Psychophysiology*, **25**, 153–6.
Cannon, T. D., Mednick, S. A. & Parnas, J. (1989). Genetic and perinatal determinants of structural brain abnormalities in schizophrenia. *Archives of General Psychiatry*, **46**, 883–9.
Cannon, T. D., Mednick, S. A. & Parnas, J. (1990a). Two pathways to schizophrenia in children at risk. In L. Robins & M. Rutter (Eds.), *Straight and devious pathways from childhood to adulthood.* (pp. 328–50). Cambridge: Cambridge University Press.
Cannon, T. D., Mednick, S. A. & Parnas, J. (1990b). Antecedents of predominantly negative and predominantly positive symptom schizophrenia in a high-risk population. *Archives of General Psychiatry*, **47**, 622–32.
Cannon, T. D., Raine, A., Herman, T. M., Mednick, S. A., Parnas, J. & Schulsinger, F. (1992). Third ventricle enlargement and lower heart rate levels in a high-risk sample. *Psychophysiology*, **29**, 294–301.
Cazullo, C. L., Vita, A. & Sacchetti, E. (1989). Cerebral ventricular enlargement in schizophrenia: Prevalence and correlates. In S. C. Schulz & C. A. Tamminga (Eds.), *Schizophrenia: Scientific progress.* (pp. 195–206). New York: Oxford University Press.
Courchesne, E., Yeung-Courchesne, R., Press, G. A., Hesselink, J. R. & Jernigan, T. L. (1988). Hypoplasia of cerebellar vermal lobules VI and VII in autism. *New England Journal of Medicine*, **318**, 1349–54.
Fish, B. (1971). Genetic or traumatic developmental deviation. *Social Biology*, **18**, 117.
Gittleman, M. & Birch, H. G. (1967). Childhood schizophrenia: intellect, neurologic status, perinatal risk, prognosis, and family pathology. *Archives of General Psychiatry*, **17**, 16–25.
Gottesman, I. I. & Shields, J. (1972). *Schizophrenia and genetics: A twin study vantage point.* New York: Academic Press.
Gottesman, I. I. & Shields, J. (1982). *Schizophrenia: The epigenetic puzzle.* Cambridge: Cambridge University Press.
Hanson, D. R., Gottesman, I. I. & Heston, L. L. (1976). Some possible childhood indicators of adult schizophrenia inferred from children of schizophrenics. *British Journal of Psychiatry*, **129**, 142.
Hinton, G. G. (1963). Childhood psychosis or mental retardation: A diagnostic dilemma. II. Paediatric and neurological aspects. *Canadian Medical Association*, **89**, 1020–4.
Ingalls, T. H., Avis, F. R., Curley, F. G. & Temim, H. M. (1953). Genetic determinants of hypoxia-induced congenital anomalies. *Journal of Heredity*, **44**, 185–94.

Jacobsen, B. & Kinney, D. K. (1980). Perinatal complications in adopted and non-adopted schizophrenics and their controls: preliminary results. *Acta Psychiatrica Scandinavica Supplement*, **285**(62), 337–51.
Katz, B. (1939). *The etiology of the deteriorating psychoses of adolescence and early adult life*. Unpublished doctoral dissertation, University of Southern California.
Kendell, R. E. & Kemp, I. W. (1989). Maternal influenza in the etiology of schizophrenia. *Archives of General Psychiatry*, **46**, 878–82.
Knobloch, H. & Pasamanick, B. (1962, September). *Etiologic factors in 'early infantile autism' and 'childhood schizophrenia'*. Paper presented at the 10th International Congress of Paediatry, Lisbon.
Lane, E. A. & Albee, G. W. (1966). Comparative birth weights of schizophrenics and their siblings. *Journal of Psychology*, **64**, 227–31.
Lewis, S. W. & Murray, R. M. (1987). Obstetric complications, neurodevelopmental deviance, and risk of schizophrenia. *Journal of Psychiatric Research*, **21**, 413–21.
Marcus, J., Auerback, J., Wilkinson, L. & Burack, C. M. (1981). Infants at risk for schizophrenia. The Jerusalem Infant Development Study. *Archives of General Psychiatry*, **38**, 703–13.
Marcus, J., Hans, S. L., Mednick, S. A., Schulsinger, F. & Michelsen, N. (1985). Neurological dysfunctioning in offspring of schizophrenics in Israel and Denmark: A replication analysis. *Archives of General Psychiatry*, **42**, 753–61.
McNeil, T. F. (1988). Obstetric factors, and perinatal injuries. Obstetric factors and perinatal injuries. In M. T. Tsuang & J. C. Simpson (Eds.), *Handbook of schizophrenia* (pp. 319–44). Amsterdam: Elsevier.
McNeil, T. F. & Kaij, L. (1978). Obstetric factors in the development of schizophrenia: Complications in the births of preschizophrenics and in reproduction by schizophrenic parents. In L. C. Wynne, R. L. Cromwell & S. Matthysse (Eds.), *The nature of schizophrenia: New approaches to research and treatment* (pp. 401–29). New York: John Wiley and Sons.
Mednick, S. A. (1985). A learning theory approach to research in schizophrenia. *Psychological Bulletin*, **55**, 316–27.
Mednick, S. A. & Hefner, T. (1969). Reliability of developmental histories. *Pediatrics Digest*, **11**, 28–39.
Mednick, S. A., Machon, R. A., Huttunen, M. P. & Bonett, D. (1988). Adult schizophrenia following prenatal exposure to an influenza epidemic. *Archives of General Psychiatry*, **45**, 189–92.
Mednick, S. A., Mura, E., Schulsinger, F. & Mednick, B. (1971). Perinatal conditions and infant development in children with schizophrenic parents. *Social Biology*, **18** (suppl.), 103–33.
Mednick, S. A. & Schulsinger, F. (1965). A longitudinal study of children with a high risk for schizophrenia: A preliminary report. In S. Vandenberg (Ed.),

Methods and goals in human behaviour genetics (pp. 255–96). New York: Academic Press.

Mednick, S. A. & Shaffer, J. (1963). Mother's retrospective reports in child rearing research. *American Journal of Orthopsychiatry*, **33**, 451–61.

Mednick, S. A. & Silverton, L. (1988). High-risk studies of the etiology of schizophrenia. In M. T. Tsuang & J. C. Simpson (Eds.), *Handbook of schizophrenia, vol. 3: Nosology, epidemiology and genetics.* Amsterdam: Elsevier.

Mirdal, G. K. M., Mednick, S. A., Schulsinger, F. & Fuchs, F. (1974). Perinatal complications in children of schizophrenic mothers. *Acta Psychiatrica Scandinavica*, **50**, 553–68.

Mura, E. L. (1974). Perinatal differences: a comparison of child psychiatric patients and their siblings. *Psychiatric Quarterly*, **48**, 239–55.

Murray, R. M., Reveley, A. M. & Lewis, S. W. (1988). Family history, obstetric complications and cerebral abnormality in schizophrenia. In M. T. Tsuang & J. C. Simpson (Eds.), *Handbook of schizophrenia, vol. 3: nosology, epidemiology, and genetics* (pp. 563–78). Amsterdam: Elsevier.

Nowakowski, R. S. (1987). Basic concepts of CNS development. *Child Development*, **58**, 568–95.

Parnas, J., Schulsinger, F., Teasdale, T. W., Schulsinger, H., Feldman, P. M. & Mednick, S. A. (1982). Perinatal complications and clinical outcome within the schizophrenia spectrum. *British Journal of Psychiatry*, **140**, 416–20.

Pollack, M., Woerner, M. G., Goodman, W. & Greenberg, I. M. (1966). Childhood development patterns of hospitalized adult schizophrenic and nonschizophrenic patients and their siblings. *American Journal of Orthopsychiatry*, **36**, 510.

Pollin, W. & Stabenau, J. R. (1968). Biological, psychological and historical differences in a series of monozygotic twins discordant for schizophrenia. In D. Rosenthal & S. S. Kety (Eds.), *The Transmission of Schizophrenia*, pp. (317–32). London: Pergamon Press.

Reveley, A. M., Reveley, M. A. & Murray, R. M. (1984). Cerebral ventricular enlargement in non-genetic schizophrenia: A controlled twin study. *British Journal of Psychiatry*, **144**, 89–93.

Rieder, R. O., Bromans, S. H. & Rosenthal, D. (1977). The offspring of schizophrenics. II. Perinatal factors and IQ. *Archives of General Psychiatry*, **34**, 789.

Rutt, C. N. & Offord, D. R. (1971). Prenatal and perinatal complications in childhood schizophrenics and their siblings. *Journal of Nervous and Mental Disease*, **152**, 324–31.

Schulsinger, F., Parnas, J., Petersen, E. T., Schulsinger, H., Teasdale, T. W., Mednick, S. A., Moller, L. & Silverton, L. (1984). Cerebral ventricular size in the offspring of schizophrenic mothers. *Archives of General Psychiatry*, **41**,

602–6.
Schulsinger, H. (1976). A ten year follow-up of children of schizophrenic mothers: Clinical assessment. *Acta Psychiatrica Scandinavica*, **53**, 371–86.
Schwarzkopf, S. B., Nasrallah, H. A., Olson, S. C. & Coffman, J. A. (1989). Relationship of perinatal complications and genetic loading in schizohrenia. *Psychiatry Research*, **27**, 233–9.
Silverton, L., Finefellow, K. M., Mednick, S. A. & Schulsinger, F. (1985). Low birth weight and ventricular enlargement in a high-risk sample. *Journal of Abnormal Psychology*, **94**, 405–9.
Taft, L. T. & Goldfarb, W. (1964). Prenatal and perinatal factors in childhood schizophrenia. *Developmental Medicine and Child Neurology*, **6**, 32–43.
Terris, M., LaPouse, R. & Monk, M. A. (1964). The relation of prematurity and previous fetal loss to childhood schizophrenia. *American Journal of Psychiatry*, **121**, 476–81.
Torrey, E. F. & Hersch, S. P. (1975). Early childhood psychosis and bleeding during pregnancy: A prospective study of gravid women and their offspring. *Journal of Autism and Childhood Schizophrenia*, **5**(4), 287–97.
Torrey, E. F., Rawlings, R. & Waldman, P. (1988). Schizophrenic births and viral diseases in two states. *Schizophrenia Research*, **1**, 73–7.
Vorster, D. (1960). An investigation into the part played by organic factors in childhood schizophrenia. *Journal of Mental Science*, **106**, 494–522.
Wang, G. H. (1964). *Neural control of sweating*. Madison, Wisconsin: University of Wisconsin Press.
Whittam, H., Simon, G. B. & Mittler, P. J. (1966). The early development of psychotic children and their sibs. *Developmental Medicine and Child Neurology*, **8**, 552–60.
Woerner, M. G., Pollack, M. & Klein, D. F. (1971). Birth weight and length in schizophrenics, personality disorders, and their siblings. *British Journal of Psychiatry*, **118**, 461–4.
Woerner, M. G., Pollack, M. & Klein, D. F. (1973). Pregnancy and birth complications in psychiatric patients: A comparison of schizophrenic and personality disorder patients with their siblings. *Acta Psychiatrica Scandinavica*, **49**, 712–21.
Zitrin, A., Ferber, P. & Cohen, D. (1964). Pre- and perinatal factors in mental disorders of children. *Journal of Nervous and Mental Disease*, **121**, 357–61.

7 産科的合併症が胎児脳の発達に障害を与える可能性

MELVIN LYON AND CHRISTOPHER E. BARR

南カリフォルニア大学

序　論

　本項の目的は，胎児発達の早い段階における脳病理の所見について簡単に述べることである。もし精神分裂病が妊娠期間（たとえば第2期トリメスター）に障害を受けることがわかっていたら，この発達上の異常の記録によって脳のどの領域が影響を受けているのかがわかるだろう。反対に，成人の精神分裂病患者の病理学的研究によって特定の脳領域が同定されれば，その記録によって，障害を受ける脳領域がもっとも早く発達する妊娠期間が特定されるだろう。

　以下に述べる短い総説では，国立神経疾患・コミュニケーション障害・脳血管障害研究所によって行われた周産期共同研究計画で収集された無作為の対照集団でももっともよくみられて，精神分裂病患者に特異的ではないが，精神分裂病の病因に関係していると思われる異常な特徴を選んだ（Gilles, Leviton & Dooling, 1983 ; Freeman, 1985 ; Nelson & Ellenberg, 1986）。周産期共同研究プロジェクトによる胎児発達の神経病理学的研究は，もともとは43,000例以上の妊娠標本から得た，発達早期に死亡した胎児・乳児の脳1,100個から得た資料に基づいている。つまり，得られた病理所見は，出生時あるいは出生直後に死亡した乳児標本から得られたという意味で任意抽出である。したがって，脳画像の研究がいくつか行われてはいるが，生き残った胎児の情報は不十分である。それにも関わらず，死産・生産の乳児両方でみられる所見が調査され，可能な場合は比較検討されてきた（下記参照）。

　脳の障害に直接に関係することが知られている原因のうち，約1/5だけが出生過程の間に発生し，残りの4/5は妊娠・胎児発達期間に起きると想定されている。どのようにしてこれらの潜在的な原因が実際に脳の発達に影響を与える

かということは，障害が起きる発達段階に密接に関係している。胎児脳の発達をトリメスター期間に分類すると，成長活動と障害の原因について以下のように特徴づけられるだろう。

第1期トリメスター

　神経系の最初の発達期間中，脳幹や脊髄が急速に成長する。終脳組織のほとんどが発育する胚内集合体は，発達中の脳室内で目立った組織である。それは次の2つの一般的な集団に分けることができる。すなわち，扁桃体および基底核の尾状核一被殻に主に発達する神経節集合体，および脳半球の等皮質（6層になった多数の神経細胞からなる大脳皮質）に主に発達する神経節外集合体である。髄鞘化はこの時期にはない。また，髄鞘化や神経障害の修復に関係したグリア活動はほとんどみられない。

　一般に，遺伝・感染症・栄養という要因は，脳や頭蓋骨の構造や組織に影響を与える。脳では，組織障害に反応して肥大した星状細胞や大食細胞は産生されない。主な大脳・小脳構造がまだ発達していないので，この段階の脳の発達のいかなる損傷も，重篤な先天奇形，時には死亡の原因となる。

　第1期トリメスターの終りに向けて（図7.1），胎児の主な大脳基底核や終脳の大部分の構造が産生され始めると，発達中の脳室内の胚内集合体が急速に成長する。これは，巨大な細胞が放射状繊維に沿って皮質やその他の組織に移動する始まりであり（Rakic, 1988），第2期トリメスターに顕在化する（Gilles, Leviton & Dooling, 1983）。

　要約すると，第1期トリメスターの期間中では大脳半球の特異的な組織の異なった成長の爆発がまだはじまっていないので，神経系の発達障害は全体的な成長の遅延としてもっともよくあらわれる。

　CNSに関連して，脳室は拡大しないが，頭蓋骨や脳の大きさは萎縮するだろう。成人の精神分裂病の脳に関する研究ではそのような一群が発見されており，小さな脳　―特に前頭葉―　が報告されている（Andreasen et al., 1986）。脳室の拡大に伴って萎縮した脳が発生した場合（たぶん周産期の合併症の結果として，下記参照），これらの患者は精神分裂病の陰性症状を示す傾向がある。

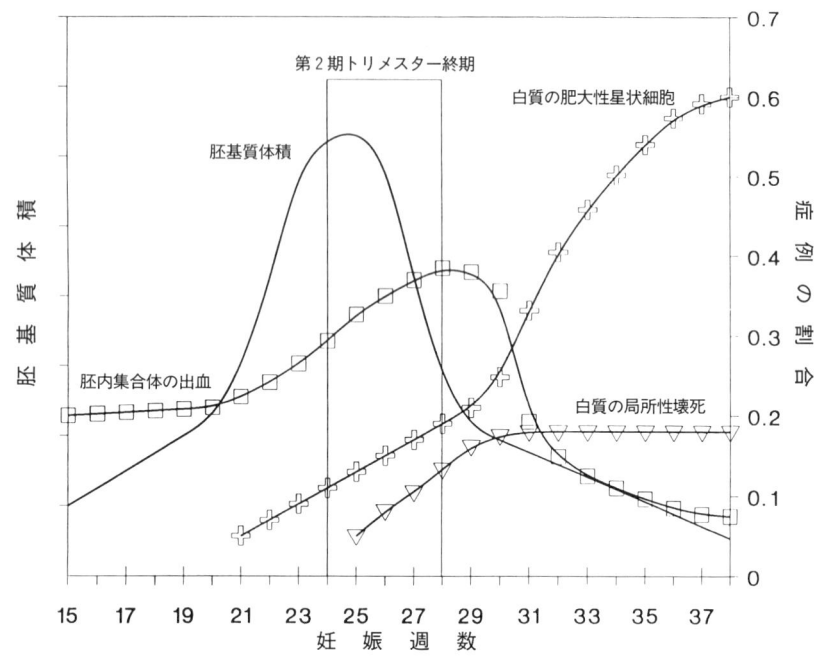

図7.1 胎児神経発達期間中の選択的発達および外傷に関連した過程の時期

第2期トリメスター

　第2期トリメスターでは，多くの急速な変化が一度に起きるので，脳の発達における最も重要な臨界期であろう．ある場合には，細胞は胚内集合体から外に移動して新しい組織を形成し，他の場合には初期の成長を支えてきたもとの組織は，成長の完了後には除去されなければならない．たとえば，基底核の主要な成長期間が終了しはじめると，第2期トリメスターの終りに脳室内の胚内集合体は急速に消失するが，分解の過程でしばしば，脳室腔や脳室周囲の上衣下の出血の原因となる．そのような脳室内・脳室周囲の出血は未熟児の剖検でしばしばみられる．その出血は未熟な死産児と同様の割合で生産児にもみられる．このことは，出生時の外傷だけがこのタイプの出血の原因ではなく，出生

に先立つこのような要因もまた役割を果たしていることを示唆している（Gilles, 1983c）。脳室内の出血は，特にそれが脳室の内面を覆う上衣の破裂とともに発生した場合は（Dooling, Chi & Gilles, 1983），脳室周囲が随伴して壊死して，相当する側脳室や第三脳室の拡大の原因となる可能性がある（Lancet, 1984）。Lesch・Bogerts（1984）が精神分裂病の灰白質の厚さが薄いことを報告しているが，以上のことと関連があるかもしれない。

　他には，第2期トリメスター期間中，約24週目に視床の核構造の配列が発達した後，視床前核・背側内側核・膝状体・視床枕を含んだ特に視床背側が急速に拡大する。前核はその幅の広い辺縁系の帯状回への投射のためによく知られている。前核と被蓋腹側から側坐核，前頭前野中部・眼窩部への「平行な」辺縁系中部の対応物は精神分裂病と関係があると考えられてきた（Stevens, 1975）。

　さらに，新皮質の前頭極へ主な投射がある視床背側内側核は，ドパミン系に重要な線条体―黒質―視床―皮質ループに主要な役割を果たす。この領域の機能障害（Oke & Adams, 1987 ; Carlsson, 1989），あるいは破壊（Pakkenberg & Gundersen, 1988）は精神分裂病の脳発達に影響を与えるといわれてきた。

　膝状体・視床枕・視床後外側腹側核は，聴覚・視覚・体性感覚の処理や統合に特に重要である。ヒト以外の霊長類の研究結果によると，仮死状態を含む出生時の合併症にもっとも影響を受けているところもまた，この領域および中脳における感覚核との接続部である（Ranck & Windle, 1959 ; Faro & Windle, 1969）。

　視床の発達に平行して，淡蒼球のニューロンが大きくなり，線条体の大きな細胞は妊娠28-30週までに成熟する。新皮質の主要な脳溝と脳回の形態もまた第2期トリメスター期間中に基礎が築かれ，26-28週目までに大脳皮質ではほぼ完成し，視皮質にジェンナーリ線が現われる。局所の血液供給の障害による皮質の病変は，大脳動脈中間と前方の供給枝の間，あるいは大脳動脈の中間と後方の配分の間にある皮質領域の「境界帯」にもっともよく現われるようである。主に影響を受けている領域は，各々，吻部から運動前部領域，尾部から体性感覚皮質にある前頭および頭頂―側頭に関連した皮質である。

　第2期トリメスター期間中，海馬体は比較的安定して成長を続ける。海馬体

は，等皮質や他の組織とは対照的に，第3期トリメスターのはじめに最終の大きさになる（Jammes & Gilles, 1983）。その後，組織間のシナプス接合と細胞配列が主に発達する。この過程は CA2 と比較して CA1 で例外的に遅い。アカゲザルでは生後2-4ヵ月まで歯状回のシナプス全量が増加し続ける（Rakic et al., 1986）。この比較的安定した遅い発達の結果として，他の器官が比較的固定した後も，長い間，海馬体は細胞移動や終末の接続の影響を受ける。海馬のある領域では発達がたいへん遅いために，出生時に採取された脳標本では細胞の萎縮や神経繊維接続の消失がみられると過大に評価されているとも考えられている（Gilles, 1983a）。

大脳皮質の発達の開始に一致して，第2期トリメスターの終りまでに，小脳虫部前方は小脳回の発達のほぼ半分に達する。第2期トリメスターでは，小脳内の軸索経路が大量に髄鞘化を開始することが特徴である。その軸索経路は栄養補給の欠損に非常に敏感であり，実際の脳機能にとってきわめて重要である。髄鞘化は第2・第3期トリメスターの期間持続し，皮質脊髄路やある皮質領域では，生命誕生後の最初の数年間継続する。

神経病理学的には，第2期トリメスター期間中の成長の特徴が特に注目に値する。脳室に配列している上衣の3ヵ所で断絶がみられる。その断絶箇所では，出血や脳室孔の閉鎖に伴う脳室液の流体静力学的圧力の変化に伴う危険性がある。上衣の破裂が最もみられる領域は側脳室の後角・海馬 CA2 領域の上部・脳梁吻下部である。今までの研究報告と照らし合わせると，これらの領域が，精神分裂病脳の神経病理が通常報告される場所付近であることは興味深い（Andreasen et al., 1986; Bogerts, Meerts & Schonfeldt-Bausch, 1985; Jakob & Beckmann, 1986; Kovelman & Scheibel, 1984; McLardy, 1974）。これらの領域では第3期トリメスター以降，障害の危険性が高まる（下記参照）。

髄鞘化および脳内の神経繊維束の発達につれて，通常，小梗塞として白質脳障害（白質萎縮症）のはっきりとした徴候が現われる。その小梗塞は，脳室周囲壁からいくらか離れた脳梁前頭部・頭頂部の深部白質の一部にみられる。この壊死は第2期トリメスターではじめて観察される。というのは，この段階は，小グリア細胞が瘢痕組織にはじめてあらわれ，肥大した星状細胞と大食細胞も

また引き続いて出現するからである。

　白質内深部の小さな損傷部位は，深部領域にある血管の分布パターンと関係があるのだろう（Leviton & Gilles, 1983）。これらの発見が精神分裂病の病理にとって重要なことは，損傷を受ける深部白質には精神分裂病の障害と深い関係がある大脳半球間（脳梁）と皮質内の繊維束両方が含まれていることである。第2期トリメスターの比較的早期に，第三脳室側面の基底脳に視床下部と基底核が形成される脳の発達様式や，第2期トリメスター後期に起こる胚基質の分解によって，第2期トリメスターの時期に組織消失による脳室の拡大が起きる可能性が高い。そして，それが早期に起きれば起きるほど第三脳室も拡大するのだろう。

　皮質の萎縮のみ，あるいは側脳室の拡大はあるが第三脳室の拡大がない場合は，これらの変化は周産期の虚血の結果としても起きることが知られているので，第2期トリメスターの発達とは関係がないだろう。大量の細胞が皮質へ移動し終えた後でさえ，脳室の上衣壁には急速な成長期間の構造変化が原因で起こる脆弱な開口部位がある。この時期に，脳室内圧の増大や脳室内出血が容易に発生するのだろう。しかしながら，これら2つの損傷の原因は正常に発育する子供にも高い割合でみられるので，この損傷要因だけが精神分裂病でよく認められる脳室拡大の原因になるとは思われない（Gilles, 1983b）。

　いくつかの研究によると，たぶんウイルスが病因である古い外傷や弱い炎症を反映する脳室周囲のグリオーシスが報告されている（例，Nieto & Escobar, 1972 ; Stevens, 1982）。第2・第3期トリメスター期間中の損傷後に，グリオーシスは病理学的にはじめて認められる。一方，脳室系の拡大に関係した壊疽作用の結果，脳室周囲領域の細胞が消失するようである。この拡大は第2期トリメスターの損傷に続いて起こるが，周産期の外傷，あるいは（催奇形や遺伝的に影響された）分娩時の合併症を伴った出生前の発達上の損傷によっても生じる（下記参照）。

神経伝達物質系

　第2期トリメスター期間中は組織の発達の他に，いくつかの重要な神経伝達

物質系が顕在化してくる。特に興味深いものは精神分裂病と関係の深いドパミン系（DA）とセロトニン系（5-HT）である（Carlsson, 1989；Sloviter, Damiano & Connor, 1980）。これらの神経伝達物質系はラットでは第2期トリメスターにはじめて現われる（Kalsbeek et al., 1988；Soinila et al., 1988）。ドパミン細胞は妊娠13-14日目にラット胎児ではじめて認められる。その期間はおおよそヒトの第2期トリメスターの始まりに相当する（Kalsbeek et al., 1988）。中脳や線条体に対するDAの神経支配は第3期トリメスター期間中持続し，前頭前野に対するDA結合の神経支配は出生後に最終的に完成する。ラットでは，皮質のDA系の発達は出生後60日目まで継続するが，これはおおまかにいって成体早期に相当する（Voorn et al., 1988）。

辺縁中部のDA系の起始である中脳は，精神分裂病にとって重要であると考えられている（Stevens, 1975；1982）。DA細胞は第3期トリメスターに背側と腹側の集団にわかれる。黒質の原基細胞が出生直前にみえるようになる（Voorn et al., 1988）。

ラットにおける5-HT細胞の早期の発達は，数日後に起きるノルアドレナリン細胞の発達とともに，この過程が第2期トリメスター期間中に末梢の神経系で始まることを示唆している（Soinila et al., 1988）。したがって，DA系・5-HT系はともに第2期トリメスターに相当する期間に分化を開始する。両方の系は皮質領域への神経繊維の投射や神経支配を続け，それは出生後も同様に継続する。

第2期トリメスター期間中のウイルス感染の暴露

母親が第2期トリメスター期間中にウイルス感染することにより，子供が精神分裂病を発病する危険性が高まる（Mednick et al., 1988）。第1あるいは第3期トリメスターに同様なウイルスに暴露しても，この影響は重大ではない。以上のことは，精神分裂病と特別なトリメスター期間との関係がよくわかっている数少ない1例である。Barr・Mednick・Munk-Jørgensen（1990）はデンマークにおいて40年間におよぶインフルエンザの発生率と精神分裂病の出生率を調査した。2つの変数から季節の影響を除外すると，妊娠6・7ヵ月の

時がインフルエンザの発生率の高い時期に符合する場合，精神分裂病の危険性が有意に増加していた．

　ウイルス感染が後の精神分裂病の発病に関係していると仮定すると，どのようにしてウイルスは脳に接近するのだろうか？　インフルエンザ・ウイルス自身が胎盤や胎児の血液脳関門を通過することはいうまでもなく，母体の血流の中で長い間生き延びることさえ実証することは困難である．しかしながら，Stagaard・Moos・Møllgård（[5]項参照）はウイルスが受容体を介したエンドサイトーシスによって，直接・間接に胎児脳の細胞の発達や移動に影響を与える可能性を証明した．このエンドサイトーシスは，脳室周囲の胚基質の移動による急速な増殖やその後の除去といった過程によって，脳関門系が弱くなっている領域で最も起こりやすそうである（上記参照）．

　Conrad・Scheibel（1987）は，可能性のある特別なメカニズムに関する以下のような学説を立てた．彼らはある種のノイラミニダーゼを産生するインフルエンザ・ウイルスが胎児の血液脳関門を通過し，ニューロンの移動を妨げることを提案した．彼らによると，ニューロンが神経繊維へ粘着・分離する時の移動過程を，ニューロン細胞粘着分子（N-CAMs）が調整する．彼らはさらに，N-CAMs の粘着性に影響を与えるノイラミニダーゼを身にまとったウイルスが胎児脳に侵入して，ニューロン移動を阻害するという仮説を立てた．

第3期トリメスター

　第3期トリメスターの初期に脳室内の胚基質のほとんどは消失し，新皮質がもっとも成長し始める．視覚経路は完全に髄鞘化され，視覚皮質が第3期トリメスター期間中に急速に発達する（Kostovic & Rakic, 1984）．脳溝と脳回の形成をみると，原始的な脳溝が完成し，続いてもっと変化したひだが皮質に現われる．この過程は妊娠4-6ヵ月間の細胞移動で始まるが，シナプスは出生後まで継続して発達する．シナプスは出生後の過剰生産で最高に発達した後，徐々に減少して最終的に成人のシナプス数になる．事実，これは皮質機能の最も基本的な発達過程であろう．

　これらのシナプスの数量や構造の変化に加えて，大脳皮質や小脳皮質では，

多くの余分なニューロンが消失し，軸索突起が退行する。この過程は第3期トリメスター期間中および出生後も継続する（Janowsky & Finlay, 1986）。約7ヵ月の時点で，新皮質の発達に続いて小脳皮質が発達する。顆粒細胞が最初の位置からプルキンエ細胞近傍の最終地点まで下降移動し始める。虫部前方が小脳側葉より前に発達する（Gilles et al., 1983）。

精神分裂病と関連した第3期トリメスターの病理

　第2期トリメスターで述べた胎児への影響は第3期トリメスターでも当てはまる。特に，感染・出血・脳室内圧の増加は脳組織損傷の原因になるだろう。第3期トリメスターでは，いかなる実質の損傷によっても明らかなグリオーシスが生じる。

　小脳の発達は遅く，ある細胞は周産期あるいは出生後においてもまだ有糸分裂段階にある。つまり，この領域は第3期トリメスター時期に特に脆弱であり，細胞が消失しやすいことを意味する。しかしながら，進化論的に小脳の古い部分である虫部前方領域は，第2期トリメスターの終り以来発達している。したがって，虫部前方の発葉や大きさの障害が精神分裂病脳のCTスキャンでも認められることは特記しておく必要がある（Heath, Franklin & Shraberg, 1979 ; Weinberger, Torrey & Wyatt, 1979 ; Cannon, Mednick & Parnas, 1989）。これらの発見は萎縮や発育不全が特に精神分裂病患者の小脳虫部前方に起きていることを示唆している。したがって，発達上の障害は第2あるいは第3期トリメスターにその起源があるのだろう。

　眼球運動調節の問題もまた小脳の最も古い部位の損傷と関係している。その部位には，虫部の尾部分・小結節・虫部第10番目の細分が含まれる。ここはまた，第2期トリメスターの終りあるいは第3期トリメスターのはじめの時期に発達上の損傷を最も受ける領域でもある（Gilles et al., 1983）。

　小脳虫部は長期間の刺激反応の慣れにとって欠くことのできない部位であることも記しておくべきだろう（Leaton & Supple, 1986）。この慣れは精神分裂病患者では欠如しており，精神分裂病患者の自律神経系の過剰な反応と直接関連しているのだろう（Swerdlow et al., 1986）。

分　娩

　出生時外傷あるいは分娩時合併症によって，脳室内や表皮下の出血がよく起こり，結果として大脳半球の白質内でもっとも損傷がみられる。灰白質が直接影響を受けた場合は，最も早く危険に曝される場所は視床と脳幹上部である。周産期の低酸素症・無酸素症は脳の損傷に直接関係しており，特に海馬がこの影響に敏感であると報告されている（Hedner, 1978）。海馬はヒト（Mednick, 1970）および動物（Schmajuk, 1987）両方で精神分裂病の理論上のモデルに関係しているので，この損傷の可能性には特に注意を払っておく必要がある。しかしながら，周産期の無酸素症で傷害を受けたに違いない期間やその直前に死亡した胎児の病理標本では，海馬・淡蒼球を含む基底核には明瞭な病理所見がほとんどみられない（Gilles, 1983b）。

　このことは周産期の無酸素症の明らかな影響を除外するわけではない。Hershkowitz・Grimm・Speiser（1983）によると，出生後（24時間以上），100％窒素下で25分間呼吸する無酸素症ラットでは，海馬のムスカリン性アセチルコリン受容体数が有意に増加し，約40日後に消失する。代わって，βアドレナリン受容体が同じ部位に増加する。海馬の正味重量は対照動物のそれと異ならなかった。

　脳室の拡大は，脳出血や出血後のCSF流出阻害のための水頭症によっても起きる。脳室の拡張は，出生時超低体重胎児の副上衣胚基質の出血ともよく関係している（Silverton et al., 1985）。そのような脳出血は出生時超低体重胎児の約40％に発生し，多数にCTスキャン上脳室拡大が認められる。脳室内の出血や一時的な水頭症による脳室の拡大は，間脳―中脳接合部にある視床や脳幹上部の細胞構成要素の消失と関連している。中脳蓋や中脳被蓋の知覚核は橋上部同様影響を受け，効果が累積すると特に知覚情報の統合や受容が妨害される（Ranck & Windle, 1959；Faro & Windle, 1969 参照）。精神分裂病の感情および行動の観点から特に重要であるといわれている中脳辺縁系と中脳の接続部も同様に障害を受けている（Stevens & Livermore, 1978）。

　出生時合併症は33歳時の精神分裂病患者の第三脳室の拡大と密接に関係し

ている (Schulsinger et al., 1984 ; Silverton et al., 1985 ; Cannon et al., 1989)。第三脳室も同様に，正常な狭く細長い切り口様の冠状面の外観から「ビア樽上の形状」に拡大・拡張する。水頭症誘導性の脳室内圧力によって，たとえそれが経過とともに自然に消失したとしても (Liechty et al., 1983 ; Brann, 1985)，脳室周囲細胞が損傷されるのはまずまちがいない。そして，この損傷が脳室にある上衣配列が遮断されている領域で特に重症であると考えられる理由がある。第三脳室の配列は滅多にこういう風には穴があかないが，視床下部と視床の接続部，あるいは中脳は障害の危険に直面している。同様に，脳室内の上衣の断絶は発達期間中すべての胎児に起こりうるが，最もよくみられるのは海馬のCA2領域・脳梁吻部あるいは後頭部・後頭前頭上部束の近傍である (Dooling et al., 1983)。したがって，これらの領域では，脳出血や脳室内圧の増加時の損傷の危険性が高い。最近のポジトロン・エミッション・トモグラフィによる研究でも，大きな脳出血があった場合，たとえ胎児が重篤な神経学的障害なしに生き延びたとしても，出血部位近隣の白質の血流が著しく減退していると報告されている (Hill, Shackelford & Vollpe, 1984 ; Schub, Ahmann & Bain et al., 1980)。

そのような神経機能の欠損により，特に間脳―中脳の境界領域で以下のような障害が引き続いて起こる。つまり，視床下部の興奮性発汗調節 (Wang, 1964) といった視床下部の自律神経系機能の障害，脳梁を介した前頭葉・後頭葉大脳半球内の皮質の結合の破壊，同側の前頭葉・後頭葉皮質領域間の調節障害である。

皮質の病理学的所見は出生時外傷ではあまり目立たないが，皮質への血液供給の局所障害は，大脳動脈領域間のいわゆる境界帯へ大きな損傷を与える傾向がある。そしてこの障害は，既に述べたように，前頭葉と頭頂葉に関連した皮質でみられる。出生時合併症の結果起きる極端な低血圧は，新生児の毛細血管床末端にある多くの血管の直径を考慮すると，そのような損傷の原因の1つであろう。

一般的なストレス要因が出生前・周産期の胎児の中枢神経系に影響を与えるとすれば，この短い総説で述べた臨界期および脳部位が最も影響を受けやすいだろう。

分娩時合併症のまとめ

　出産児低体重の危険因子と強く関係している早産では，低酸素症および副上衣・脳室内の出血の危険性が劇的に増加し，それによって壊死が起こり，引き続いて永久的に脳室が拡大する。視床・基底核・海馬の灰白質領域を含む脳室周囲組織はこれらの合併症に最も脆弱である。視床下部と他の辺縁系領域が第三脳室の拡大により選択的に障害を受けることは明らかである。

　第三脳室の拡大は自律神経系活動の低下と関連があり，これは精神分裂病の陰性症状に関する構造的基盤になるであろう（Cannon et al., 1988 ; Cannon, Mednick & Parnas, 1990）。しかしながら，そのような直接の脳室周囲の損傷が唯一の障害の原因ではないだろう。出生時あるいは出生直前に死亡した胎児の任意抽出集団の脳では，大脳半球の深部白質が灰白質よりも明らかに壊死の割合多い（Gilles et al., 1983）。この発見は低血圧，あるいはバクテリア物質・薬物・内毒素の存在が原因の脳循環の突然の変化によって，深部白質が選択的に攻撃されることを示唆している。脳梁と他の相互連絡する繊維束には欠陥があり，さらに出生後の発達では皮質・皮質下の細胞や接続が消失する。精神分裂病の障害ではそのような繊維系の損失が，前頭の脳梁の相互連絡部位・後頭前頭束・後頭側頭関連皮質に接続する脳梁部位で特に多いことを意味している。

出生後の期間

　出生後すぐの期間は早産の場合は特に厄介であり，出生時の体重減少（通常，早産による）は，後に発病する精神分裂病の一因となるであろう（Mednick & Silverton, 1988）。第2に，出生後長期間発達する皮質と小脳に大きな特徴がみられる。この時期には，樹状突起の分枝，皮質細胞のシナプス増殖，初期の過剰生産による細胞の「計画的細胞死」（Rakic et al., 1986），出血のような出生時合併症による損傷の修復などがみられる。

　成長や修復に関するこれら一般的要因に加えて，皮質下の求心性・遠心性の

接続の欠損による新皮質レベルの減損が，皮質下細胞構造の損耗をもたらすのだろう（Faro & Windle, 1969）。このことは，基底核・黒質・視床背側内側核・前頭葉皮質の関係に関連して考慮すべき重要な点である。これらの組織間連結の皮質下接続の機能障害によって前頭葉皮質機能が後退するのだろう。これは成人の精神分裂病の基本的特徴の1つである（Carlsson, 1989）。

謝辞

Melvin Lyon がデンマークのコペンハーゲン大学の有給休暇中に，米国・カリフォルニア州・ロサンジェルスにある南カリフォルニア大学の客員教授および共同研究員としてこの仕事を完成させた。この仕事に関して研究施設を提供し，奨励して下さった SSRI の Ward Edwards 部長，およびその同僚に感謝する。特に有益な討論や批評をしてくれた William O. McClure・Floyd Gilles・Sarnoff Mednick・Tyrone Cannon の各氏にも同様に感謝する。この研究は，スコットランド・ライト精神分裂病研究プログラムおよび国立精神衛生研究所助成 5ROIMH37692-04 の援助を受けた。

文献

Andreasen, N., Nasrallah, H. A., Dunn, V., Olson, S. C., Grove, W. M., Erhardt, J. C., Coffman, J. A. & Crossett, J. H. W. (1986). Structural abnormalities in the frontal system in schizophrenia. *Archives of General Psychiatry*, **43**, 136–44.

Barr, C. E., Mednick, S. A. & Munk-Jørgensen, P. (1990). Exposure to influenza epidemics during gestation and adult schizophrenia: A 40 year study. *Archives of General Psychiatry*, **47**, 869–74.

Bogerts, B., Meertz, E. & Schonfeldt-Bausch, R. (1985). Basal ganglia and limbic system pathology in schizophrenia. *Archives of General Psychiatry*, **42**, 784–91.

Brann, A. W., Jr (1985). Factors during neonatal life that influence brain disorders. In J. M. Freeman (Ed.), *Prenatal and Perinatal Factors Associated with Brain Disorders* (pp. 263–358). National Institutes of Health Publication No. 85-1149. April 1985.

Cannon, T. D., Fuhrmann, M., Mednick, S. A., Machon, R. A., Parnas, J. &

Schulsinger, F. (1988). Third ventricle enlargement and reduced electrodermal responsiveness. *Psychophysiology*, **25**, 153–6.
Cannon, T. D., Mednick, S. A. & Parnas, J. (1989). Genetic and perinatal determinants of structural brain deficits in schizophrenia. *Archives of General Psychiatry*, **46**, 883–9.
(1990). Antecedents of predominantly negative- and predominantly positive-symptom schizophrenia in a high-risk population. *Archives of General Psychiatry*, **47**, 622–32.
Carlsson, A. (1989). The current status of the dopamine hypothesis of schizophrenia. *Neuropsychopharmacology*, **1**(3), 179–86.
Conrad, A. J. & Scheibel, A. B. (1987). Schizophrenia and the hippocampus: The embryological hypothesis extended. *Schizophrenia Bulletin*, **13**(4), 577–87.
Dooling, E. C., Chi, J. G. & Gilles, F. H. (1983). Developmental changes in ventricular epithelia. In F. H. Gilles, A. Leviton & E. C. Dooling (Eds.), *The Developing Human Brain. Growth and Epidemiologic Neuropathology* (pp. 113–16). Boston: Wright PSG.
Faro, M. D. & Windle, W. F. (1969). Transneuronal degeneration in brains of monkeys asphyxiated at birth. *Experimental Neurology*, **24**, 38–53.
Freeman, J. M., (Ed.) (1985). *Prenatal and Perinatal Factors Associated with Brain Disorders*. National Institutes of Health Publication No. 85–1149. April, 1985.
Gilles, F. H. (1983a). Telencephalon medium and the olfacto-cerebral outpouching. In F. H. Gilles, A. Leviton & E. C. Dooling (Eds.), *The Developing Human Brain. Growth and Epidemiologic Neuropathology* (pp. 59–86). Boston: Wright PSG.
(1983b). Neural damage: Inconstancy during gestation. In F. H. Gilles *et al.* (Eds.), *The Developing Human Brain. Growth and Epidemiologic Neuropathology* (pp. 227–43). Boston: Wright PSG.
(1983c). Changes in growth and vulnerability at the end of the second trimester. In F. H. Gilles *et al.* (Eds.), *The Developing Human Brain. Growth and Epidemiological Neuropathology* (pp. 316–25). Boston: Wright PSG.
Gilles, F. H., Leviton, A. & Dooling, E. C. (1983). *The Developing Human Brain. Growth and Epidemiologic Neuropathology*. Boston: Wright PSG.
Heath, R. G., Franklin, D. E. & Shraberg, D. (1979). Gross pathology of the cerebellum in patients diagnosed and treated as functional psychiatric disorders. *Journal of Nervous and Mental Diseases*, **167**, 585–92.
Hedner, T. H. (1978). Central monoamine metabolism and neonatal oxygen deprivation. An experimental study in the rat brain. *Acta Physiologica Scandinavica*, Suppl. **460**, 1–34.
Hershkowitz, M., Grimm, V. E. & Speiser, Z. (1983). The effects of postnatal anoxia on behaviour and on the muscarinic and beta-adrenergic receptors in the hippocampus of the developing rat. *Developmental Brain Research*, **7**,

147-55.
Hill, A., Shackelford, G. & Vollpe, J. (1984). A potential mechanism of pathogenesis for early posthemorrhagic hydrocephalus in the premature newborn. *Pediatrics*, **73**, 19–21.
Jakob, H. & Beckmann, H. (1986). Prenatal developmental disturbances in the limbic allocortex in schizophrenia. *Journal of Neural Transmission*, **65**, 303–26.
Jammes, J. L. & Gilles, F. H. (1983). Telencephalic development: Matrix volume and isocortex and allocortex surface areas. In F. H. Gilles, A. Leviton & E. C. Dooling (Eds.), *The Developing Human Brain. Growth and Epidemiologic Neuropathology* (pp. 87–93). Boston: Wright PSG.
Janowsky, J. S. & Finlay, B. L. (1986). The outcome of perinatal brain damage: The role of normal neuron loss and axon retraction. *Developmental Medicine and Child Neurology*, **26**, 375–89.
Kalsbeek, A., Voorn, P., Buijs, R. M., Pool, C. W. & Uylings, H. B. (1988). Development of the dopaminergic innervation in the prefrontal cortex of the rat. *Journal of Comparative Neurology*, **269**(1), 58–72.
Kostovic, I. & Rakic, P. (1984). Development of prestriate visual projections in the monkey and human fetal cerebrum revealed by transient cholinesterase staining. *The Journal of Neuroscience*, **4**, 25–42.
Kovelman, J. A. & Scheibel, A. B. (1984). A neurohistological correlate of schizophrenia. *Biological Psychiatry*, **19**, 1601–21.
Lancet, The (1984). Ischaemia and haemorrhage in the premature brain. Editorial of October 13, 1984.
Leaton, R. L. & Supple, W. F., Jr (1986). Cerebellar vermis: Essential for long-term habituation of the acoustic startle response. *Science*, **232**, 513–15.
Lesch, A. & Bogerts, B. (1984). The diencephalon in schizophrenia: Evidence for reduced thickness of the periventricular gray matter. *European Archives of Psychiatry and Neurological Science*, **234**, 212–19.
Leviton, A. & Gilles, F. H. (1983). Etiologic relationships among the perinatal telencephalic leucoencephalopathies. In F. H. Gilles *et al.* (Eds.), *The Developing Human Brain. Growth and Epidemiologic Neuropathology* (pp. 304–15). Boston: Wright PSG.
Liechty, E. A., Gilmor, R. L., Bryson, C. Q. & Bull, M. J. (1983). Outcome of high-risk neonates with ventriculomegaly. *Developmental Medicine and Child Neurology*, **25**, 162–8.
McLardy, T. (1974). Hippocampal zinc and structural deficit in brains from chronic alcoholics and some schizophrenics. *Journal of Orthomolecular Psychiatry*, **4**(1), 32–6.
Mednick, S. A. (1970). Breakdown in individuals at high risk for schizophrenia: possible predispositional perinatal factors. *Mental Hygiene*, **54**(1), 50–63.
Mednick, S. A., Machon, R. A., Huttunen, M. O. & Bonnett, D. (1988). Adult

schizophrenia following prenatal exposure to an influenza epidemic. *Archives of General Psychiatry*, **45**, 189–92.

Mednick, S. A. & Silverton, L. (1988). High-risk studies of the etiology of schizophrenia. In M. T. Tsuang & J. C. Simpson (Eds.), *Handbook of Schizophrenia, Vol. 3: Nosology, Epidemiology and Genetics* (pp. 543–62). Amsterdam: Elsevier.

Nelson, K. B. & Ellenberg, J. H. (1986). Antecedents of cerebral palsy. Multivariate analysis of risk. *New England Journal of Medicine*, **315**, 81–6.

Nieto, D. & Escobar, A. (1972). Major psychoses. In J. Minkler (Ed.), *Pathology of the Nervous System* (pp. 2654–65). New York: McGraw-Hill.

Oke, A. F. & Adams, R. N. (1987). Elevated thalamic dopamine: Possible link to sensory dysfunctions in schizophrenia. *Schizophrenia Bulletin*, **13**, 589–603.

Pakkenberg, B. & Gundersen, H. J. G. (1988). Total number of neurons and glial cells in human brain nuclei estimated by the dissector and the fractionator. *Journal of Microscopy*, **150**, 1–20.

Rakic, P. (1988). Defects of neuronal migration and the pathogenesis of cortical malformations. In G. J. Boer, M. G. P. Feenstra, M. Mirmiran, D. F. Swaab & F. van Haaren (Eds.), *Progress in Brain Research* (Vol. 73, pp. 15–37). Amsterdam: Elsevier.

Rakic, P., Bourgeois, J-P., Eckenhoff, M. F., Zecevic, N. & Goldman-Rakic, P. S. (1986). Concurrent overproduction of synapses in diverse regions of the primate cerebral cortex. *Science*, **232**, 232–5.

Ranck, J. B., Jr & Windle, W. F. (1959). Brain damage in the monkey, *Macaca mulatta*, by asphyxia neonatorum. *Experimental Neurology*, **1**, 130–54.

Schmajuk, N. A. (1987). Animal models for schizophrenia: The hippocampally lesioned animal. *Schizophrenia Bulletin*, **13**(2), 317–27.

Schub, H. S., Ahmann, P. & Bain, R., et al. (1980). Long-term developmental follow-up of premature infants with subependymal intraventricular hemorrhage: Reason for optimism. *Clinical Research*, **28**, 874A.

Schulsinger, F., Parnas, J., Petersen, E. T., Schulsinger, H., Teasdale, T. W., Mednick, S. A., Moller, L. & Silverton, L. (1984). Cerebral ventricular size in the offspring of schizophrenic mothers. *Archives of General Psychiatry*, **41**, 602–6.

Silverton, L., Finello, K. M., Mednick, S. A., Schulsinger, F. & Parnas, J. (1985). Birthweight, schizophrenia and ventricular enlargement in a high risk sample. *Journal of Abnormal Psychology*, **94**, 405–9.

Sloviter, R. S., Damiano, B. P. & Connor, J. D. (1980). Relative potency of amphetamine isomers in causing the serotonin behavioral syndrome in rats. *Biological Psychiatry*, **15**, 789–96.

Soinila, S., Ahonen, M., Joh, T. H. & Steinbusch, H. W. (1988). 5-Hydroxytryptamine and catecholamines in developing sympathetic cells of the rat. *Journal of the Autonomic Nervous System*, **22**(3), 193–202.

Stevens, J. R. (1975). GABA blockade, dopamine and schizophrenia: Experimental activation of the mesolimbic system. *International Journal of Neurology*, **10**, 115–27.
Stevens, J. R. (1982). Neuropathology of schizophrenia. *Archives of General Psychiatry*, **39**, 1131–9.
Stevens, J. R. & Livermore, A., Jr (1978). Kindling of the mesolimbic dopamine system: Animal model of psychosis. *Neurology*, **28**, 36–46.
Swerdlow, N. R., Braff, D. L., Geyer, M. A. & Koob, G. F. (1986). Central dopamine hyperactivity in rats mimics abnormal acoustic startle response in schizophrenics. *Biological Psychiatry*, **21**, 23–33.
Voorn, P., Kalsbeek, A., Jorritsma-Byham, B. & Groenewegen, H. J. (1988). The pre- and postnatal development of the dopaminergic cell groups in the ventral mesencephalon and the dopaminergic innervation of the striatum of the rat. *Neuroscience*, **25**(3), 857–87.
Wang, G. H. (1964). *The Neural Control of Sweating*. Madison: University of Wisconsin Press.
Weinberger, D. R., Torrey, E. F. & Wyatt, R. J. (1979). Cerebellar atrophy in chronic schizophrenia. *Lancet I*, 718–19.

第 V 部

精神分裂病の神経病理学的異常

8 精神分裂病の神経病理：病態生理および神経発達の観点から

BERNHARD BOGERTS

ドュッセルドルフ大学

序 論

　神経解剖学者や神経病理学者にとって精神分裂病ほどやりがいのある神経精神疾患はないだろう。古典的時代の神経形態学的な精神分裂病の研究によって，精神分裂病患者脳内に有力な形態学的変化が発見されなかった後，この疾患は異なった精神世界の観念やイデオロギーの中で論争されてきた。しかしながら，初期の神経病理学的研究同様に，この研究にはある問題点があった。つまり，よくコントロールされた定量統計学的研究に基づいて，観察によって立証できる再現性のある資料が欠如しているのである。

　多くの精神科医・心理学者・神経化学者が精神分裂病を脳の疾患というよりも心の病と想定するもう1つの理由は，精神分裂病で障害を受けていると現在では考えられている機能と関係している脳系統の神経解剖や生理が，最近になるまでほとんどわかっていなかったからである。そのような脳機能とは認知や情動活動の協調運動，異なった感覚形式の高次皮質統合と連合，感覚ゲート，基本的な欲動と情動に関するニューロンの生成と調整である。これら神経科学分野の発展および多くの脳画像や死後脳研究によって，脳の形態学的・生理学的な異常がこの疾患の基本的な生物学的構成要素であり，この疾患が主に心理社会的な影響の結果生じるという概念に反駁する論議を巻き起こしている。

　新しい時代の神経形態学的な精神分裂病研究は，1970年代に，コンピュータ連動断層撮影（CT）や磁気共鳴画像（MRI）といった神経画像技術の導入により，勢いに弾みをつけて始まった。今世紀前半の研究とは反対に，多くの

新しい研究は定量統計手法を用い，この20年間で知られるようになった脳の生理機能や，疾患の病態生理機能にとってきわめて重要であるとみなされるようになった脳領域を探究している。最近の多くの死後脳研究によると，精神分裂病の大脳辺縁系に異常があるが，この解剖学的構造の異常は脳発達初期の障害がもとになっている。

初期における精神分裂病の神経形態学的研究については，いくつかのすぐれた総説がある (David, 1957; Peters, 1967; Nieto & Escobar, 1972; Weinberger, Wagner & Wyatt, 1983; Kirch & Weinberger, 1986; Stevens, 1982; Kovelman & Scheibel, 1986; Roberts & Crow, 1987)。本論文は1970年以降に報告された質的にも量的にもより新しい研究に焦点を当てることとし，以下の論点に取り組むことにする。

（1）どのような神経形態学的変化が記述されており，それが病因解明のどの端緒になるのか？
（2）観察のみに基づいた証拠はこの発見に対してどれくらい説得力があるのだろうか？
（3）精神分裂病の症状のうちいくつかは，報告されている脳の異常によって説明がつくのであろうか？
（4）脳の異常な形態はこの疾患の典型的な経過とどのように関係しているのだろうか？

どのような神経形態学的変化が報告されており，それが病因解明のどの端緒になるのか？

1970年以降，精神分裂病に関する30余りの死後脳研究が発表されてきたが，以下のように分類できる。（1）脳発達疾患と一致するもの，（2）炎症性変性脳疾患を支持するもの，（3）報告されている異常の病因について注釈していないもの。

脳発達疾患と一致する発見

　McLardy (1974) によると，早発性精神分裂病患者 30 例中 12 例に（対照者 7 例と比較して），海馬体の歯状回に著しく異常な顆粒細胞層が両側性にみられた。その異常な顆粒細胞層の深さは，正常な 7―5 神経細胞体の範囲から 4 細胞体へ減少していた。高倍率の光学顕微鏡では個々の顆粒細胞は細胞質や核は正常にみえるが，顆粒細胞層の亜鉛含有量は 50 ％ まで減少していた。McLardy は，細胞像は変性した外観を呈しておらず，むしろ発達停止説と符合すると結論づけた。彼はさらに精神分裂病患者の約 1/3 では，遺伝的要因・周産期の環境要因あるいはその両者のために，顆粒細胞の正常な有糸分裂が妨害されていると提唱している。この研究では海馬体の顆粒細胞層以外は調べられていなかった。

　神経放射線学的方法により明らかにされた脳室拡大が局所の脳組織の欠損によるものなのか，あるいはより広汎な欠如によるものなのかを検討するために，フォークト・コレクションの精神分裂病患者 13 名（対照者 10 名）の左半球を髄鞘染色した連続切片標本を用いて，基底核と辺縁系のいくつかの部位の体積を測定した (Bogerts, 1984 ; Bogerts et al., 1985)。すべての患者は神経弛緩薬導入以前に死亡しており，インスリンや電気痙攣療法で治療を受けたものはいなかった。精神分裂病患者では，側頭葉の辺縁部位（扁桃体・海馬・海馬傍回）の平均して 20-30 ％ に及ぶ著しい体積減少がみられた。淡蒼球内側の体積は 20 ％ 小さいが，淡蒼球外側・尾状核・被殻・側坐核には変化がみられなかった。Vogt (1925) によって紹介された特異的過敏性（毒素が一定の器官に作用する傾向のあること）の概念に従うと，淡蒼球内側および辺縁系側頭葉組織は，ウイルス・毒性物質・周産期低酸素といった種々の有害物質に選択的に脆弱であり，これら組織の遺伝的先天的発育不全により疾病素質が形成されるのだろう。

　Kovelman および Scheibel (1984) は，慢性の精神分裂病患者 10 名（対照者 8 名）における海馬体の CA 部分の錐体細胞の配列を測定した。特に海馬領域上部と中部の錐体細胞の配列には明らかに一定の変化がみられた。細胞配列

はCA1/鉤状回前方，およびCA1/CA2の接触面でもっとも顕著に秩序が乱れていた。本研究では，同じグループによって以前報告されていた定性的な所見（Scheibel & Kovelman, 1981）が確認された。構造的な変化は，胎生期の脳発達中のニューロンの移動パターンに問題があることを示唆している。Altshulerら（1987）がヤコヴレヴ・コレクションの精神分裂病患者7名（対照者6名）において，同様な海馬錐体細胞の配列を反復測定している。精神分裂病患者でみられる錐体細胞の無秩序な配列は統計学的有意差はなかったが，錐体細胞の無秩序の程度と精神異常による行動障害の重症度には相関がみられたという。

Benes・Davidson・Bird（1986）は，精神分裂病患者10名（対照者10名）の前頭前野・帯状回前方・第一次運動皮質について，ニューロンおよびグリアの密度・ニューロン-グリア細胞比・ニューロンの大きさを計測した。前頭前野第VI層・帯状回第V層・運動皮質第III層ではニューロン密度が有意に低下していた。さらに，辺縁系の一部である帯状回前方のニューロンの配列を解析したところ，対照者で観察されるよりもニューロンの集合体は小さく，分離していた（Benes, 1987）。精神分裂病患者の単位容積当たりのグリア細胞数は一般に少ない。そのデータは進行性のニューロン変性の発生とは反対の結論を示していた。生命早期のニューロンの脱落により生じる非変性性の細胞構築の変化が精神分裂病患者の帯状回に存在する可能性がある。

Jakob・Beckmann（1986）は精神分裂病患者64名（対照として，小横隔膜症7名・器質症候群患者2名・人格障害1名を用いた）の剖検脳を調べた。42名の精神分裂病患者に，珍しい脳溝と脳回がある異常に発達した側頭葉が認められた。この42症例のうち20名には，海馬傍回の内側嗅領吻部の細胞構築的異常があり，単一の前α細胞集団が異所性に上層部へ転置して不完全に発達していた。16症例には腹側島皮質に異常な構造がみられた。他の脳領域は調べられていないが，グリオーシスは観察されなかった。報告された変化は定性的な脳組織評価に拠っており，統計に基づいた体型測定（生体または生体を形成する各部分の測定）は行っていない。この発見によると，異種皮質のニューロン移動の障害は妊娠第2期トリメスター期間中に起きる。

さらに，フォークト・コレクションの精神分裂病患者13名（対照者11名）

について海馬体（Falkai & Bogerts, 1986）および内側嗅領（Falkai, Bogerts & Rozumek, 1988a）のすべての切片の体型測定を行った。海馬切片CA1/CA2・CA3・CA4および歯状回の体積は減少していたが，海馬白板（海馬脳室面を覆う薄く白い脳弓繊維層）・海馬采（白繊維質の狭く鋭い縁をした堤。最終的には脳弓を形成する海馬の遠心性繊維）・鉤状回皮質の体積には変化がなかった。穿孔性の経路は体積減少の傾向を示す。神経細胞の絶対数はCA1/CA2・CA3・CA4および歯状回の顆粒細胞層では10-30％減少していたが，グリア細胞の平均絶対数および密度は患者と対照者で違いはなかった。同じ患者の内側嗅領では，組織・体積・神経細胞数の顕著な減少がみられたが，グリア細胞数は増加していなかった。ある種の精神分裂病患者でみられる海馬および内側嗅領でのグリオーシスを欠いた海馬体の明らかな形状の変化（Bogerts, 1989）は，萎縮性の過程やウイルス感染といった後の人生に起きる病理的影響ではほとんど説明がつかず，幼年時代のたいへん早い時期に起きる発達上の障害を示唆していて，継続した進行性の脳疾患の可能性を否定している。

精神分裂病患者の内側嗅領深部層でみられる前 α 細胞集団の異常な位置は，胎児発達期間中の内側嗅領細胞集団のニューロン移動の障害の徴候であるとJakob・Beckmann（1986）は指摘している。この位置の異常を定量的に調べるために，われわれはフォークト・コレクションの精神分裂病患者7名（対照者11名）および最近収集した精神分裂病患者11名の脳（新しい対照者11名を追加）について，内側嗅領の軟膜表面と前 α 細胞集団中央の間の距離を測定し，この長さの内側嗅領全体の厚さに対する割合を計算した（Falkai et al., 1988b）。フォークト・コレクションの精神分裂病患者4名，および最近収集した精神分裂病患者3名の脳では対照の範囲よりも値が高く，これらの症例では，胎生期間中にみられる内側嗅領層内側から外側への前 α 細胞集団の移動が障害を受けていることが示唆されている。患者―対照者群間の内側嗅領表面と前 α 細胞集団間の平均距離は，フォークト・コレクションの脳では約30％ほど有意に異なっており，われわれの新しく収集した脳では増加する傾向（約20％）にあった。

最近，Altshulerら（1988）は精神分裂病患者12名について，乳頭体レベルの海馬と海馬傍回の横断面面積を測定した。精神分裂病患者は健常対照者

10名と比べて海馬傍回皮質が有意に小さかったが，自殺者17名とは差がなかった．さらに，精神分裂病では海馬と海馬傍回の皮質の形状が著しく歪んでいた．

炎症性あるいは変性性脳疾患を支持する報告

Nieto・Escobar（1972）は，精神分裂病患者10名（対照者4名）の脳にあるグリア原繊維を銀炭酸リチウム染色して組織定性評価し，第三脳室および中脳水道を取り囲む脳幹組織にあるグリオーシスについて報告した．彼らによると，患者10名中4名の海馬にグリオーシスがみられた．

Fisman（1975）は幻覚妄想性精神病者10名を含む精神疾患患者24名（対照者10名）について，定性的に脳幹（髄質・橋・中脳）を調べた．脳炎由来と思われるグリア結節および脈管周囲の浸潤が幻覚妄想性精神病者10名中7名にみられた．

基底核の一部であるレンズ核わながAverback（1981）によって調べられた．Vogtによって50年前に記されたいわゆる「小人細胞」に似た細胞変性および細胞質の空胞形成が，精神分裂病患者13名中11名（対照者35名）に認められた．体型測定的手技は用いられなかった．

Stevens（1982）は精神分裂病患者25名の脳組織切片を調べ，それを非精神分裂病の精神疾患患者28名および年齢を一致させた非精神疾患患者20名から同様にして得た脳切片と比較した．グリア原繊維のホルツァー染色を用いたところ，精神分裂病16症例の脳室周囲・視床下部にグリオーシスがみられ，精神分裂病9-12名では中脳被蓋・分界条（扁桃体を視床下部および他の基底前脳部と結びつける細い繊維の帯）の床核・基底核・視床中央・扁桃体・海馬にグリオーシスがあり，9名では淡蒼球でニューロンが欠損したり，異常な鉱物化がみられ，13-15名で上衣の顆粒化やアミロイド小体がみられた．Stevensは，発見物の性向および分布はウイルスによって起きた古くて質の悪い炎症を示しているのだろうと考えた．

Nasrallahら（1983）は精神分裂病早発性患者11名・遅発性患者7名・躁うつ病患者7名（医療・外科手術の対照者7名）について脳梁を組織学的に調

べた。あらかじめ無作為に選んだグリッドの目によって，グリア核（ヘマトキシリン-エオジン染色）および脳梁繊維（ビールショウスキー染色）の数量を計算した。グリア細胞密度および脳梁繊維密度は，精神分裂病患者・躁うつ病患者および対照者間で相違がなかった。しかしながら，神経病理学者による非肉眼的なグリオーシスの評価では，早発性の精神分裂病患者は遅発性患者（脳梁膝と脳梁膨大）および対照者（脳梁膝）に比較して有意にグリオーシスが多かった。以前の2つの研究では，同じグループは早発性の精神分裂病患者集団が遅発性の精神分裂病患者集団に比べて脳梁が厚い傾向（p＝0.08）にあることを発見している（Nasrallah et al., 1979）。測定値を再分析したところ，脳梁膝では早発性と遅発性の精神分裂病の間だけでなく，早発性精神分裂病と対象者の間にも違いがみられたが，脳梁膨大ではともに違いがなかった（Bigelow, Nasrallah & Rauscher, 1983）。

病因について注釈していない研究

　死後脳の体積測定研究では，Rosenthal・Bigelow（1972）によると，精神分裂病患者10名（対象者10名）では全皮質体積・視床体積・側頭葉体積が増加していたが有意差はなかった。脳梁の平均幅は際立って有意に増大していた。この研究は以下の理由で批判されていた。（1）大変厚い切片（約1cm）を用いて体積が決定されている，（2）多くの対照者が人格障害あるいは慢性アルコール依存症に罹患しており，いずれも脳萎縮を来すことが知られている，（3）この結果と対照的に，大多数のCT研究では多くの精神分裂病患者の脳は適度に萎縮していた。

　Domら（1981）はフォークト・コレクションの緊張病性精神分裂病患者5名（対照者5名）の側坐核・尾状核・被殻・視床前核・視床内側核・視床外側核・視床後核について，介在ニューロンの細胞密度および細胞の大きさを調べた。線条体と側坐核では，細胞密度は有意な違いがなかったが，ゴルジII型ニューロンの大きさはやや小さくなっていた。精神分裂病患者の視床後核では，微小ニューロン濃度は40％まで減少していた。

　われわれの最初の体型測定研究（Bogerts, Häntsch & Herzer, 1983a）では，

フォークト・コレクションの精神分裂病患者6名（対照者6名）における中脳外側（黒質線条体）および中脳内側（中脳辺縁系）のドパミン系について評価した。黒質外側部では約21％の著しい体積の減少があり，内側部の神経細胞体の大きさは16％におよぶ著明な減少がみられた。ニューロン数は中脳辺縁系および黒質線条体で変化はみられなかった。黒質外側部の所見によると，黒質および皮質からの求心性神経繊維から構成される神経絨が減少しており，中脳内側部・中脳辺縁系のニューロン細胞が小さくなっていることは，細胞の過活動というよりもこの精神分裂病患者のドパミン系の活動低下を示しているのだろう。

　LeschとBogerts（1984）は，フォークト・コレクションの精神分裂病患者15名（対象者12名）について，視床全体および視床の主な副核（前核・内側核・外側核・網様核・背側核・正中核群・視床枕・内側および外側の膝状体・脳室周囲灰白質）の体積と長さの測定を行った。これらの視床組織では正中核群を除いて体積の違いはみられなかった。精神分裂病患者では正中核群は体積が小さい傾向（20％）にあり，脳室周囲灰白質の厚さも約20％と著しく減少していた。

　Brownら（1986）はイギリスのルンウェル・コレクションの精神分裂病患者41名（対照は感情障害患者29名）を研究した。脳切片の写真について，皮質・基底核・辺縁系・脳室のいくつかの部分の面積を計測した。精神分裂病患者の脳は6％（脳組織約50g相当）軽く，横断面で側脳室は前角（19％）と下角（97％）で拡大していた。海馬傍回は11％薄かった。海馬と扁桃体は測定していない。この死後脳の研究で，精神分裂病の脳室の拡大は海馬や扁桃体といった下角周囲の辺縁脳組織の消失と特に関係していることが確認された。同じグループ（Colter et al., 1987）は患者17名（感情障害の対照者11名）について海馬傍回の白質の減少（23％）を報告している。

　Jeste・Lohr（1989）はヤコヴレヴ・コレクションの精神分裂病患者13名（白質切断者9名・正常対照者16名）について，海馬前方左右のアンモン角のCA領域の体積と錐体細胞密度を測定した。すべての領域で体積・錐体細胞密度ともに精神分裂病患者の切片がもっとも低い値を示した。左側のCA4で違いが最も大きく，精神分裂病患者は健常対照者に比べて錐体細胞密度が著しく

低く，白質切断者よりも体積がかなり少なかった。

　Pakkenberg (1987) は慢性精神分裂病患者29名（対照者30名）について6mm厚全脳連続切片を詳細に研究した。両半球・皮質と皮質下白質の体積および脳重量（110g）は著しく減少していたが，脳室容量は増加していた。II型の精神分裂病患者（Crowによる）はI型の患者よりも脳室容量が著しく大きかった。

　Lohr・Jeste (1988) はヤコヴレヴ・コレクションの精神分裂病患者15名についてノルアドレナリン系の青斑核の体積と細胞数を計測した。青斑核の体積は減少する傾向にあったがニューロンは消失していなかった。このことは白質切断対照者に比べて精神分裂病患者の神経絨が減少していることを示唆している。黒質でも類似の結果が報告されている（Bogerts et al., 1983a）。

グリア細胞に関する研究

　精神分裂病患者脳内にグリオーシスが存在するか否かはいまだ論争が続いている。もし報告されている組織上の異常が発達障害・周産期合併症・遺伝的異形（親型からの構造・形状・生理・行動の偏位）を反映するならば，グリオーシスはみられないだろう。というのは，萎縮性経過やウイルス感染のような出生後に起きる病理学的出来事だけがグリア細胞密度増加の原因になるからである（Oyanagi, Yoshida & Icuta, 1986 ; Larroche, 1984）。未熟な脳ではグリオーシスはできないのである。

　2つの定性的研究では，精神分裂病患者10名中4名（Nieto & Escobar, 1972）および28名中9名（Stevens, 1982）について扁桃体と海馬でグリオーシスが報告された。1つの定性的研究では精神分裂病患者側頭葉内側でグリオーシスはみられなかった（Jakob & Beckmann, 1986）。これらのグリオーシスの定性的研究の主な問題点は，グリア細胞密度の定量的統計比較ができないことである。対照標準化された6つの定量的研究（Falkai & Bogerts, 1986 ; Falkai et al., 1988a ; Benes, 1987 ; Roberts et al., 1986 ; 1987 ; Stevens et al., 1988）では，側頭葉内側・帯状回・視床下部脳室周囲領域において，グリオーシスの徴候はなかった。中程度のグリオーシスを認識するには，グリア原繊維

酸性蛋白質レベルを評価するために用いられた濃度計の感度が十分に高くないことが，これらの研究のうちのいくつかでは指摘されている（Casanova, Stevens & Bigelow, 1987 ; Stevens et al., 1988）。さらに，中等度のグリオーシスが患者の一部でたとえあったとしても，用いられた統計解析では認めることができないほど，これらの研究すべての標本数は少ない。しかし前述の定性的研究でも，ほとんどの精神分裂病患者の側頭葉内側ではグリオーシスは存在しなかった。同様に，われわれは，フォークト・コレクションの精神分裂病患者の最も小さい海馬においてさえも，グリア細胞密度の増加を認めることができなかった。

将来，十分な標本数を持つ共同研究が行われたならば，発育不全・形成異常がある精神分裂病の脳皮質のグリオーシスが欠如していることが，構造的逸脱は出生時に既にみられるかあるいは一時的なグリオーシスしか生じない周産期合併症の結果として発生するという知見を強力に支持するだろう。あるいは，グリオーシスの欠如は，環境からの適当な刺激がなかったために，生命の最初の1年間に海馬が十分発達しなかったことを意味するのかもしれない（Greenough & Zuraske, 1979 ; Walsh, 1981）。

観察のみに基いた証拠は最近の神経解剖学的発見に対してどれくらい説得力があるのだろうか？

1970年以来行われてきた研究のほとんどすべてによると，精神分裂病患者でみとめられる脳の異常は微妙であり，アルツハイマー病・パーキンソン病・ハンチントン病といった変性脳疾患でみられる変化とは比較にならない。これらの疾患と異なる他の重要な点は，精神分裂病患者の脳の患部から得られた測定値が，対照者の範囲とかなり重複することである。

正常な脳構造のかなりの変動性に関連して，肉眼的および微視的脳解剖の一層わずかな異常が，適当な定量的統計解析を用いることによってはっきりと示された。このことは，精神分裂病に関するほとんどの神経病理学的研究が発表された今世紀前半では不可能なことであり，前述のいくつかの研究でも用いられていない。

表 8.1　精神分裂病辺縁系の定性的死後脳研究

研　究	発　見
Nieto・Escobar（1972）	海馬のグリオーシス，患者 10 名中 4 名
McLardy（1974）	海馬体の顆粒細胞層厚の減少
Averback（1981）	レンズ核わなの核の細胞変性
Stevens（1982）	患者 25 名中 6 名に海馬と扁桃体のグリオーシス
Jakob・Beckmann（1986）	内側嗅領吻部領域の細胞構築的異常，側頭溝の異常様式

　表 8.1 にまとめた研究で用いられた定性的脳組織評価は，血管性・外傷性・感染性・変性性の脳疾患でみられる明らかで有名な組織学的変化を記述するにはたいへん有用である。しかしながらそのような方法を，より微妙な脳組織の変化を規定するのに適用することは問題がある。正常および異常な構造のかなりの解剖学的な変化量を考慮したとき，そのような変化を確実に実証するためには，群の違いに対する定量的・統計的証拠が必要である。精神分裂病の神経病理に関する今世紀前半の特有の論争は，定性的な脳組織評価だけに関連した方法論上の欠陥に主に起因していた。

　現在では，精神分裂病は単一の疾患というよりも疾患群を包括しているものであり，したがって，一定の，あるいは「独特な」形態学的変化は期待できないと大部分の精神科医は考えている。臨床的な不均質性と，正常および病的な脳解剖の大きな異形を考慮すると，比較的多くの同等な患者と対照者の標本が必要である。さらに，定量的評価では，解剖学的に同一のレベルを確認すること，および問題としている組織の前部―後部・内側―外側・頭蓋骨―尾部全体の範囲を評価するためには，連続脳切片が必要であるとわれわれは考えている。

　最近までは，これらの要望を満たす脳コレクションがなかった。最近の大部分の形態学的研究は，ドイツ・デュッセルドルフのフォークト・コレクション，アメリカ・ワシントン DC のヤコヴレヴ・コレクション，イギリス・ウィックフォード・エセックスのルンウェル・コレクションの標本を調べている。フォークトおよびヤコヴレヴ・コレクションでは，精神分裂病患者 10-15 名（患者の大部分は神経弛緩薬や電気痙攣療法で治療を受けたことがない）の全脳あるいは脳半球の連続切片が定量的評価に使用可能である。ヤコヴレヴ・コレクシ

ョンの精神分裂病患者全員は白質切断術を受けており，したがって，白質切断した他の症例（難治性の疼痛患者）が対照者として使用されている。白質切断の範囲および部位には個人差が大きいので，このことは問題となる。フォークト・コレクションでは精神分裂病患者と対照者の性別がほとんど一致しておらず，中隔や脚間核といった中央の組織は左右の半球を切断する際，損傷を受けており，右半球はほとんど入手不可能である。

これらの方法論上の問題点を克服するために，1984年にわれわれデュッセルドルフ大学精神医学教室では，臨床的にしっかりと診断された精神分裂病患者40名と神経学的精神医学的疾患のない対照者60名の新しい脳の収集を開始した。現在のところ，精神分裂病患者20名およびそれに対応した対照者20名において，髄鞘・ニッスル染色した20μm連続切片の面積計測を行うことによって，海馬体全体の体積計測を終了した。左右両側の平均海馬体積は約20％と著しく減少していた。脳梁膨大レベルから海馬前極に至るまでの海馬全長も約15％とかなり短くなっていた。一方，横断面領域には変化がなかった。海馬前部の最終的な発達が不十分なために海馬全長が短いのだろう。

側頭葉内側組織（歯状回を含めた海馬体・内側嗅領・扁桃体を含む海馬傍回）および帯状回（機能的にはそれらに関係が深い）に関する，最近のすべての定性的・定量的な死後脳研究による際立った成果は，精神分裂病患者のかなりのものの辺縁系の1つあるいはいくつかに構造上の異常がみられることである（表8.1および表8.2参照）。しかしながら，これらの研究のほとんどすべてに，上記の方法論的あるいは統計学的な問題がある。それらの問題はヒト死後脳の体型測定では元からあることであり，少ない標本数やよく対応していない対照者のために起きる。現在のところ，精神分裂病患者の辺縁系に関する死後脳研究において神経病理学的変化を確認することができないものはない。このことは，辺縁系の病理は精神分裂病の生物学的な研究でもっともよく再現性のある発見の1つになったためであろうと私は考える。今世紀前半の形態学的な精神分裂病研究は再現性がなかった。

今世紀前半までは，辺縁系は嗅覚系の一部であると広くみなされていたために，それまで神経病理学者はこの組織に特別な関心を払っていなかった。したがって，精神分裂病の病態形態学の根本となる研究では辺縁系は見落とされて

表8.2 精神分裂病辺縁系の体型測定的死後脳研究

研　究	発　見
Bogerts（1984）	海馬・海馬傍回・扁桃体の体積減少
Bogerts ら（1985）	
Kovelman・Scheibel（1984）	海馬錐体細胞の配列の乱れ
Lesch・Bogerts（1984）	間脳脳室周囲灰白質厚の減少
Brown ら（1986）	海馬傍回皮質厚の減少，下角の増大
Falkai・Bogerts（1986）	海馬錐体細胞の減少
Benes ら（1986）	帯状回のニューロン密度の減少と細胞構築的障害
Benes（1987）	
Colter ら（1987）	海馬傍回白質の減少
Altshuler ら（1987）	海馬錐体細胞配列の乱れと臨床症状重症度の相関
Falkai ら（1988a）	鼻内側皮質の体積と細胞密度の減少
Falkai ら（1988b）	鼻内側前 α 細胞集団の異常な位置
Jeste・Lohr（1989）	海馬体積と錐体細胞数の減少

いた。

精神分裂病の症状は既報の脳の異常と関係があるのだろうか？

　脳の解剖学や生理学に関するわれわれの現在の知見によって，なぜ辺縁系の障害が精神分裂病の症状と関係するのか説明を試みることができる。

　図8.1はたいへん単純化した情報処理過程の神経解剖の図解を示している。第1次視覚・聴覚・体性感覚皮質領域から第1次感覚皮質領域周囲の単一形式の連合領域へのカスケード様の情報処理過程の配列の後に続いて，すべての視覚・聴覚・体性感覚の新皮質への入力が起きる。単一形式の連合皮質での最初の解析の後で，感覚入力は複数形式の連合領域へ転送される。複数形式の連合領域は2つ以上の感覚様式を統合している。感覚入力はそこからさらに，すべての感覚様式が高度のニューロン・レベルで統合されている上位形式の連合領域へ転送される。眼窩皮質・帯状回・側頭極・海馬傍回のような辺縁系近傍の組織は，高度に組織化された上位形式の連合および統合領域であるとみなされている（Jones & Powell, 1970 ; Swanson, 1983 ; Mesulam, 1986 ; Schmajuk, 1987）。これらの脳領域の構造的・機能的な欠陥によって，多くの精神分裂病

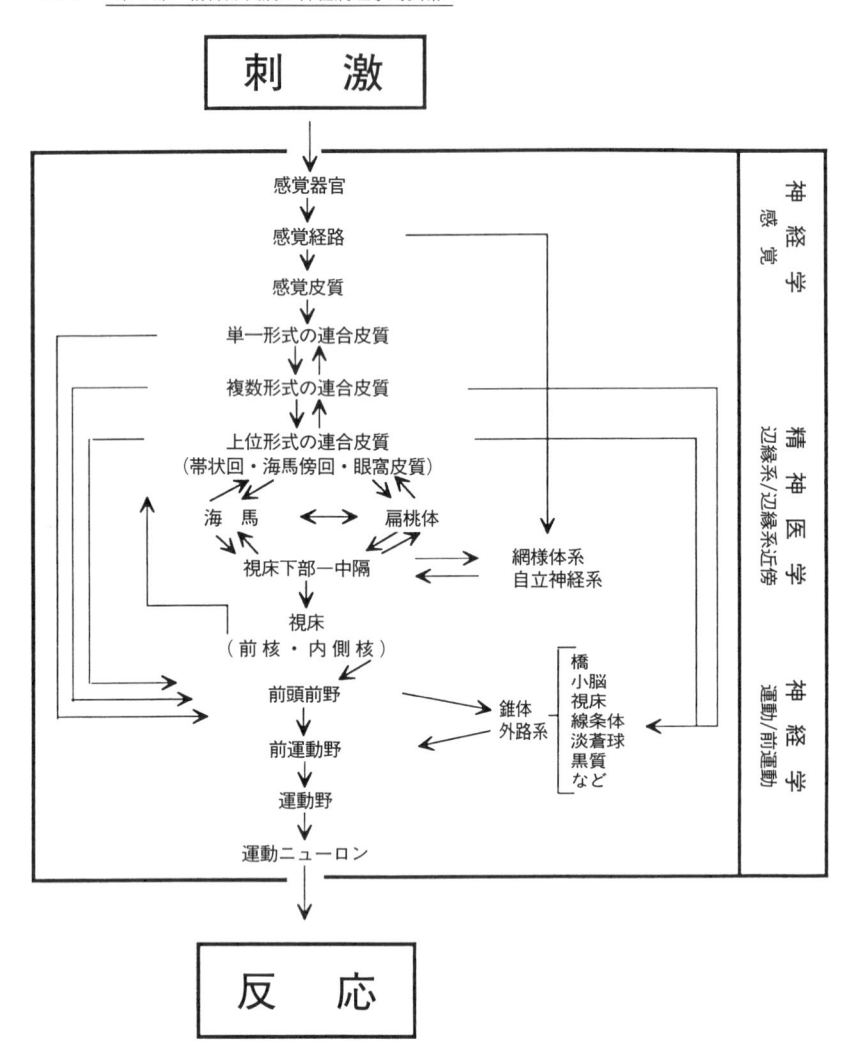

図 8.1 大脳情報処理過程の神経解剖学的系路の単純化した図解
辺縁および辺縁近傍の組織は解剖学的にも機能的にも感覚と運動/自律神経の脳領域の間に存在している。辺縁/辺縁近傍脳領域はまた，中隔―視床下部複合体で産生される系統発生的に古い欲動および感情と新皮質の認知活動を連結する唯一の組織である。（詳細は本文参照）。

患者では高度の統合的・連合的な脳機能の働きが不十分になり，外界の現実を歪んで解釈していると仮定するのは理にかなっているだろう（Torrey & Peterson, 1974 ; Bogerts et al., 1987 ; Bogerts, 1989）。

図8.1ではさらに，側頭葉の辺縁系組織の中枢である海馬と扁桃体は，解剖的にも機能的にも，一方では上位形式の連合領域に，他方では中隔―視床下部複合体の間を結んで介在していることを示している。すべての感覚情報は最終的に，感覚情報処理過程の重要な組織である海馬と扁桃体に集合する（Jones and Powell, 1970 ; Mesulam, 1986）。海馬と扁桃体はまた，ニューロンが現在と過去の経験を比較することによって関連のない感覚刺激をろ過している，いわゆる「感覚関門」に重要な役割を果たしている。

さらに，扁桃体と海馬は，中隔―視床下部複合体のニューロン網様組織で発生する，系統発生的に古い基本的な欲動と感情を神経繊維束によって調整している。したがって，混乱した感覚情報処理過程に加えて，辺縁系の異常によっても，精神分裂病患者でよくみられる基本的な感情の調節障害症状が説明できる（Bogerts, 1985, 1988, 1989）。

扁桃体・海馬・内側嗅領（それに，ある程度は眼窩皮質も）は新皮質感覚連合領域と中隔―視床下部複合体を連結する組織であり，また新皮質と視床下部を結ぶ直接の結合がないために（Swanson, 1983 ; Palkovits & Zaborsky, 1979），これら中枢の組織の構造的・機能的障害によって，これらの活動性に対する新皮質―認知活動および視床下部―感情反応の分裂が起きる。この分裂からBleuler（1911）は「精神分裂病」という用語を新作したのだが，この分裂によって感覚認知が不適当な感情に分類され，したがって，外界の現実が異常な経験となるのであろう（Bogerts, 1988, 1989）。

辺縁系近傍および辺縁系の組織によって解析・処理された環境刺激に対する運動の反作用は，そこから，視床下部・視床内側・前頭前野および運動野を介して調整される。自律神経系は視床下部および脳幹下部組織を介して反応する。したがって，図8.1中央の辺縁系および辺縁系近傍の終脳・間脳の組織は，一方の感覚皮質系と他方の運動/自律神経系の仲介部位とみなされる。図8.1の上・下1/3にみられる運動および感覚脳部位の損傷は，よく定義された神経学的症状に完全に一致するのに対して，辺縁系・辺縁系近傍の組織および関係し

た間脳領域の損傷は，いわゆる内因性精神病としばしば区別がつかない症候群を惹起することが知られている（Davison & Bagley, 1969）。

　神経学的症候群の臨床像は損傷部位によって決まるのであり，損傷の本質や病因には拠らないということは神経学の重要な原則である。精神分裂病および器質性精神分裂病様精神病の病態形態学的所見（Davison & Bagley, 1969; Hillbom, 1951），および既に述べた病態生理学的考察によれば，同様な原則が精神医学にも適応できるという概念が支持される。このことは以下のことを意味する。（1）構造的・機能的に運動と感覚系の間に介在した高次脳組織が病気に冒されると精神疾患が発症する。（2）精神病理のタイプは，構造的・機能的な損傷が起きる脳内の部位に依存しており，損傷の原因には拠らない。

　この観点によれば，精神症状の病態生理学を説明するためには，出生前・周産期・出生後における発達障害・ウイルス感染・自己免疫過程・変性性変化あるいはその他いかなるものが解剖学的な異常を引き起こし，結果として精神症状が起きるかどうかは重要なことではない。辺縁系および辺縁系近傍の組織，あるいは機能的に密接に関係している系が損傷を受けているという事実が決定的に重要なのである。

　形態学的変化は辺縁系領域で記載されているだけではなく，中央の視床細胞群および間脳脳室周囲灰白質（Lesch & Bogerts, 1984）・淡蒼球（Stevens, 1982; Bogerts et al., 1985）・脳梁（Nasrallah et al., 1983; Bigelow et al., 1983）・前頭前野（Benes, Davidson & Bird, 1986）・カテコールアミン性脳幹系（Bogerts et al., 1983a; Lohr & Jeste, 1988）でも報告されている。つまり，神経形態学的変化は辺縁系脳領域の範囲にとどまらず，より広範で不均質であり，患者ごとに異なるであろう。脳室周囲の灰白質は中枢の植物機能の統合に重要な役割を果たしており，この組織層の萎縮は精神分裂病患者でしばしばみられる植物症状と関係があるのだろう（Huber, 1981; Lesch & Bogerts, 1984）。錐体外路系の一部である淡蒼球の病変は，精神分裂病患者の運動性・緊張病性症状と関係があるのだろう（Stevens, 1982, 1986）。既報の辺縁系の外部にある組織の異常が将来の研究によって確認されるならば，不均質で変化に富んだ神経病理は種々の臨床的疾患下位集団の形態学的な根拠とみなされるであろう。

脳の異常な形態はこの疾患の典型的な経過とどのように関係しているのだろうか？

1970年のはじめからMednickは，遺伝要因および出生前・周産期の合併症による海馬病変が成人の精神分裂病の疾病素質を形成するという学説を提唱した。この展望に合致した組織学的な発見がMcLardy（1974）によって最初に報告された。扁桃体・内側嗅領・海馬の体積の減少，海馬・歯状回・内側嗅領および帯状束の皮質における神経細胞の減少や細胞の配列の乱れといった辺縁系脳組織の異常は継続的・進行性の変性脳疾患によって起きるのではないことが，引き続いて行われたほとんどの死後脳研究でも支持された。これらの所見はむしろ，幼年時代のごく初期，たぶん出生前・周産期に発生する正常な脳発達の障害を示唆している。

精神分裂病患者でみられる側頭葉内側・帯状回のグリオーシスや細胞構築的障害の欠如，海馬の形状異常，CTスキャンでの構造上の変化と罹患期間に有意な相関がないこと（Shelton & Weinberger, 1986；Bogerts et al., 1987）から推測すると，少なくともかなりの割合の患者では，辺縁系の病変の範囲は生涯を通じて変わらないのだろう。つまり，萎縮性のプロセスではなく，形成不全あるいは形成異常が，辺縁・辺縁近傍組織の患部の終生にわたる機能的能力の低下の原因となる神経病理学的変化の基盤である。したがって，小さい体積は疾患経過が説明できる状況変数というよりも，脆弱性の指標とみなされる。

静的な構造の欠陥だけでは次に述べる疾患経過の特徴像を説明することができない。その特徴とは，典型的な精神分裂病症状の徴候の時期は通常思春期以前ではみられず，再発と回復の周期的な経過であり，加齢とともに陽性症状は減少し，ストレスにより症状は悪化する，ということである。したがって，思春期と老年期の間の脆弱な期間およびストレス条件下において，辺縁系組織の形成不全による代償不全（防衛機制の障害による精神症状の発現あるいは悪化）が起きるというさらなる要因が想定されなければならない。

精神分裂病患者の仮定上の神経病理学的異常の早期の発生から典型的な臨床症状の徴候までの長い潜伏期間を説明するいくつかの学説がある。

Weinberger（1987）によると，精神分裂病症状の遅い出現は，発達早期の病理に冒されている脳領域，特に側背前頭前野の正常な成熟と関連しているという。彼は，疾患の経過および前頭前野を神経支配しているドパミン神経系の正常な成熟過程に与えるストレスの影響の重要性について言及している。同様な理論は，海馬および連合皮質の発達上の障害の報告に基づいて，Murrayら（1990）によって提出された。彼らによると，神経の形成異常が発病前の認知障害および精神分裂病陰性症状の原因となるのに対して，髄鞘化やシナプスの剪定といった思春期における脳成熟の変化が患者の幻覚や妄想の感受性を強める。

　われわれは，思春期のホルモンの発達を強調したもう1つの理論を発表してきた（Bogerts, 1987, 1988, 1989）。脳内では，思春期における辺縁系組織は，ゴナドステロイドやコルチコステロイドといった年齢やストレスに関連したホルモンの主な標的になる。そのようなホルモンの影響のもとでは，脆弱な（例えば，形成不全）辺縁系組織は代償不全になり，精神病症状を起こす。

　これらすべての仮定に対する，観察によって立証されたデータに基づいた最終的な確認や論駁は今だに不足している。神経病理学的徴候から疾患の発症までのかなりの遅延の原因となる生物学的な要因の研究は，今後の重要な研究課題であろう。

文献

Altshuler, L., Conrad, A., Kovelman, J. A. & Scheibel, A. (1987). Hippocampal Pyramidal Cell Orientation in Schizophrenia. *Archives of General Psychiatry*, **44**, 1094–8.

Altshuler, L., Casanova, M. E., Goldberg, T. & Kleinman, J. (1988). Shape and area measurements of hippocampus and parahippocampal gyrus in schizophrenics, suicide and normal control brains. *Neuroscience Abstracts*, Nov. 1988.

Averback, P. (1981). Lesions of the nucleus ansae peduncularis in neuropsychiatric disease. *Archives of Neurology*, **38**, 230–5.

Benes, F. M. (1987). An analysis of the arrangement of neurons in the cingulate cortex of schizophrenic patients. *Archives of General Psychiatry*, **44**, 608–16.

Benes, F. M., Davidson, B. & Bird, E. D. (1986). Quantitative cytoarchitectural

studies of the cerebral cortex of schizophrenics. *Archives of General Psychiatry*, **43**, 31–5.
Bigelow, L. B., Nasrallah, H. A. & Rauscher, F. P. (1983). Corpus callosum thickness in chronic schizophrenia. *British Journal of Psychiatry*, **142**; 282–7.
Bleuler, E. (1911). Dementia praecox oder die Gruppe der Schizophrenien. In G. Aschaffenburg (ed.) *Handbuch der Psychiatrie*, Vol. 4, pp. 230–85. Leipzig: Deuticke.
Bogerts, B. (1984). Zur Neuropathologie der Schizophrenien. *Fortschritte der Neurologie Psychiatrie*, **52**, 428–37.
(1985). Schizophrenien als Erkrankungen des limbischen Systems. In G. Huber (Ed.), *Basisstadien endogener Psychosen und das Borderline-Problem*. (pp. 163–79). Stuttgart: Schatteuer.
(1987). Interaktion von alters- und stressabhängigen Faktoren mit limbischen Strukturdefiziten bein Schizophrenen. In H. Beckmann, G. Laux (Eds.) Biologische Psychiatrie, Synopsis 1986/87. Springer: Berlin, pp. 3–7.
(1988). Limbische und paralimbische Strukturdefekte als Trait-Marker schizophrener Erkrankungen – eine Integration neuroanatomischer, neuroradiologischer und klinischer Daten. In G. Oepen (Ed.), *Psychiatrie des rechten und linken Gehirns*, Deutscher Aerzte Verlag.
(1989). Limbic and paralimbic pathology in schizophrenia: Interaction with age and stress related factors. In S. C. Schulz & C. A. Tamminga (Eds.), *Schizophrenia: scientific progress*, (pp. 216–26). Oxford: Oxford University Press.
Bogerts, B., Falkai, P. & Tutsch, J. (1986). Cell numbers in the pallidum and hippocampus of schizophrenics. In: C. Shagass *et al.* (Eds.) *Biological Psychiatry*. (pp. 1178–80). Amsterdam: Elsevier.
Bogerts, B., Häntsch, J. & Herzer, M. (1983a). A morphometric study of the dopamine containing cell groups in the mesencephalon of normals, Parkinson patients and schizophrenics. *Biological Psychiatry*, **18**, 951–60.
Bogerts, B., Lesch, A., Lange, H., Zech, M. & Tutsch, J. (1983b). Hypotrophy of the corpus callosum in schizophrenia. *Neuroscience Letters* (suppl 14) abstract S34.
Bogerts, B., Meertz, E. & Schonfeld-Bausch, R. (1985). Basal ganglia and limbic system pathology in schizophrenia. *Archives of General Psychiatry*, **42**, 784–91.
Bogerts, B., Wurthmann, C. & Piroth, H. D. (1987). Hirnsubstanzdefizit mit paralimbischem und limbischem Schwerpunkt im CT Schizophrener. *Nervenarzt*, **58**, 97–106.
Brown, R., Colter, N., Corsellis, J. A. N., Crow, T. J., Frith, C. D., Jagoe, R., Johnstone, E. C. & Marsh, L. (1986). Postmortem evidence of structural brain changes in schizophrenia. Differences in brain weight, temporal horn area and parahippocampal gyrus compared with affective disorder. *Archives*

of General Psychiatry, **43**, 36-42.
Casanova, M., Stevens, J. R. & Bigelow, L. (1987). Gliosis in schizophrenia. *Biological Psychiatry*, **22**, 1172-5.
Colter, N., Battal, S., Crow, T. J., Johnstone, E. C., Brown, R. & Bruton, C. (1987). White matter reduction in the parahippocampal gyrus of patients with schizophrenia. *Archives of General Psychiatry*, **44**, 1023.
Crow, T. J. (1985). The two-syndrome concept. Origins and current status. *Schizophrenia Bulletin*, **11**, 471-86.
David, G. B. (1957). The pathological anatomy of the schizophrenias. In: D. Richter (Ed.), *Schizophrenia: somatic aspects*, (pp. 93-130). London: Pergamon Press.
Davison, K. & Bagley, C. R. (1969). Schizophrenia-like psychosis associated with organic disorders of the central nervous system. A review of the literature. In: R. N. Hertington (ed.), *Current Problems in Neuropsychiatry*. British Journal of Psychiatry Special Publication No. 4: pp. 113-87.
Dom, R., de Saedeler, J., Bogerts, B. & Hopf, A. (1981). Quantitative cytometric analysis of basal ganglia in catatonic schizophrenics. In Perris *et al*. (Eds.), *Biological Psychiatry*, (pp. 723-6). Amsterdam: Elsevier.
Falkai, P. & Bogerts, B. (1986). Cell loss in the hippocampus of schizophrenics. *European Archives of Psychiatry and Neurological Sciences*, **236**, 154-61.
Falkai, P., Bogerts, B. & Rozumek, M. (1988a). Cell loss and volume reduction in the entorhinal cortex of schizophrenics. *Biological Psychiatry*, **24**, 515-21.
Falkai, P., Bogerts, B., Roberts, G. W. & Crow, T. J. (1988b). Measurement of the alpha-cell-migration in the entorhinal region: a marker for developmental disturbances in schizophrenia? *Schizophrenia Research*, 1, 157-8.
Fisman, M. (1975). The brain stem in psychosis. *British Journal of Psychiatry*, **126**, 414-22.
Greenough, W. T. & Zuraske, J. M. (1979). Experience induced changes in brain fine structure: their behavioural implications. In M. E. Hahn, C. Jensen & B. C. Dudex (eds.) pp. 295-320. New York: Academic Press.
Huber, G. (1981). *Psychiatrie*, 3rd edition. Stuttgart: Schattauer.
Jacobi, W. & Winkler, H. (1927). Encephalographische Studien an chronisch Schizophrenen. *Archiv für Psychiatrie und Nerven-Krankheiten*, **81**, 229-332.
Jakob, H. (1979). *Die Picksche Krankheit. Eine neuropathologisch-anatomisch-klinische Studie*. Berlin, Heidelberg, New York: Springer.
Jakob, J. & Beckmann, H. (1986). Prenatal developmental disturbances in the limbic allocortex in schizophrenics. *Journal of Neural Transmission*, **65**, 303-26.
Jeste, D. V. & Lohr, J. B. (1989). Hippocampal pathologic findings in schizophrenia, *Archives of General Psychiatry*, **46**, 1019-24.
Jones, E. G. & Powell, T. P. S. (1970). An anatomical study of converging sensory

pathways within the cerebral cortex of the monkey. *Brain*, **93**, 793–820.
Kirch, D. & Weinberger, D. R. (1986). Anatomical neuropathology in schizophrenia: post mortem findings. In: H. A. Nasrallah & D. R. Weinberger (Eds.), *The neurology of schizophrenia*, (pp. 325–48). New York: Elsevier.
Kovelman, J. A. & Scheibel, A. B. (1984). A neurohistological correlate of schizophrenia. *Biological Psychiatry*, **19**, 1601–21.
——— (1986). Biological substrates of schizophrenia. *Acta Neurologica Scandinavica*, **73**, 1–32.
Larroche, J. L. (1984). Malformations of the nervous system. In J. M. Adams *et al.* (Eds.), *Greenfield's Neuropathology*, (pp. 385–403). London: Edward Arnold.
Lesch, A. & Bogerts, B. (1984). The diencephalon in schizophrenia: Evidence for reduced thickness of the periventricular grey matter. *European Archives of Psychiatry and Neurological Sciences*, **234**, 212–19.
Lohr, J. B. & Jeste, D. V. (1988). Locus ceruleus morphometry in aging and schizophrenia. *Acta Psychiatrica Scandinavica*, **77**, 689–97.
McLardy, T. (1974). Hippocampal zinc and structural deficit in brains from chronic alcoholics and some schizophrenics. *Journal of Orthomolecular Psychiatry*, **4** (1), 32–6.
Mednick, S. A. (1970). Breakdown in individual at high risk for schizophrenia. *Mental Hygiene*, **54**, 50–67.
Mesulam, M. M. (1986). Patterns in behavioral neuroanatomy: association areas, the limbic system, and hemispheric specialization. In: M. M. Mesulam, *Principles of behavioral neurology*, (pp. 1–70). Philadelphia: Davis.
Murray, R. M., Lewis, S. W., Owen, M. J. & Foerster, A. (1990). The neurodevelopmental origins of dementia praecox. In P. McGuffin, & P. Bebbington (Eds.), *Schizophrenia; the major issues*. London: Heinemann.
Nasrallah, H. A., Bigelow, L. B., Rauscher, F. P. & Wyatt, R. J. (1979). Corpus callosum thickness in schizophrenia. *New Research Abstracts* 15, American Psychiatric Association 132nd Annual Convention.
Nasrallah, H. A., McCalley-Whitters, M., Rauscher, F. P. *et al.* (1983). A histological study of the corpus callosum in chronic schizophrenia. *Psychiatry Research*, **8**, 151–60.
Nieto, D. & Escobar, A. (1972). Major psychoses. In J. Minkler (Ed.), *Pathology of the nervous system*. (pp. 2654–65). New York: McGraw-Hill.
Oyanagi, K., Yoshida, Y. & Icuta, F. (1986). The chronology of lesion repair in the developing rat brain. *Virchows Archiv (Pathologische Anatomie)*, pp. 347–59.
Pakkenberg, B. (1987). Post-mortem study of chronic schizophrenic brains. *British Journal of Psychiatry*, **151**, 744–52.
Palkovits, M. & Zaborsky, L. (1979). Neural connections of the hypothalamus. In P. J. Morgane (Ed.), *Anatomy of the hypothalamus*. (pp. 379–509). New

York: Decker.
Papez, J. W. (1937). A proposed mechanism of emotion. *Archives of Neurology and Psychiatry*, **38**, 725–43.
Peters, G. (1967). Neuropathologie und Psychiatrie. In H. W. Gruhle, R. Jung, W. Mayer-Gross & M. Müller (Eds.). *Psychiatrie der Gegenwart*, (pp. 286–98). Berlin: Springer.
Roberts, G. W., Colter, N., Lofthouse, R., Bogerts, B., Zech, M. & Crow, T. J. (1986). Gliosis in schizophrenia: A survey. *Biological Psychiatry*, **21**, 1043–50.
Roberts, G. W., Colter, N., Lofthouse, R., Johnstone, E. C. & Crow, T. J. (1987). Is there gliosis in schizophrenia? Investigations of the temporal lobe. *Biological Psychiatry*, **22**, 1409–68.
Roberts, G. W. & Crow, T. J. (1987). The neuropathology of schizophrenia – a progress report. *British Medical Bulletin*, **43**(3), 599–615.
Rosenthal, R. & Bigelow, L. B. (1972). Quantitative brain measurements in chronic schizophrenia. *British Journal of Psychiatry*, **121**, 259–64.
Scheibel, A. B. & Kovelman, J. A. (1981). Disorientation of the hippocampal pyramidal cells and its processes in the schizophrenic patient. *Biological Psychiatry*, **16**, 101–2.
Schmajuk, N. A. (1987). Animal models for schizophrenia: the hippocampally lesioned animal. *Schizophrenia Bulletin*, **13**(2), 317–27.
Shelton, R. C. & Weinberger, D. R. (1986). X-ray computerized tomography studies in schizophrenia: a review and synthesis. In H. A. Nasrallah & D. R. Weinberger, *The Neurology of schizophrenia*, (pp. 207–50). New York: Elsevier.
Stevens, C. D., Altshuler, L. L., Bogerts, B. & Falkai, P. (1988). Quantitative study of gliosis in schizophrenia and Huntington's chorea. *Biological Psychiatry*, **24**, 697–700.
Stevens, J. R. (1982). Neuropathology of schizophrenia. *Archives of General Psychiatry*, **39**, 1131–9.
  (1986). Clinicopathological correlations in schizophrenia. *Archives of General Psychiatry*, **43**, 715–16.
Stevens, J. R., Casanova, M. & Bigelow, L. (1988). Gliosis in schizophrenia. *Biological Psychiatry*, **24**, 721–34.
Swanson, L. W. (1983). The hippocampus and the concept of limbic system. In W. Seifert (Ed.), *Neurobiology of the hippocampus*. (pp. 3–19). London: Academic Press.
Torrey, E. F. & Peterson, M. R. (1974). Schizophrenia and the limbic system. *Lancet*, **2**, 942–6.
Vogt, O. (1925). Der Begriff der Pathoklise. *Journal für Psycholgie und Neurologie*, **31**, 245–55.
Vogt, C. & Vogt, O. (1948). Über anatomische Substrate. Bemerkungen zur

pathoanatomischen Befunden bei Schizophrenie. *Arztliche Forschung*, **3**, 1–7.

Walsh, R. N. (1981). Effects of environmental complexity and deprivation on brain anatomy and histology: a review. *International Journal of Neuroscience*, **12**, 33–51.

Weinberger, D. R., Wagner, R. L. & Wyatt, R. J. (1983). Neuropathological studies of schizophrenia: a selective review. *Schizophrenia Bulletin*, **9**, 193–212.

Weinberger, D. R. (1987). Implications of normal brain development for the pathogenesis of schizophrenia. *Archives of General Psychiatry*, **44**, 660–9.

9 精神分裂病の脳の構造的異常に関する遺伝および周産期の原因

TYRONE D. CANNON
南カリフォルニア大学

序　論

　最近の脳画像研究によると，精神分裂病患者の脳には明らかな構造的異常がある。もっとも広く再現される異常は皮質の異常と第三脳室・側脳室の拡大である。精神分裂病の脳の構造的障害について病因論的に重要な可能性を評価する際の主要課題は，異常性が遺伝および周産期の要因に関係する発達上の障害を反映しているのか（例，Cannon, Mednick & Parnas, 1989），それとも加齢や罹患期間の増大あるいは侵襲的な身体療法の反復に関係した退行過程を反映しているのか（Jellinek, 1976 ; Marsden, 1976 ; Trimble & Kingsley, 1978 ; Woods & Wolf, 1983）ということである。他の重要な病因の課題は，脳の異常が疾患の行動学および現象学上の方面と関係しているかどうかである。

　本項は，精神分裂病でみられる脳イメージングの異常所見について，神経発達学および病態生理学的に重要な可能性のある徴候を概説する。以下のような3つの基本的な課題を提案する。（1）異常は疾患の経過とともに悪化しているのか？（2）異常は脳の発達の障害を反映しているのか？（3）異常は疾患の重要な臨床像の基盤となっているのか？

退　行

　正常者では脳室が加齢とともに大きくなる傾向があることはよく知られている（Barron et al., 1976）。加齢の要因がまた，精神分裂病の脳室の大きさに影

響を与えないという理由はない。しかしながら，ほとんどの脳画像研究が年齢を一致させた対照群を用いているので，加齢過程だけで精神分裂病の構造上の脳病理の発見を説明できるとは思われない。より批判的な疑問は精神分裂病の疾患過程もまた脳室の大きさに影響を与えるのかどうかということである。そのような過程を指標するのによく用いられる変数は罹病期間である。罹病期間は，侵襲的な身体的治療の暴露やおそらくいかなる進行性の精神分裂病の疾患経過とも相関する傾向にある。暫時の測定では，罹病期間はまた年齢とも強く相関する。5つの研究によると，精神分裂病患者では罹病期間と側脳室の大きさとの間に強い相関が見られた。興味深いことに，これら5つの研究のうち4つでは，側脳室の拡大と年齢との間に強い相関があった（Andreasen et al., 1982；Mathew et al., 1985；Naber et al., 1985；Shima et al., 1985）。この結果は脳室の拡大と罹病期間の関係は年齢とは無関係ではないということを示唆している。このことを調べた2つの研究によると，いったん年齢が一致されれば罹病期間は脳室の大きさにほとんど影響を与えないので無視してよいことが統計学的に発見された（Andreasen et al., 1982；Mathew et al., 1985）。

　脳画像研究で調べた精神分裂病患者全体について，罹病期間が脳室の大きさに重大な影響を与えているかどうか調べるために，個々の研究の精神分裂病患者標本の平均年齢・平均罹病期間・平均脳室―脳比を表にした。これらの値をまとめて相関分析に供した。精神分裂病患者標本の平均脳室―脳比は平均年齢（$r=0.60$, $n=66$, $p<0.0001$）（図9.1参照）および平均罹病期間（$r=0.46$, $n=47$, $p<0.0001$）と有意に相関していた。脳室―脳比と年齢のあいだの関係を符合させた後では，脳室―脳比と罹病期間の相関は減少して有意差がなくなった（$r=0.09$, $n=47$, ns）。対照標本の平均年齢と脳室―脳比もまた，精神分裂病患者標本と同じ位に有意に相関していた（$r=0.55$, $n=50$, $p<0.0001$）（図9.1参照）。若い精神分裂病患者の脳室―脳比の分布は数十歳年をとった正常者のそれに近似していた。

　標本のレベルでみられた値の関係が必ずしも個人のレベルの値の関係を反映している訳ではないことを明記しておくことは重要であろう。それにも関わらず，上で述べた発見は個々の資料で行われた同様の解析の結果と矛盾していない（Andreasen et al., 1982；Mathew et al., 1985）。また，脳室―脳比の分布

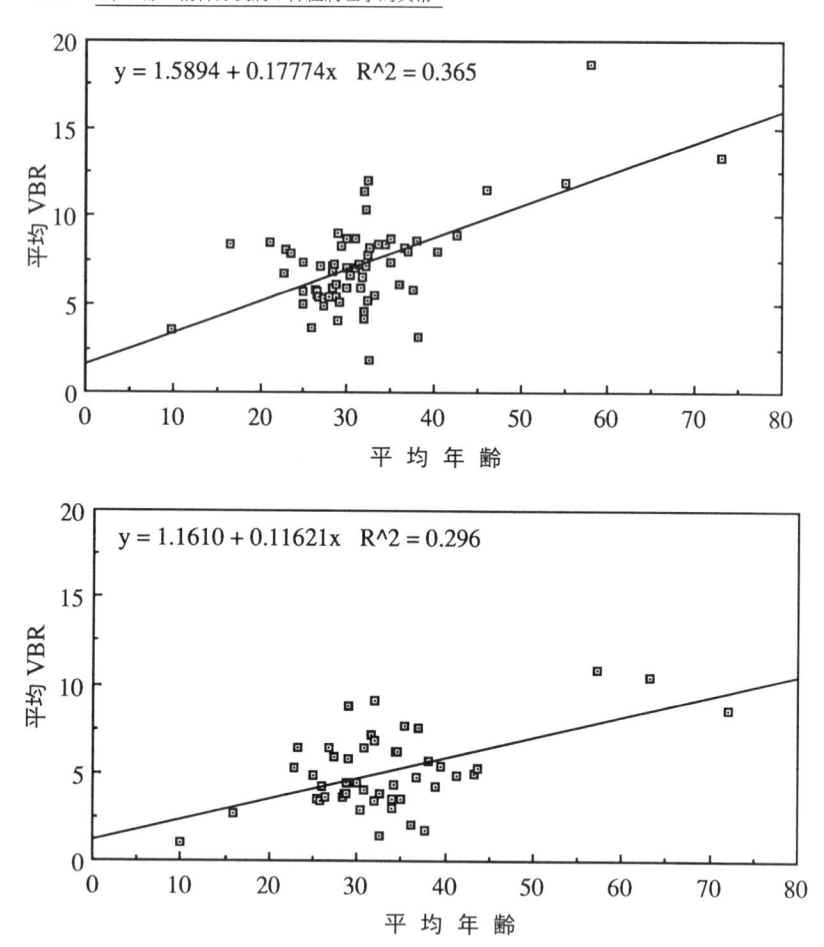

図9.1 平均年齢に対する座標で示した平均脳室—脳比（VBRs）
精神分裂病患者標本66名（上段），対照標本50名（下段）。

の形状は個々の研究で得られたものと著しく似ている（例，Barron, Jacobs & Kinkel, 1976; Pearlson et al., 1989）。

この方法を用いると，精神分裂病患者および対照者標本両方の平均脳室—脳比の変動の約1/3が加齢によって説明される。いったん加齢による変動が調整されれば，罹病期間は精神分裂病患者の平均脳室—脳比にごくわずかの影響し

か与えなかった。

遺伝および周産期の要因

　遺伝および周産期の要因が精神分裂病の病因にかなり関係しているという考えは広く受け入れられているが，正確なメカニズムはよくわかっていない。以下のようなあい反する2つの仮説が提唱されている。(1)素因（何らかの疾病・疾病群または代謝性や構造性の異常になりやすい体質性あるいは先天性の状態）―ストレス・モデル。遺伝および環境的な要因が，脳の構造変化の発達および後の精神分裂病に対して相互に作用する（例，Cannon, Mednick & Parnas, 1990a）。(2)家族性―弧発性モデル。遺伝的疾病素質が高いときは，精神分裂病は他の要因の存在なしに発病するが，遺伝的疾病素質が低いときは，神経衰弱が起きるには環境要因が必要である（例，Kendler & Hays, 1982；Lewis et al., 1987）。

　精神分裂病の脳構造の異常に対する遺伝および周産期の影響を調べた研究は，素因―ストレス・モデルあるいは家族性―弧発性モデルをテストするのに特異的に都合がよいストラテジーを用いてきた。これらの研究は以下の4つのタイプに分類される。(1)精神分裂病患者，彼らの罹患していない同胞あるいは双生児の相方，健常対照者の比較，(2)片親あるいは両親が精神分裂病であるかどうかにより下位分類された高危険因子を持つ子供の比較，(3)出生歴および家族歴に基づいて下位分類された血縁関係のない精神分裂病の比較，(4)細胞の構造や配列の詳細な記述に基づいて脳の異常の原因を調べた死後脳の神経病理学的研究。

家族研究

　精神分裂病患者の脳の特徴を，彼らの正常な同胞，双生児の相方および健常対照者のそれと比較した3つの研究によると，結果はかなり一致しており，家族性の脳室へ与える影響が非常に大きいことがわかった（DeLisi et al., 1986；Reveley et al., 1982；Weinberger et al., 1981）。脳室領域および脳室―脳比に

対するヘリタビリティ（遺伝子型の変異に帰する表現型の変異の割合を示すのに使う統計用語）係数が，正常な一卵性双生児（98％）および精神分裂病不一致一卵性双生児（87％）の両方においてたいへん高いことを Reveley ら（1982）は発見した。精神分裂病患者は，彼らの発病していない双生児の相方や健常対照者よりも脳室領域や脳室一脳比が著しく大きかった。また，有意差はなかったが双生児の相方は健常対照者よりも脳室が大きい傾向にあった。精神分裂病患者および彼らの双生児の相方の脳室の変数が対照者に比べて大きいということは，共通の遺伝子あるいは共有する環境が影響を与えている可能性がある。しかし，双生児のうちの精神分裂病患者が彼らの相方に比べて脳室の変数が大きいことは，遺伝的な組成が同一なので，異なった環境を反映しているはずである。Weinberger ら（1981）の研究では，精神分裂病患者と彼らの発病していない同胞は健常対照者よりも有意に脳室が大きく，このことは共有する遺伝一家族性の構成要素が脳室を大きくすることを示唆している。この研究では精神分裂病患者はまた彼らの発病していない同胞（すなわち双生児ではない）よりも著しく脳室が大きく，このことは一層高度な遺伝的荷重（子孫に伝授したり罹患する，ゲノム中にほとんど潜伏して伝達される多少有害な遺伝子集団）や異なった環境状態，あるいはその両方を反映しているのだろう。DeLisi ら（1986）は，異なる12家系の精神分裂病患者26名と発病していない同胞10名および健常対照者20名について，出生歴や家族歴が脳室拡大に与える影響を調べた。被験者個々の母親により記入された標準化質問表を用いて出生時合併症が評価された。出生時合併症により脳室の大きさの多様性の最も多く（34％）が説明されたが，出生時合併症・年齢・頭部外傷の影響が調整された後も，家族成員および診断状態がかなり脳室の大きさに関係していた。この発見は，環境的要因がかなり取り除かれた後も，脳室の大きさと精神分裂病家族成員との間に重大な関係があることを示唆している。残念なことに，家族成員と産科的合併症の重複した影響（すなわち相互作用）は評価されなかった。

高危険因子研究

ただ1つの前方視的な高危険因子研究だけが，遺伝および周産期の先行要因に関連して構造異常を調べている。この研究の被験者全員の母親は精神分裂病であった。したがって，遺伝的変異の主な要因は父親の診断状態によって決定されていた。父親は，子供の診断や脳形態に関しては無作為に面接を受けて，終生DSM-III（すなわち精神疾患診断・統計マニュアル，第III版に従って）診断が特定された。それによると，遺伝および周産期の要因は，以下に示すように，調査した種々の脳領域に異なって関係していた。(1)皮質および小脳の異常は単一の要因を構成しており，それは被験者の父親が分裂病スペクトラム障害であることにより予想される（R二乗＝0.17）が，前方視的に評価された妊娠・分娩時合併症や出生時体重とは関係していなかった。(2)第三脳室・側脳室の拡大は独立した要因を構成していて，それは主として精神分裂病の遺伝的危険性と分娩時合併症の相互作用により予想される（R二乗＝0.49）（Cannon et al., 1989）。この研究は，遺伝―周産期両方の要因が精神分裂病の脳室拡大を確定するという仮説にもっとも直接的な支持を与える。しかしながら，この研究計画は，ある程度の遺伝的危険性がない状態における産科的合併症の調査ができるようにはなっていないということは明記しておくべきであろう。

非選択的な標本

家族歴 非選択的な精神分裂病患者標本を用いた，遺伝および周産期の要因が脳の形態に与える影響を調べる研究は，一致した結果が得られていない。家族歴が要因として用いられた6つの研究は，診断基準・診断手順あるいは家族歴陽性の定義が明記されていないので，この総説には含まれていない（Boronow et al., 1985 ; Kemali et al., 1985 ; Owens et al., 1985 ; Romani et al., 1986 ; Tanaka et al., 1981 ; Williams et al., 1985）。残りの13の研究のうち，3つの研究では家族歴がない患者で脳室の拡大がみられ（Cazullo, Vita & Sacchetti, 1989 ; Reveley, Reveley & Murray, 1983 ; Turner, Toone & Brett

-Jones, 1986)，2つの研究は家族歴陽性の患者の脳室拡大を報告し（Kaiya et al., 1989；Nasrallah et al., 1983a），8つの研究では何の関係もみられなかった（Campbell et al., 1979；Farmer et al., 1987；Nasrallah et al.；⓫項参照；Nimgaonkar, Wessely & Murray, 1988；Owen, Lewis & Murray, 1990；Pandurangi et al., 1986；Pearlson et al., 1985；Pearlson et al., 1989）。Nasrallahらの研究（⓫項参照）では，精神分裂病の家族歴陽性は，磁気共鳴画像（MRI）スキャンにより評価された頭蓋骨・小脳・前頭葉の萎縮と有意に相関していた。この発見は，萎縮した頭蓋骨・小脳・前頭葉は遺伝・周産期の影響と関連した「発達早期の異常」を反映するという彼らの初期の仮説と矛盾しない（Andreasen et al., 1986）。この仮説に支持的な証拠が2つの研究により報告されたが（DeLisi et al., 1986；Kaiya et al., 1989），他の2つでは発見されなかった（DeLisi et al., 1985；Oxenstierna et al., 1984）。MRI研究では，DeLisi・Dauphinais・Gershon（1988）が，辺縁系複合体全体・右前頭回・左海馬後部の体積について同胞対の高い相関を発見した。このことは，精神分裂病患者では対照者と比較して，これらの組織の萎縮に対する遺伝要因があることを示唆している。しかしながら，この少数の患者群では分娩時合併症が作用する皮質下の病状には何の相違もなかった。

産科歴 産科歴を要因として用いている5つの研究は，産科的合併症がどのように評価されたのか，あるいはどのように産科的合併症陽性が規定されたのかが明記されていないので検討材料から省かれた（Boronow et al., 1985；Cazullo et al., 1989；Kemali et al., 1985；Owens et al., 1985；Williams et al., 1985）。残りの11の研究のうち，5つでは産科的合併症の病歴が脳室の大きさの増加と正に相関しており（Lewis & Murray, 1987；Owen, Lewis & Murray, 1988；Pearlson et al., 1985；Pearlson et al., 1989；Turner et al., 1986），1つの研究では産科的合併症と脳室―脳比には負の相関がみられ（Kaiya et al., 1989），5つの研究の精神分裂病患者標本については，脳室の拡大と出生時の病歴との間に特に相関はみられなかった（Nasrallah et al., ⓫項参照；Nimgaonkar et al., 1988；Oxenstierna et al., 1984；Reveley et al., 1983；Reveley, Reveley & Murray, 1984）。3つの研究では家族歴と産科的既往歴と

の間の解離がみられた。このことは家族性―孤発性モデルを支持している (Cazullo et al., 1989 ; Nasrallah et al., **11**項参照 ; Reveley et al., 1983)。

方法論上の不備　方法論的に問題のある点を考慮すれば，非選択的な標本を用いた研究の矛盾した結果は驚くに当たらない。家族歴研究のデザインの主な問題点は，患者を家族歴陽性の群と陰性の群に分類することによって，家族数が少ないことや診断過程での偽り，あるいは遺伝的脆弱性の表出（個人の性質によって決定される行為のすべて）の不全に起因する偽陰性を説明できないことである (DeLisi et al., 1986)。これらの多くの研究はまた，家族の中のいかなる主要精神疾患の存在によっても家族歴陽性が規定されていたから，偽陽性の割合が高いという欠点がある (DeLisi et al., 1985 ; Nimgaonkar et al., 1988 ; Owen et al., 1990 ; Oxenstierna et al., 1984 ; Pearlson et al., 1985 ; Reveley et al., 1983, 1984)。そのような家族歴の規定は，精神分裂病の遺伝的な危険性を推測するには根拠が曖昧である。産科的既往歴に関する発見には，後方視的で不均質な標準化されていない評価方法の使用という限界がある。いくつかの研究では（例，Reveley et al., 1983 ; 1984 ; Turner et al., 1986)，出生時合併症は患者の面接によってしか評価されていなかった。家族歴と産科的既往歴の間の発見の解離に関しては，この2つの変数の情報源がしばしば同じであり，疾患の原因の「持論」あるいは報告者には責任がないという説明に基づいた，選択的で偏見のある回想や報告の可能性があるという限界がある。被験者の母親が最もしばしば家族や出生の情報源であることを考慮すると，家族歴や産科的既往歴の陽性所見は系統的人工的に選別されている可能性がある。

脳室―脳比分布の連続性

Weinberger (1987, 1989) によると，大多数のCTおよびMRIの研究において精神分裂病患者の脳室側定値は双峰性の分布の徴候はみられず，むしろ，正の方向に斜めに進む単一様式の分布を示すので，精神分裂病の脳室の拡大はそれが通常想定されているよりは一層均質な病理過程を反映しているのだろう。すなわち，脳の形態にはかなり大きい正常の変動性があり，精神分裂病患者で

もその変動性が予想されるので，精神分裂病でみられる斜め上方向の分布は，たとえすべてではなくとも，ほとんどの精神分裂病患者が種々の程度の同一の基本的な病の経過をたどっていることを示唆しているのだろう。精神分裂病患者の健常な同胞や双生児の相方は，もし精神分裂病を発病しなければ，予想される一層正確な推測値が得られるので，脳画像研究において最も適した対象者であるということをWeinberger（1989）は示唆している。国立精神衛生研究所（NIMH）のグループは，この仮説を支持する精神分裂病不一致の一卵性双生児研究の結果を報告している。すべて，あるいはほとんどすべての症例では，精神分裂病の双生児は彼らの発病していない双生児の相方に比べて，第三脳室・側脳室が大きく（MRIスキャン上で），ウィスコンシン・カード分類テスト施行中の前頭葉活動が低かった（ポジトロン放出断層撮影法（PET）による評価で）（Suddath et al., 1990）。しかしながら，家族間の研究計画を用いた研究では，均質な基盤にある病理学的過程の仮説を支持していないことを記しておくことは重要である。これらすべての研究では，精神分裂病患者や彼らの同胞，血縁関係のない対照者の順に脳室容量が大きかったので，遺伝要因単独が精神分裂病の脳室の大きさの増大の1つの原因であるが，遺伝と環境要因の組み合わせは増大の2つ目の原因となるだろう。しかしながら，このことは，精神分裂病患者の脳室側定値の分布全般の上向きへの移動，あるいは精神分裂病患者の親類を対照の1つの型として用いることによって生物学的な不均質性を調整することの重要性について異議を唱えるものではない。

死後脳の研究

　死後脳の神経病理学的な研究によってもまた，精神分裂病の脳障害の病原が調べられてきた。これらの研究の中で脳の異常と家族や出生という可変性との相関を調べたものはないが，いくつかの研究では，胎児神経発達における遺伝的・催奇形的障害と一致する細胞の障害を報告している。この徴候には，海馬の錐体細胞の配列の乱れ（Kovelman & Scheibel, 1984），基底核（Bogerts, Meerts & Schonfeldt-Bausch, 1985）・内側嗅領（Jakob & Beckmann, 1986）の細胞の移動あるいは薄層状化の障害，帯状回の細胞配列の障害（Benes &

Bird, 1987)，グリオーシスが欠如している脳室の拡大（Crow et al., 1989）が含まれる。これらの研究のうち2つで得られた結果は，以上の脳領域が最大限に発達する第2期トリメスター妊娠期間の発達上の障害と符合するといわれている（Jakob & Beckmann, 1986；Kovelman & Scheibel, 1984）。第2期トリメスター期間中のウイルス感染は後の精神分裂病の危険性の増大と結びついているので（Barr, Mednick & Munk-Jorgensen, 1990；Mednick et al., 1988），ウイルスや他の催奇形物質は胎児神経発達上の異常の原因の可能性の1つである。RakicとSidman（1973）およびNowakowski（４項参照）はそれぞれ，同系交配マウスにおいて遺伝的要因が細胞移動の誤りを引き起こすことを仮定して確認した。

臨床的な相互関係にあるもの

精神分裂病患者で観察される脳の異常が疾患において病因的な役割を果たしているならば，この異常は患者の重要な臨床的表出に関係しているであろうし，症状の異質性を説明する一助となるであろう。

発病前の機能

精神分裂病の脳異常の早期（すなわち，妊娠・周産期）の原因で重要なことは，その原因が人生早期の行動・認知・その他の障害と関係していることである。発病前機能評価を用いた3つすべての前方視的研究報告はコペンハーゲン精神分裂病高危険因子研究プロジェクトから得られている（Mednick & Schulsinger, 1965）。1つの報告では，成人になってからの側脳室の拡大は，15歳から25歳にかけての学業や仕事の持続性機能低下と密接に関連していた（Erel et al., 1990）。他の2つの報告では，成人後の第三脳室の拡大は思春期の皮膚電気反応（Cannon et al., 1988）や心拍数の減退（Cannon et al., 1990b）と有意に関連していた。

ある後方視的研究では，発病前の適応を学歴をもとに規定していた。この研究では，成人後の脳室の拡大は小学・中学時代の学業成績と関係していた

(Pearlson et al., 1985)。フィリップスあるいはキャノン-スプーア発病前適応評価尺度を用いた3つの研究では，脳室の拡大と発病前機能障害との間に優位な相関がみられたが（DeLisi et al., 1983 ; Jeste et al., 1982 ; Weinberger et al., 1980），他の6つの研究では彼らの発見を確認できなかった（Andreasen et al., 1982 ; Boronow et al., 1985 ; DeLisi et al., 1986 ; Kemali et al., 1985 ; Pandurangi et al., 1986 ; van Kammen et al., 1983）。さらに，「分裂病質特性」評価を用いた2つの研究では発病前の社会適応不全と脳室拡大の間に密接な相関が認められた（Pearlson et al., 1985 ; Williams et al., 1985）。

神経心理学的な障害

神経心理学的テスト　精神分裂病患者標本について脳の形態と認知機能の関係を調べた40を越える研究がある。これらの研究の半数はルリア-ネブラスカ神経心理学的バッテリー（バッテリー：解析または診断のためにまとめて行われる一連の検査）（LNNB）あるいはハルステッド-レイタン神経心理学的バッテリー（脳損傷が行動に与える影響をみるための神経心理学的検査）（HRNB）のような完全なテスト・バッテリー評価を用いていた。脳の構造的障害（主として脳室拡大）がある患者とない患者について，LNNBの遂行度を調べた7つの研究のうち5つでは，CT所見陽性の患者は有意に障害を受けていた（Cazullo et al., 1989 ; Golden et al., 1980a ; 1980c ; 1982 ; Kemali et al., 1985）。約80％の患者がLNNB評価に基づくだけでCT所見陽性と陰性のグループに正確に分類された（Golden et al., 1980a ; 1980b ; 1982）。誤って分類された症例のほとんどはCT正常グループであった。定位（病変の位置の決定）に関していえば，1つの研究（Kemali et al., 1985）では脳室の拡大とLNNBによる左（しかし右ではない）半球の評価との間に優位な相関が認められた。このことは左半球に病変があることを示唆している。Goldenら（1980c ; 1982）が行った2つの研究によると，脳室―脳比は左右の半球評価と相関しているものと相関していないものが同じ程度にあった。しかしながら，脳室が拡大している患者では言語能力が必要な評価尺度の障害が常に認められた。Goldenとその同僚による他の研究（1981）では，LNNBの得点が低かっ

た慢性の精神分裂病患者23名の標本について左半球密度の減少が認められた。残念なことに，この研究では個々のLNNBの下位テストと全体的あるいは局所的な密度とを関連づける試みがなされなかった。2つの研究ではLNNBの遂行度とCTスキャンの所見とのあいだに相関は認められなかった（Carr & Wedding, 1984 ; Pfefferbaum et al., 1988）。CarrとWedding（1984）の研究によると，すべての精神分裂病患者に重症な認知障害があった。不思議なことに，精神分裂病患者は対照者よりも脳室が大きかったが，両群の脳室―脳比は他の研究者による報告よりもずっと小さく，変動幅は限定されていた。このことは，測定の誤差，あるいは脳室が一様に拡大している均質な患者標本を示唆しているのだろう。

　CTスキャン上異常な所見があった精神分裂病患者および無かった患者において，HRNBあるいはウェックスラー成人知能評価尺度（WAIS）の遂行度を調べた16の研究のうち12では，構造上ある種の異常（主として第三脳室と側脳室の拡大であるが，小脳および頭蓋骨の萎縮もある）がみられた患者の方が一層著しい障害が認められていた（Adams, Jacism & Brown, 1980 ; Andreasen et al., 1986 ; Bilder et al., 1988 ; Boucher et al., 1986 ; Cazullo et al., 1989 ; Donnelley et al., 1980 ; Jesete et al., 1982 ; Katsanis & Iacono, 1989 ; Lawson, Waldman & Weinberger, 1988 ; Nyman et al., 1986 ; Pandurangi et al., 1986 ; Reider et al., 1979）。陽性の所見を報告している12の研究のうち6つでは，構造上の異常とHRNBの特定の下位テストとの関係を調べていた。一般的に，言語機能・認知の柔軟性・注意・記憶・感覚―知覚統合の障害が示唆されていた（Andreasen et al., 1986 ; Donnelly et al., 1980 ; Katsanis & Iacono, 1989 ; Lawson et al., 1988 ; Nyman et al.,1986）。ある研究では，側脳室ではなく第三脳室の拡大が，左半球の病理を示唆する障害の形態と関係していた（Nyman et al., 1986）。陽性所見を報告している12の研究のうち9つでは，1つあるいはそれ以上のHRNB概括得点によって，CTの異常な所見がある/ない患者の70％から90％が正確に分類された。誤って分類された症例のほとんどはCT正常群のものであった。この識別力についてハルステッド障害指標が他の概括指標（すなわち，障害範囲の等級百分率あるいは平均障害等級）よりも優れている全般的傾向があった。WAISの遂行はHRNBの遂行に

比べて構造異常とあまり関係していなかった（Bankier, 1985 ; Bilder et al., 1988 ; Boronow et al., 1985 ; Boucher et al., 1986 ; Cazullo et al., 1989 ; DeMeyer et al., 1984 ; Donnelley et al., 1980 ; Kemali et al., 1985 ; Lawson et al., 1988 ; Nyman et al., 1986 ; Pandurangi et al., 1986 ; Seidman et al., 1987 ; Vita et al., 1988 ; Weinberger et al., 1979)。4つの研究では構造異常と，HRNB あるいは WAIS を用いた認知障害との間に関連が見い出せなかった（Bankier, 1985 ; Carr & Wedding, 1984 ; DeMeyer et al., 1984 ; Weinberger et al., 1979)。1つの研究では，臨床的な理由から IQ テストが研究開始前に施行されていたが，これはたぶん選択的な偏向であろう（Weinberger et al., 1979)。他の場合は患者標本に精神分裂病以外のいくつかの精神疾患が含まれていた（DeMeyer et al., 1984)。また他の場合には脳室の大きさが超音波で測定されていたが（Bankier, 1985)，これは信頼性が疑わしく，CT あるいは MRI の測定と直接比較できるほどの共通点はないだろう。

　総合的にみて，以上の結果は，精神分裂病の脳構造の異常と神経心理学的障害の関連を強く支持している。しかしながら，構造異常はより慢性で治療抵抗性の状態の一因となるので，この関連の仲介をする補助的要因の役割を考慮することが重要である。可能性のある補助的要因としては，年齢・性別・学歴・神経弛緩薬あるいは抗コリン薬の投薬・電気痙攣療法・入院・感情鈍麻や意欲欠如のような精神症状，あるいは認知活動に影響を与えることが知られている他の要因が挙げられる（Frith, 1984 ; Jellinek, 1976 ; Marsden, 1976 ; Perlick et al., 1986)。7つの研究だけが標本抽出や選択に偏向がなく，年齢・学歴・罹病期間・神経弛緩薬投与・入院などの影響を除外して，特定の認知機能に関連した脳障害を調べている。方法論的に比較的適当な研究7つ全部によると，脳の構造的異常と神経心理学的障害が関連する事実があった（Andreasen et al., 1986 ; Golden et al., 1980b, c ; Golden et al., 1982 ; Katsanis & Iacono, 1989 ; Kemali et al., 1985 ; Donnelley et al., 1980 ; Lawson et al., 1988 ; Nyman et al., 1986)。これらの研究には，ほとんどすべては男性患者集団であることや，運動障害・抗コリン性薬物投与・臨床的徴候を調整していないという制限がある。

　コントロールされた2つの研究では，精神分裂病患者は脳室拡大の有無に関

わらず，同様の認知障害の傾向を示したが，脳室拡大のある患者の方が比較的障害が大きかった（Kemali et al., 1985 ; Lawson et al., 1988)。この傾向はWeinberger (1989) が主張する病態の連続性の概念と一致する。この考察によると，すべての精神分裂病患者は，脳形態について家族内および家族間の変動性が考慮されると，多少の構造的異常がある。したがって，もし構造異常が精神分裂病の認知障害の基本にあれば，すべての精神分裂病患者では同一の神経心理学的特徴が種々の程度に障害を受けているのであろう。

　Bilder ら (1988) は側脳室の拡大と「保持する」/「保持しない」認知能力を評価するテストの遂行との関連を調べた。脳室の拡大は発病前能力の後退よりも，認知の低下を示唆するパターンに関係していた。しかしながら，精神分裂病患者の神経心理学的特徴を縦断的に調べた研究では悪化過程の徴候は発見されなかった（Seidman, 1983 ; Waddington & Youssef, 1989)。このことは，病気の根底にある原因は安定性があり，進行性ではないことを示している。これらの発見は，加齢に伴う正常な変化以上の進行を否定した，早期（すなわち，妊娠期間あるいは周産期）における精神分裂病の脳異常の発生を概説した以前の研究と符合する。

精神状態の評価　精神状態評価を用いて脳の構造異常と認知障害の関係を調べた研究では結果が錯綜している。5つの研究では脳室拡大と精神状態の障害との間に正の相関がみられたが（Johnstone et al., 1976 ; 1978 ; Andreasen et al., 1982 ; Goldberg et al., 1988 ; Nasrallah et al., 1983b），6つの研究ではこの発見を確認できなかった（Famiyuwa et al., 1979 ; Kolakowska et al., 1985 ; Kling et al., 1983 ; Nasrallah et al., 1983a ; Owens et al., 1985 ; Pearlson et al., 1989)。一定の傾向がないことの理由は，これらの研究に方法論的に，無作為の選択ではないこと（Johnstone et al., 1976 ; 1978)，不均質な症例記録に基づいた精神症状の評価であること（Nasrallah et al., 1983a, b)，特記されていないで定性的CTスキャンの評価基準であること（Famiyuwa et al., 1979) といった，いくつか不適当な点があることを反映しているのだろう。矛盾した結果はまた，微妙で特異的な認知障害に対する精神状態評価の感度が，神経心理学的テスト・バッテリーよりも低いということを表わしている

のだろう。

前頭葉血流低下　Berman ら（1987）は，側脳室の拡大とウィスコンシン・カード分類作業施行中の前頭前野の血流低下の相関を報告した。ウィスコンシン・カード分類テストは前頭葉領域の活動を特異的に活性化する神経心理学的テストである。興味深いことに，他の研究は前頭前野の構造的異常とウィスコンシン・カード分類の遂行の障害との間に関連を見い出すことはできなかった（Andreasen et al., 1986）。これらの発見を総合すると，「前頭葉の」認知活動（例，計画立案・構成・体験学習・問題解決・内省）の障害は，前頭前野の構造的な異常ではなく，皮質下の病変あるいは皮質下―皮質の投射系の障害の二次的な機能異常が根本にあるのだろう（Berman et al., 1987）。

EEG の異常所見　脳波検査の異常所見に関する構造的な異常を調べている研究結果は一様でない。標準化刺激物提示範例を用いて，詳細な評価手順を規定した2つの研究によると，構造的異常と特定の潜伏時間の潜在的惹起反応の変化との間に有意な関連がみられた（McCarley et al., 1989; Morihisa & McAnulty, 1985）。残りの研究では，2つの研究が側脳室の拡大と EEG の遅延の関係を報告しているが（Karson, Coppola & Daniel, 1988; Pandurangi et al., 1986），他の2つでは脳室の拡大と非特異的な「EEG 異常」は関連がなかった（Boronow et al., 1985; Oxenstierna et al., 1984）。

眼球運動の機能障害　2つの研究が眼球運動の機能障害に関連して側脳室の拡大を調べている。Bartfai ら（1985）によると，眼球追跡が逸脱している患者では前角の幅が有意ではないが大きい傾向にあるのに対して，滑動性追跡眼球運動（SPEM）の異常と第三脳室の幅は関連がなかった。Cazullo ら（1989）は CT スキャン上脳室拡大が認められない患者では，より多くの SPEM の異常がみられることを報告した。残念なことに，どちらの研究も小脳虫部領域の異常を評価していなかった。小脳虫部の発育不全は，精神分裂病患者およびその親類でみられる SPEM の機能不全の基盤となる，遺伝を介した障害であろう（Cannon et al., 1989）。

臨床徴候

　精神分裂病患者でみられるかなり多様な臨床徴候は，精神分裂病が異質性の疾患群であることを表わしているのだろう。この異質性の観点に立つと，脳室拡大のような生物学的発見が，病因論的・現象学的な特異的亜型を規定するのに役立つだろう（例，Crow, 1980）。亜型分類に関する多くの試みが提唱されているが，精神分裂病研究においてこの十年間で最も注目された分類方法は，陰性症状・陽性症状の識別に基づいている。陰性症状には感情平板化・意欲欠如・無快感症―社会性の欠如・注意力低下が含まれる。陽性症状には幻覚・妄想・思考障害がある。

陰性症状と陽性症状　脳室拡大と陰性症状の関係を調べた研究結果は混沌としている。9つの研究では，脳室の拡大した精神分裂病患者は脳室が拡大していない患者よりも陰性症状が重症であった（Besson et al., 1987；Cazullo et al., 1989；Kaiya et al., 1989；Kemali et al., 1985；Moscarelli et al., 1989；Owens et al., 1985；Pearlson et al., 1985；Seidman et al., 1987；Williams et al., 1985）。しかしながら，他の15の研究ではこれらの結果は確認されなかった（Andreasen et al., 1982；Bishop et al., 1983；Boronow et al., 1985；DeLisi et al., 1986；Johnstone et al., 1976；Losonczy et al., 1986；Luchins, Lewine & Meltzer, 1984；Mathew et al., 1985；Naber et al., 1985；Nasrallah et al., 1983a；Ota et al., 1987；Pandurangi et al., 1986；Pearlson et al., 1989；Pfefferbaum et al., 1988；Shelton et al., 1988）。

　これらの研究結果の解離を説明する2つの主要な事実がある。第1に，脳室拡大と陰性症状との関連を発見することに失敗した研究のいくつかは，簡易精神症状評価尺度の項目あるいは要因得点を用いていた（Bishop et al., 1983；Boronow et al., 1985；Naber et al., 1985；Shelton et al., 1988）。簡易精神症状評価尺度は，包括的で全ての目的用の神経病理を評価するための道具である。陰性症状の構成概念に関する，判別式で共同の妥当性研究はいまだに行われていない。もし，陰性症状評価のために特別に考案・実証された評価尺度（すな

わち，陰性症状評価尺度［Andreasen & Olsen, 1982］およびクラウィッカ評価尺度［Krawiecka, Goldberg & Vaughn, 1977］）を用いた研究を挙げると，研究の多くで（すなわち 50％），脳室拡大と陰性症状の相関がみられた。

第2に，有用性が実証された評価尺度を用いた研究の中で，脳室が拡大した患者の陰性症状が特に重症でなかった場合は，そのうちのいくつかで患者の陽性症状が有意に軽症であった（Andreasen et al., 1982；Luchins et al., 1984；Ota et al., 1987；Pearlson et al., 1989）。これらの研究によると，より有効なアプローチは，陰性症状・陽性症状が優性な精神分裂病に関する構造異常を考察することであることが示唆される。相対的な徴候の指標を調べた研究では，脳室の拡大した患者は脳室が狭い患者に比べて，陽性症状よりも陰性症状が悪い（Andreasen et al., 1982）。残りの研究の中で，相対的な徴候の指標を直接調べたものはなかったが，多くの研究は脳室の拡大と陽性症状との間の負の相関を報告している。有用性が実証された評価尺度を用いた 15 の研究のうち 11（73％）では，脳室の拡大した患者は脳室の狭い患者に比べて，陰性症状が重いか，陽性症状が軽いか，あるいはその両方であった。脳室の拡大した患者に重症な陽性症状を報告した研究が無いことを明記しておくこともまた重要である。

診断の亜型　脳の異常と伝統的な診断亜型との間には一定の相関傾向はみられない。6つの研究では，残遺型・解体型・鑑別不能型あるいは「Kraepelin の」カテゴリーの亜型分類をされた患者は，妄想型あるいは急性期のカテゴリー診断をされた患者よりも脳室が大きいことが報告されている（Frangos & Athanassenas, 1982；Kling et al., 1983；Losonczy et al., 1986；Luchins & Meltzer, 1986；Nasrallah et al., 1982a；Tachiki et al., 1984）。5つの研究は，脳室の拡大と亜型分類には関連がみられなかったと報告した（Bishop et al., 1983；Cazullo et al., 1989；Golden et al., 1980c；Owens et al., 1985；Weinberger et al., 1979）。また2つの研究では，妄想型あるいは「陽性の」亜型分類の患者の脳室が大きかった（Farmer et al., 1987；Nasrallah et al., 1982b）。

結　論

　脳の構造異常が精神分裂病の病因に関わっているという見解に反駁する主な仮説は，構造異常の多くは加齢と疾患経過の結果起きるということである（例，Jellinek, 1976；Marsden, 1976；Trimble & Kingsley, 1978；Woods & Wolf, 1983）。研究間の標本特徴を相関分析すると，精神分裂病患者および対照者両方における側脳室の大きさの可変性の約1/3が年齢によって説明される。また，一旦加齢による可変性が統計的に符合されれば，精神分裂病患者の脳室—脳比に対する罹病期間の影響はごくわずかであった。これらの発見を総合すると，精神分裂病の脳室の拡大は正常な加齢による変化の範囲を越えた進行性のものではないのだろう。

　精神分裂病患者の構造異常の多くが補助的な要因により説明がつかないので，少なくとも異常のいくらかは精神分裂病の病因と関連しているのだろう。高危険因子および家族間のデザインを用いた研究では，精神分裂病患者脳の異常な特徴に影響を与える遺伝—家族および環境—周産期両方の要因に関する終始一貫した結果が得られている（Cannon et al., 1989；DeLisi et al., 1986；Reveley et al., 1982；Weinberger et al., 1981）。病因論的に先行する現象の観点から種々の異常のタイプの関係を調べたところ，皮質および小脳領域の全般的な発達異常は精神分裂病の遺伝的な危険性と関係するが，第三脳室および側脳室の拡大は主に精神分裂病の遺伝的な危険性と分娩時合併症の相互作用によって予想されることがわかった（Cannon et al., 1989）。神経病理学的研究によってもまた，2つの主な構造異常のタイプが観察された。すなわち，（1）皮質および辺縁系の種々の領域における妊娠中の障害（Benes & Bird, 1987；Bogerts et al., 1985；Jakob & Beckmann, 1986；Kovelman & Scheibel, 1984），および（2）脳室周囲組織，特に第三脳室領域の損傷（例，Lesch & Bogerts, 1984；Nieto & Escobar, 1972；Stevens, 1982）である。妊娠中の異常の特性および部位は，妊娠第2期トリメスターにおけるある種の障害を示唆している（Jakob & Beckmann, 1986；Kovelman & Scheibel, 1984）。遺伝（4項参照）および催奇形（例，ウイルス：Kendell & Kemp, 1989；Mednick et al., 1988）両方の要因が妊娠中の障害に影響を与える可能性がある。

　まとめると，以上の発見は，遺伝―環境の相互作用に関する次のような仮説を支持している。（1）精神分裂病の遺伝的疾病素質は，たぶん妊娠第2期トリメスターに集中して，胎児脳発達の障害として現われるのだろう。（2）遺伝を基にした胎児神経発達障害を持つ個人では，出生時合併症に派生して起きる無酸素症や出血によって脳室周囲組織の損傷が増大して，精神分裂病を発病する可能性が増大するのだろう（Cannon, Mednick & Parnas, 1989；1990；Mednick et al., 1988）。

　精神分裂病の病因について脳の異常が果たす役割を調べる際に重要なことは，それが疾患の臨床像の基盤となっているかどうかということである。前方視的な研究によると，第三脳室および側脳室の拡大と発病前の自律神経機能および学業成績との間には関連があった（Cannon et al., 1988；1990b；Erel et al., 1990）。精神分裂病において脳の異常が病原の役割を果たすことに関する最もはっきりした徴候は，構造的損傷と神経心理学的機能の関係である。完全なテスト・バッテリー評価を用いた研究では，構造異常（主に第三脳室・側脳室の拡大だが，小脳・頭蓋骨の萎縮も含まれる）は一貫して，特に言語および感覚―知覚機能に関する認知障害と関連していた。脳室拡大といった構造的異常から前頭前野の血流量および自律神経反応の低下といった生理学的障害に関する研究は，精神分裂病の病態生理に関連した障害部位を決定する可能性がもっともある。これらの生理的な情報処理過程の障害は，視床・視床下部，その他の中脳辺縁系組織といった脳室系周囲領域の皮質下の変化によって仲介されることが，予備的な研究結果により示されている（Berman et al., 1987；Cannon et al., 1988；1990b）。

　潜在的な構造の病状に基づいた，特有な臨床亜型の問題は混乱している。神経心理学的な障害は，異常な脳所見がある精神分裂病に特異的ではない。しかしながら，認知障害の程度は構造障害の程度と共に変化する。同様に，研究結果からは，精神分裂病の陰性症状・陽性症状の明らかな区別がなされなかった。しかし，陰性症状が優位で陽性症状が比較的欠落している患者においては，構造的な異常はより一般的（あるいは，明らか）であるという見解は矛盾していない。

謝辞

本項の作成にあたり，国立精神衛生研究所の国立研究事業賞の援助を受けた。

文献

Adams, K. M., Jacism, J. & Brown, G. G. (1980). Neuropsychological and CT deficits in schizophrenics. Paper presented at the 133rd Annual American Psychiatric Association meeting, San Francisco.

Andreasen, N. C., Nasrallah, H. A., Dunn, V., Olson, S. C., Grove, W. M., Ehrhardt, J. C., Coffman, J. A. & Crossett, J. H. W. (1986). Structural abnormalities in the frontal system in schizophrenia. *Archives of General Psychiatry*, **43**, 136–44.

Andreasen, N. C. & Olsen, S. A. (1982). Negative v positive schizophrenia: Definition and validation. *Archives of General Psychiatry*, **39**, 789–94.

Andreasen, N. C., Olsen, S. A., Dennert, J. W. & Smith, M. R. (1982). Ventricular enlargement in schizophrenia: Relationship to positive and negative symptoms. *American Journal of Psychiatry*, **139**, 297–302.

Bankier, R. G. (1985). Third ventricle size and dementia in schizophrenia. *British Journal of Psychiatry*, **147**, 241–5.

Barr, C. E., Mednick, S. A. & Munk-Jorgensen, P. (1990). Exposure to influenza epidemics during gestation and adult schizophrenia: A 40 year study. *Archives of General Psychiatry*, **47**, 869–74.

Barron, S. A., Jacobs, L. & Kinkel, W. R. (1976). Changes in size of normal lateral ventricles during aging determined by computerized tomography. *Neurology*, **26**, 1011–13.

Bartfai, A., Levander, S. E., Nyback, H., Berggren, B.-M. & Schalling, D. (1985). Smooth pursuit eye-tracking, neuropsychological tests and computed tomography of the brain in schizophrenic patients. *Psychiatry Research*, **15**, 49–62.

Benes, F. M. & Bird, E. D. (1987). An analysis of the arrangement of neurons in the cingulate cortex of schizophrenic patients. *Archives of General Psychiatry*, **44**, 608–16.

Berman, K. F., Weinberger, D. R., Shelton, R. C. & Zec, R. F. (1987). A relationship between anatomical and physiological brain pathology in schizophrenia: Lateral cerebral ventricle size predicts cortical blood flow. *American Journal of Psychiatry*, **144**, 1277–82.

Besson, J. A. O., Corrigan, F. M., Cherryman, G. R. & Smith, F. W. (1987).

Nuclear magnetic resonance brain imaging in chronic schizophrenia. *British Journal of Psychiatry*, **150**, 161–3.
Bilder, R. M., Degreef, G., Pandurangi, A. K., Rieder, R. O., Sackeim, H. A. & Mukherjee, S. (1988). Neuropsychological deterioration and CT scan findings in chronic schizophrenia. *Schizophrenia Research*, **1**, 37–45.
Bishop, R. J., Golden, C. J., MacInnes, W. D., Chu, C.-C., Ruedrich, S. L. & Wilson, J. (1983). The BPRS in assessing symptom correlates of cerebral ventricular enlargement in acute and chronic schizophrenia. *Psychiatry Research*, **9**, 225–31.
Bogerts, B., Meertz, E. & Schonfeldt-Bausch, R. (1985). Basal ganglia and limbic system pathology in schizophrenia: A morphometric study of brain volume and shrinkage. *Archives of General Psychiatry*, **42**, 784–91.
Boronow, J., Pickar, D., Ninan, P. T., Roy, A., Hommer, D., Linnoila, M. & Paul, S. M. (1985). Atrophy limited to the third ventricle in chronic schizophrenia. *Archives of General Psychiatry*, **42**, 266–71.
Boucher, M. J., Dewan, M. J., Donnelly, M. P., Pandurangi, A. K., Bartell, K., Diamond, T. & Major, L. F. (1986). Relative utility of three indices of neuropsychological impairment in a young, chronic schizophrenic population. *Journal of Nervous and Mental Disease*, **174**, 44–6.
Campbell, R., Hays, P., Russel, D. B. & Zacks, D. J. (1979). CT scan variants and genetic heterogeneity in schizophrenia. *American Journal of Psychiatry*, **136**, 722–3.
Cannon, T. D., Fuhrmann, M., Mednick, S. A., Machon, R. A., Parnas, J. & Schulsinger, F. (1988). Third ventricle enlargement and reduced electrodermal responsiveness. *Psychophysiology*, **25**, 153–6.
Cannon, T. D., Mednick, S. A. & Parnas, J. (1989). Genetic and perinatal determinants of structural brain deficits in schizophrenia. *Archives of General Psychiatry*, **46**, 883–9.
 (1990a). Antecedents of predominantly negative and predominantly positive symptom schizophrenia in a high-risk population. *Archives of General Psychiatry*, **47**, 622–32.
Cannon, T. D., Raine, A., Herman, T. M., Mednick, S. A., Parnas, J., Schulsinger, F. & Moore, M. (1990b). Third ventricle enlargement and reduced heart rate levels in a high-risk sample. *Psychophysiology*, in press.
Carr, E. G. & Wedding, D. (1984). Neuropsychological assessment of cerebral ventricular size in chronic schizophrenics. *International Journal of Clinical Neurology and Psychology*, **6**, 106–11.
Cazullo, C. L., Vita, A. & Sacchetti, E. (1989). Cerebral ventricular enlargement in schizophrenia: Prevalence and correlates. In S. C. Schulz & C. A. Tamminga (Eds.), *Schizophrenia: Scientific Progress* (pp. 195–206). New York: Oxford University Press.
Crow, T. J. (1980). Molecular pathology of schizophrenia: More than one disease

process? *British Medical Journal*, **12**, 66–8.
Crow, T. J., Ball, J., Bloom, S. R., Brown, R., Bruton, C. J., Colter, N., Frith, C. D., Johnstone, E. C., Owens, D. G. C. & Roberts, G. W. (1989). Schizophrenia as an anomaly of development of cerebral asymmetry. *Archives of General Psychiatry*, **46**, 1145–50.
DeLisi, L. E., Buchsbaum, M. S., Halcomb, H. H., Dowling-Zimmerman, S., Pickard, D., Boronow, J., Morihisa, J. M., van Kammen, D. P., Carpenter, W., Kessler, R. & Cohen, R. M. (1985). Clinical correlates of decreased anteroposterior metabolic gradients. *American Journal of Psychiatry*, **142**, 78–81.
DeLisi, L. E., Goldin, L. R., Hamovit, J. R., Maxwell, E., Kurtz, D. & Gershon, E. S. (1986). A family study of the association of increased ventricular size with schizophrenia. *Archives of General Psychiatry*, **43**, 148–53.
DeLisi, L. E., Schwartz, C. C., Targum, S. D., Byrnes, S. M., Cannon-Spoor, E., Weinberger, D R. & Wyatt, R. J. (1983). Ventricular brain enlargement and outcome of acute schizophreniform disorder. *Psychiatry Research*, **9**, 169–71.
DeLisi, L. E., Dauphinais, I. D. & Gershon, E. S. (1988). Perinatal complications and reduced size of brain limbic structures in familial schizophrenia. *Schizophrenia Bulletin*, **14**, 185–91.
DeMeyer, M. K., Gilmor, R., DeMeyer, W. E., *et al.* (1984). Third ventricle size and ventricular–brain ratio in treatment-resistant psychiatric patients. *Journal of Operational Psychiatry*, **15**, 2–8.
Donnelley, E. F., Weinberger, D. R., Waldman, I. N., & Wyatt, R. J. (1980). Cognitive impairment associated with morphological brain abnormalities on computed tomography in chronic schizophrenic patients. *Journal of Nervous and Mental Disease*, **168**, 305–8.
Erel, O., Cannon, T. D., Hollister, M., Mednick, S. A. & Parnas, J. (1990). Ventricular enlargement and premorbid deficits in school–occupational attainment in a high-risk sample. *Schizophrenia Research*, in press.
Famiyuwa, O., Eccleston, D., Donaldson, A. & Garside, R. (1979). Tardive dyskinesia and dementia. *British Journal of Psychiatry*, **135**, 500–4.
Farmer, A., Jackson, R., McGuffin, P. & Storey, P. (1987). Cerebral ventricular enlargement in chronic schizophrenia: Consistencies and contradictions. *British Journal of Psychiatry*, **150**, 324–30.
Frangos, E. & Athanassenas, G. (1982). Differences in lateral brain ventricular size among various types of chronic schizophrenics. *Acta Psychiatrica Scandinavica*, **66**, 459–63.
Frith, C. D. (1984). Schizophrenia, memory, and anticholinergic drugs. *Journal of Abnormal Psychology*, **93**, 339–41.
Goldberg, T. E., Kleinman, J. E., Daniel, D. G., Myslobodsky, M. S., Ragland, J. D. & Weinberger, D. R. (1988). Dementia praecox revisited. Age dis-

orientation, mental status, and ventricular enlargement. *British Journal of Psychiatry*, **153**, 187–90.

Golden, C. J., Graber, B., Coffman, J., Berg, R., Bloch, S. & Brogan, D. (1980a). Brain density deficits in chronic schizophrenia. *Psychiatry Research*, **3**, 179–84.

Golden, C. J., Graber, B., Coffman, J., Berg, R. A., Newlin, D. B. & Bloch, S. (1981). Structural brain deficits in schizophrenia: Identification by computed tomographic scan density measurements. *Archives of General Psychiatry*, **38**, 1014–17.

Golden, C. J., Graber, B., Moses, J. A. & Zatz, L. M. (1980b). Differentiation of chronic schizophrenics with and without ventricular enlargement by the Luria-Nebraska neuropsychological battery. *International Journal of Neuroscience*, **11**, 131–8.

Golden, C. J., MacInnes, W. D., Ariel, R. N., Reudrich, S. L., Chu, C. C., Coffman, J. A., Graber, B. & Bloch, S. (1982). Cross-validation of the ability of the Luria-Nebraska Neuropsychological Battery to differentiate chronic schizophrenics with and without structural abnormalities. *Journal of Consulting and Clinical Psychology*, **50**, 87–95.

Golden, C. J., Moses, J. A., Zelazowski, R., Graber, B., Zatz, L. M., Horvath, T. B. & Berger, P. A. (1980c). Cerebral ventricular size and neuropsychological impairment in young chronic schizophrenics. *Archives of General Psychiatry*, **37**, 619–23.

Jakob, H. & Beckmann, H. (1986). Prenatal-developmental disturbances in the limbic allocortex in schizophrenia. *Biological Psychiatry*, 1181–3.

Jellinek, E. H. (1976). Cerebral atrophy and cognitive impairment in chronic schizophrenia. *Lancet*, 1202–3.

Jeste, D. V., Kleinman, J. E., Potkin, S. G., Luchins, D. J. & Weinberger, D. R. (1982). *Ex uno multi*: Subtyping the schizophrenic syndrome. *Biological Psychiatry*, **17**, 199–222.

Johnstone, E. C., Crow, T. J., Frith, C. D., Husband, J. & Kreel, L. (1976). Cerebral ventricular size and cognitive impairment in chronic schizophrenia. *Lancet*, **1**, 924–6.

Johnstone, E. C., Crow, T. J., Frith, C. D., Stevens, M., Kreel, L. & Husband, J. (1978). The dementia of dementia praecox. *Acta Psychiatrica Scandinavica*, **57**, 305–24.

Kaiya, H., Uematsu, M., Ofuji, M., Nishida, A., Morikiyo, M. & Adachi, S. (1989). Computerised tomography in schizophrenia. Familial versus non-familial forms of illness. *British Journal of Psychiatry*, **155**, 444–50.

Karson, C. N., Coppola, R. & Daniel, D. G. (1988). Alpha frequency in schizophrenia: An association with enlarged cerebral ventricles. *American Journal of Psychiatry*, **145**, 861–4.

Katsanis, J. & Iacono, W. G. (1989). Association of left-handedness with ventricle size and neuropsychological performance in schizophrenia. *American Journal of Psychiatry*, **146**, 1056–8.

Kemali, D., Maj, M., Galderisi, S., Ariano, M. G., Cesarelli, M., Milici, N., Salvati, A., Valente, A. & Volpe, M. (1985). Clinical and neuropsychological correlates of cerebral ventricular enlargement in schizophrenia. *Journal of Psychiatric Research*, **19**, 587–96.

Kendell, R. E. & Kemp, I. W. (1989). Maternal influenza in the etiology of schizophrenia. *Archives of General Psychiatry*, **46**, 878–82.

Kendler, K. S. & Hays, P. (1982). Familial and sporadic schizophrenia: A symptomatic, prognostic and EEG comparison. *American Journal of Psychiatry*, **139**, 1557–62.

Kling, A. S., Kurtz, N., Tachiki, K. & Orzeck, A. (1983). CT scans in sub-groups of chronic schizophrenics. *Journal of Psychiatric Research*, **17**, 375–84.

Kling, A. S., Metter, E. J., Riege, W. H. & Kuhl, D. E. (1986). Comparison of PET measurement of local brain glucose metabolism and CAT measurement of brain atrophy in chronic schizophrenia and depression. *American Journal of Psychiatry*, **143**, 175–80.

Kolakowska, T., Williams, A. O., Ardern, M., Reveley, M. A., Jambor, K., Gelder, M. G. & Mandelbrote, B. M. (1985). Schizophrenia with good and poor outcome. I: Early clinical features, response to neuroleptics and signs of organic dysfunction. *British Journal of Psychiatry*, **146**, 229–38.

Kovelman, J. A. & Scheibel, A. B. (1984). A neurohistological correlate of schizophrenia. *Biological Psychiatry*, **19**, 1601–21.

Krawiecka, M., Goldberg, D. & Vaughn, M. (1977). A standardized psychiatric assessment scale for rating chronic psychotic patients. *Acta Psychiatrica Scandinavica*, **55**, 299–308.

Lawson, W. B., Waldman, I. N. & Weinberger, D. R. (1988). Schizophrenic dementia: Clinical and computed axial tomography correlates. *Journal of Nervous and Mental Disease*, **176**, 207–12.

Lesch, A. & Bogerts, B. (1984). The diencephalon in schizophrenia: Evidence for reduced thickness in the periventricular grey matter. *European Archives of Psychiatry and Neurological Sciences*, **234**, 212–19.

Lewis, S. W. & Murray, R. M. (1987). Obstetric complications, neurodevelopmental deviance, and risk of schizophrenia. *Journal of Psychiatric Research*, **21**, 413–21.

Lewis, S. W., Reveley, A. M., Reveley, M. A., Chitkara, B. & Murray, R. M. (1987). The familial–sporadic distinction as a strategy in schizophrenia research. *British Journal of Psychiatry*, **151**, 306–13.

Losonczy, M. F., Song, I. S., Mohs, R. C., Small, N. A., Davidson, M., Johns, C. A. & Davis, K. L. (1986). Correlates of lateral ventricular size in chronic schizophrenia, I: Behavioral and treatment response measures. *American Journal of Psychiatry*, **143**, 976–81.

Luchins, D. J. & Meltzer, H. Y. (1986). A comparison of CT findings in acute and chronic ward schizophrenics. *Psychiatry Research*, **17**, 7–14.

Luchins, D. J., Lewine, R. R. J. & Meltzer, H. Y. (1984). Lateral ventricular size, psychopathology, and medication response in the psychoses. *Biological Psychiatry*, **19**, 29–44.

Marsden, C. D. (1976). Cerebral atrophy and cognitive impairment in chronic schizophrenia. *Lancet*, **1**, 1079.

Mathew, R. J., Partain, C. L., Rakash, R., Kulkarni, M. V., Logan, T. P. & Wilson, W. H. (1985). A study of the septum pellucidum and corpus callosum in schizophrenia with MR imaging. *Acta Psychiatrica Scandinavica*, **72**, 414–21.

McCarley, R. W., Faux, S. F., Shenton, M., LeMay, M., Cane, M., Ballinger, R. & Duffy, F. H. (1989). CT abnormalities in schizophrenia. A preliminary study of their correlations with P300/P200 electrophysiological features and positive/negative symptoms. *Archives of General Psychiatry*, **46**, 698–708.

Mednick, S. A. & Schulsinger, F. (1965). A longitudinal study of children with a high risk for schizophrenia: A preliminary report. In S. Vandenberg (Ed.), *Methods and goals in human behavior genetics* (pp. 255–96). New York: Academic Press.

Mednick, S. A., Machon, R. A., Huttunen, M. O. & Bonett, D. (1988). Adult schizophrenia following prenatal exposure to an influenza epidemic. *Archives of General Psychiatry*, **45**, 189–92.

Morihisa, J. M. & McAnulty, G. B. (1985). Structure and function: Brain electrical activity mapping and computed tomography in schizophrenia. *Biological Psychiatry*, **20**, 3–19.

Moscarelli, M., Cesana, B. M., Ciussani, S., Novti, N. C. & Cazullo, C. L. (1989). Ventricle–brain ratio and alogia in 19 young patients with chronic negative and positive schizophrenia. *American Journal of Psychiatry*, **146**, 257–8.

Naber, D., Albus, M., Burke, H., Muller-Spahn, F., Munch, U., Reinertshofer, T., Wissman, J. & Akenheil, M. (1985). Neuroleptic withdrawal in chronic schizophrenia, CT and endocrine variables relating to psychopathology. *Psychiatry Research*, **16**, 207–19.

Nasrallah, H. A., Jacoby, C. G., McCalley-Whitters, M. & Kuperman, S. (1982*a*). Cerebral ventricular enlargement in subtypes of chronic schizophrenia. *Archives of General Psychiatry*, **39**, 774–7.

Nasrallah, H. A., Rizzo, M., Damasio, H., McCalley-Whitters, M., Kuperman, S. & Jacoby, C. G. (1982*b*). Neurological differences between paranoid and non-paranoid schizophrenia: II. Computerized tomographic findings. *Journal of Clinical Psychiatry*, **43**, 307–9.

Nasrallah, H. A., Kuperman, S., Hamra, B. J. & McCalley-Whitters, M. (1983*a*). Clinical differences between schizophrenic patients with and without large cerebral ventricles. *Journal of Clinical Psychiatry*, **44**, 407–9.

Nasrallah, H. A., Kuperman, S., Jacoby, C. G., McCalley-Whitters, M. & Hamra, B. (1983b). Clinical correlates to sulcal widening in chronic schizophrenia. *Psychiatry Research*, **10**, 237–42.

Nieto, D. & Escobar, A. (1972). Major psychoses. In J. Minkerl (Ed.), *Pathology of the nervous system* (pp. 2654–65). New York: McGraw-Hill.

Nimgaonkar, V. L., Wessely, S. & Murray, R. M. (1988). Prevalence of familiality, obstetric complications, and structural brain damage in schizophrenic patients. *British Journal of Psychiatry*, **153**, 191–7.

Nyman, H., Nyback, H., Wiessel, G.-A., Oxenstierna, G. & Schalling, D. (1986). Neuropsychological test performance, brain morphological measures and CSF monoamine metabolites in schizophrenic patients. *Acta Psychiatrica Scandinavica*, **74**, 292–301.

Ota, T., Maeshiro, H., Ishido, H., Shimizu, Y., Uchida, R., Toyoshima, R., Ohshima, H., Takazawa, A., Motomura, H. & Noguchi, T. (1987). Treatment resistant chronic psychopathology and CT scans in schizophrenia. *Acta Psychiatrica Scandinavica*, **75**, 415–27.

Owen, M. J., Lewis, S. W. & Murray, R. M. (1988). Obstetric complications and schizophrenia: A computed tomographic study. *Psychological Medicine*, **18**, 331–9.

(1990). Family history and cerebral ventricular enlargement in schizophrenia: A case control study. *British Journal of Psychiatry*, in press.

Owens, D. G., Johnstone, E. C., Crow, T. J., Frith, C. D., Jagoe, J. R. & Kreel, L. (1985). Lateral ventricular size in schizophrenia: Relationship to the disease process and its clinical manifestations. *Psychological Medicine*, **15**, 27–41.

Oxenstierna, G., Bergstrand, G., Bjerkenstedt, L., Sedvall, G. & Wik, G. (1984). Evidence of disturbed CSF circulation and brain atrophy in cases of schizophrenic psychosis. *British Journal of Psychiatry*, **144**, 654–61.

Pandurangi, A. K., Dewan, M. J., Boucher, M., Levy, B., Ramachandran, T., Bartell, K., Bick, P. A., Phelps, B. H. & Major, L. (1986). A comprehensive study of chronic schizophrenic patients: II. Biological, neuropsychological, and clinical correlates of CT abnormality. *Acta Psychiatrica Scandinavica*, **73**, 161–71.

Pearlson, G. D., Garbacz, D. J., Moberg, P. J., Ahn, H. S. & DePaulo, J. R. (1985). Symptomatic, familial, perinatal, and social correlates of computerised axial tomography (CAT) changes in schizophrenics and bipolars. *Journal of Nervous and Mental Disease*, **173**, 42–50.

Pearlson, G. D., Kim, W. S., Kubos, K. L., Moberg, P. J., Jayaram, G., Bascom, M. J., Chase, G. A., Goldfinger, A. D. & Tune, L. E. (1989). Ventricle–brain ratio, computed tomographic density, and brain area in 50 schizophrenics. *Archives of General Psychiatry*, **46**, 690–7.

Perlick, D., Stastny, P., Katz, I., Mayer, M. & Mattis, S. (1986). Memory deficits and anticholinergic levels in chronic schizophrenia. *American Journal of Psychiatry*, **143**, 230–2.

Pfefferbaum, A., Zipursky, R. B., Lim, K. O., Zatz, L. M., Stahl, S. M. & Jernigan, T. L. (1988). Computed tomographic evidence for generalized sulcal and ventricular enlargement in schizophrenia. *Archives of General Psychiatry*, **45**, 633–40.

Rakic, P. & Sidman, R. L. (1973). Sequence of developmental abnormalities leading to granule cell deficit cerebellar cortex of weaver mutant mice. *Journal of Comparative Neurology*, **152**, 102–32.

Reider, R. O., Donnelley, E. F., Herdt, J. R. & Waldman, I. N. (1979). Sulcal prominence in young schizophrenic patients: CT scan findings associated with impairment on neuropsychological tests. *Psychiatry Research*, **1**, 1–8.

Reveley, A. M., Reveley, M. A., Clifford, C. A. & Murray, R. M. (1982). Cerebral ventricular size in twins discordant for schizophrenia. *Lancet*, **1**, 540–1.

Reveley, A. M., Reveley, M. A. & Murray, R. M. (1983). Enlargement of cerebral ventricles in schizophrenia is confined to those without known genetic predisposition. *Lancet*, **2**, 525.

(1984). Cerebral ventricular enlargement in nongenetic schizophrenia: A controlled twin study. *British Journal of Psychiatry*, **144**, 89–93.

Romani, A., Zerbi, F., Mariotti, G., Callieco, R. & Cosi, V. (1986). Computed tomography and pattern reversal visual evoked potentials in chronic schizophrenic patients. *Acta Psychiatrica Scandinavica*, **73**, 566–73.

Seidman, L. J. (1983). Schizophrenia and brain dysfunction: An integration of recent neurodiagnostic findings. *Psychological Bulletin*, **94**, 195–238.

Seidman, L. J., Sokolove, R. L., McElroy, C., Knapp, P. H. & Sabin, T. (1987). Lateral ventricular size and social network differentiation in young, non-chronic schizophrenic patients. *American Journal of Psychiatry*, **144**, 512–14.

Shelton, R. C., Karson, C. N., Doran, A. R., Pickar, D., Bigelow, L. B. & Weinberger, D. R. (1988). Cerebral structural pathology in schizophrenia: Evidence for a selective prefrontal cortical defect. *American Journal of Psychiatry*, **145**, 154–63.

Shima, S., Kanba, S., Masuda, Y., Tsukomo, T., Kitamura, T. & Asai, M. (1985). Normal ventricles in chronic schizophrenics. *Acta Psychiatrica Scandinavica*, **71**, 25–29.

Stevens, J. R. (1982). Neuropathology of schizophrenia. *Archives of General Psychiatry*, **39**, 1131–9.

Suddath, R. L., Christison, D. A., Torrey, E. F., Casanova, M. F. & Weinberger, D. R. (1990). Anatomical abnormalities in the brains of monozygotic twins discordant for schizophrenia. *New England Journal of Medicine*, **322**, 791–4.

Tachiki, K. H., Kurtz, N., Kling, A. S. & Hullett, F. J. (1984). Blood monoamine oxidases and CT scans in subgroups of chronic schizophrenics. *Journal of*

Psychiatric Research, **18**, 233–43.
Tanaka, Y., Hazama, H., Kawahara, R. & Kobayashi, K. (1981). Computerized tomography of the brain in schizophrenic patients. *Acta Psychiatrica Scandinavica*, **63**, 191–7.
Trimble, M. & Kingsley, D. (1978). Cerebral ventricular size in chronic schizophrenia. *Lancet*, 278–9.
Turner, S. W., Toone, B. K. & Brett-Jones, J. R. (1986). Computerized tomographic scan changes in early schizophrenia – preliminary findings. *Psychological Medicine*, **16**, 219–25.
van Kammen, D. P., Mann, L. S., Sternberg, D. E., Scheinin, M., Ninan, P. T., Marder, S. R., van Kammen, W., Rieder, R. O. & Linnoila, M. (1983). Dopamine-betahydroxylase activity and homvanillic acid in spinal fluid of schizophrenics with brain atrophy. *Science*, **220**, 974–7.
Vita, A., Sacchetti, E., Calzeroni, A. & Cazullo, C. L. (1988). Cortical atrophy in schizophrenia: Prevalence and associated features. *Schizophrenia Research*, **1**, 329–37.
Waddington, J. L. & Youssef, H. A. (1989). Cognitive function in schizophrenia followed prospectively over 5 years: Do neuropsychological deficits reflect active or static disease? *Paper presented at the Second International Congress on Schizophrenia Research*, San Diego, California, April 1–5, 1989.
Weinberger, D. R. (1987). Implication of normal brain development for the pathogenesis of schizophrenia. *Archives of General Psychiatry*, **44**, 660–9.
  (1989). Clinical implications of temporal–prefrontal pathological findings in schizophrenia. *Paper presented at the Second International Congress on Schizophrenia Research*, San Diego, California, April 1–5, 1989.
Weinberger, D. R., Cannon-Spoor, E., Potkin, S. G. & Wyatt, R. J. (1980). Poor premorbid adjustment and CT scan abnormalities in chronic schizophrenia. *American Journal of Psychiatry*, **137**, 1410–13.
Weinberger, D. R., DeLisi, L. E., Neophytides, A. N. & Wyatt, R. J. (1981). Familial aspects of CT scan abnormalities in chronic schizophrenic patients. *Psychiatry Research*, **4**, 65–71.
Weinberger, D. R., Torrey, E. F., Neophytides, A. N. & Wyatt, R. J. (1979). Lateral cerebral ventricular enlargement in schizophrenia. *Archives of General Psychiatry*, **36**, 735–9.
Williams, A. O., Reveley, M. A., Kolakowska, T., Ardern, M. & Mandelbrote, B. M. (1985). Schizophrenia with good and poor outcome: II: Cerebral ventricular size and its clinical significance. *British Journal of Psychiatry*, **146**, 239–46.
Woods, B. T. & Wolf, J. (1983). A reconsideration of the relation of ventricular enlargement to duration of illness in schizophrenia. *American Journal of Psychiatry*, **140**, 1564–70.

🔟 精神分裂病脳画像研究による神経発達上の発見

NANCY A. BRESLIN AND DANIEL R. WEINBERGER

国立精神衛生研究所

序　論

　過去13年間にわたる脳画像技術の精神分裂病研究への応用によって，この疾患に対するわれわれの理解は飛躍的に進歩した。*in vivo* の神経画像は，死後脳研究に比べて，疾患経過早期の患者脳の研究や患者の反復研究，より適当な対照資料の収集あるいは死後脳研究でみられるおびただしい方法論上の陥穽の回避といった点が優れている。この研究により，脳と精神分裂病が形態学的・生理学的に微妙な相互関係にあることが一般に是認されるようになった。

　本項は，精神分裂病への神経発達学的なアプローチに関連して抜粋した神経画像の発見について論ずる。この疾患に関する構造上の画像研究のごく初期から明らかになった資料によると，病変は成人期の徴候ではなく，退行性のものでもないことが示唆された。今日までに蓄積されたほとんどの知見は，精神分裂病に関係した構造異常は症状の始まりからあり，たぶん人生早期には存在し，疾患の成人期には進行しないという観察と一致する。これらの結果は，神経病理学的な相関現象の発達経過と疾患の臨床経過との解離を示唆している。もし，そうであるならば，このことは，症状経過を説明するために何か他のものが病変と相互作用しているに違いないことを意味している。このことはまた，病変は「疾患」が発病することなく比較的長期間存在し，「疾患」は神経病理学的基質が変化せずに，臨床的に発病・変化することを意味している。

　神経発達には，われわれが見てきたように次のような2つの必須の構成要素がある。（1）病変自身は神経系発達早期に発生し，停止する。（2）病変の状態に関する臨床的な関連問題は，正常な脳発達期間中に起きる個体発生別個の出来事や環境要因により変化する（Weinberger, 1987）。

表 10.1　神経発達モデルの構成

1. 病変は神経系発達早期に発生し，停止状態になる。
2. 病変の臨床徴候は，正常な脳発達期間中に起きる個体発生の出来事および環境要因によって変化する。

　この精神分裂病の神経発達モデルは，最近の神経画像研究に先行していたというよりはむしろ，それから生じたと同時に，種々の神経画像の機器を利用することによってどのような所見を得られるのかという多くの予想を立てるために用いられてきた。第1に，このモデルによると，ある程度大きな神経病変が疾患のはじめに見られるはずであり，疾患の危険性はあるがまだ徴候のない人にも見られるはずであることが予想される。第2に，そのような病変は罹病期間によって変わらないはずである。第3に，病変は，たぶん，発病前行動の異常な特徴と関連するはずである。第4に，経過を追った研究では，患者個々の神経病変の進行が見られないはずである。このモデルによって，疾患の家族歴の影響あるいは個人の脳外傷歴に関する研究の結果が必ずしも予想される訳ではない。というのは，このモデルは既存の病変の原因の解明を試みたものではなく，種々の傷害の原因（外傷・遺伝的異常・感染）によってその所見が説明されるためである。しかしながら，そのような研究が病因の解明への道を開くだろう。以上の要点を本項で扱っていく。

脳画像研究の概説

全般的な解剖学的発見

　気脳造影法は，神経科学者が利用できる最初の *in vivo* の脳画像技術であった。1919年に開発され，精神分裂病患者の研究に1927年に利用された。この技術はしばしば苦痛を伴い，（人工的に脳室を膨張させる空気の過剰注入のような）技術的な誤りを起こしやすかったが，得られた結果のほとんどは，後に非侵襲的なコンピューター連動断層撮影（CT）スキャニングでなされた発見

表10.2 神経画像と神経発達モデルの相互関係

1. 病変は疾患のはじめより存在し，まだ無症状ではあるが疾患の危険性がある人にも見られるはずである。
2. 病変は罹患期間により変化しないはずである。
3. 病変の変化はたぶん発病前行動の異常な特徴と相関するはずである。
4. 縦断的研究では，患者個体の神経病変の進行は認められないはずである。

の先鞭をつけていた。Haug (1962)，Storey (1966)，Weinberger・Wagner・Wyatt (1983) が精神分裂病の気脳造影法研究について概論をまとめている。

　精神分裂病患者に対する最初のCTの使用はJohnstoneらにより1976年に報告された。すぐに，われわれ自身のグループも若い患者を対象にした大規模な研究で追試した (Weinberger et al., 1979)。両方の研究において，健常ボランティアに比較して精神分裂病患者では脳室が有意に大きいことがわかった。最近，精神分裂病のCT研究の最初の10年間の発見の要点を述べた数多くの総説が発表された (Shelton & Weinberger, 1986; Jaskiw, Andreasen & Weinberger, 1987; Andreasen, 1988)。ShelltonとWeinberger (1986) は80以上の研究を概説し，側脳室を測定した研究の3/4および第三脳室を測定した研究の80％以上が精神分裂病の脳室拡大を報告していると述べている。彼らによると，否定的な所見は，測定方法や対照グループの選択，患者の精選の3つの主な要因に原因がある。尺度法による測定，医学的あるいは神経学的対照の利用 (Andreasen et al., 1982)，障害の少ない患者を用いた研究はすべて否定的な結果に終ることが多い。いくつかの研究によると，体積測定は，機器あるいは手指で行う面積測定よりもグループ間の相違に敏感であることが示唆されている (Reveley, 1985; Raz et al., 1987)。

　いくつかの研究では，研究者は精神分裂病患者のCTスキャン所見を彼らの健常な同胞のそれと比較している。Weinbergerら (1981) は，健常同胞群7組および少なくとも精神分裂病1人を含む10組について脳室の大きさを測定したところ，不一致の同胞の脳室はすべて正常範囲内ではあったが，対照者の値よりは有意に大きいことを発見した。さらに，各々の家族では患者の脳室が一番大きかった。Reveleyら (1982) は，健常な一卵性・二卵性の双生児およ

び精神分裂病不一致の一卵性双生児を入念に調べた。彼らによると，3グループ全てにおいて脳室の大きさにかなりの割合の遺伝性があり，不一致の組では，病気をもつ相方の脳室が大きい傾向にあった。DeLisi ら（1986）の研究では，罹患者および健常者12組の同胞群についてスキャンが行われた。精神分裂病患者は彼らの同胞あるいは健常者よりも脳室が大きく，やはり家族要因が有意であると報告された。これらの研究結果によれば，微妙な解剖学的病変が，母集団研究から推論されるよりも多い，精神分裂病患者の一貫した特徴であることがわかった。

CTスキャンの脳室測定により，さらなる構造の情報を得ることができる。脳溝の開大・虫部の変化・組織密度の変化・小脳の異常な非対称もまた研究されており，他の総説で述べられている（Shelton & Weinberger, 1986）。

脳室の大きさがより正確に測定できる磁気共鳴画像法（MRI）を用いても，CTの発見と同様の結果が得られた。Kelsoeら（1988）は，CTで発見された精神分裂病の側脳室の拡大を確認するために，MRIを最初に用いた脳室系の容量の研究を行った。Rossi ら（1988）も同様の報告を行っている。最近，われわれの研究室では精神分裂病不一致の一卵性双生児15組について研究を行った（Suddath et al., 1990）。この母集団によると，双生児の罹患群は相方の健常群に比べて著しく脳室が拡大しており，ほとんど全ての組で，罹患した双生児が健常な相方よりも脳室が大きかった。罹患した双生児群でみられる相対的な脳室拡大（遺伝的に一致した健常群に比べて）の発見が，MRIスキャン上，明らかな構造的異常が無い精神分裂病患者においてさえも，脳の解剖学的病変の存在を示唆していることを特記しておくことは重要である。

発病時の画像

もし，精神分裂病の神経発達モデルが正確ならば，いいかえると，もし，成人の精神分裂病患者でみられる形態学的所見が人生早期に存在するならば，その所見は疾患の発病時には確実に存在するはずである。数多くの研究者が，脳室拡大はECTのような身体的治療や神経弛緩薬療法，入院期間の結果として脳室拡大が起きるのではないことを報告しているが（Shelton & Weinberger,

1986による総説参照)，精神分裂病に関係した構造異常が症状に先行しているかどうかという疑問が残る。この疑問に対する解決法の1つは最近診断された患者の研究である。Weinbergerら (1982) は，急性期精神病患者に施行したCTスキャンを後方視的に観察した。このCTスキャンはほとんどの場合，日常的な診断評価のために撮影されたものである。分裂病様障害患者35名 (平均年齢21歳) の最初の急変時の平均脳室―脳比 ―脳室の大きさの測定― は慢性精神分裂病患者17名 (平均年齢28歳) のそれと有意差が無かった。ところが，両群は神経疾患対照群あるいは他の精神疾患の患者対照群よりも有意に脳室が大きかった。この論文は，「……この所見は，たぶん数年間は急性疾患より先行しているようである」と述べている。Nybäckら (1982) は急性期の精神病患者の脳室の大きさを調べた。その患者の多くは精神分裂病の最初の増悪であった。筆者らは，明確な診断や発病によって，患者を他の患者と明瞭に区別していなかったが，それらの患者では側脳室の拡大が報告された。

翌年には，Schulzら (1983) が精神分裂病あるいは分裂病様障害の10代の患者15名 (平均年齢16.5歳，境界例の青年8名，同様の年齢の対照者18名 (フィルム図書館より選んだスキャン) について脳室―脳比を報告した。精神分裂病群は，罹病期間は平均13ヵ月で，平均半年以内の神経弛緩薬による治療しか受けていなかったが，他の両群に比較すると脳室が有意に大きかった。脳室の大きさは罹病期間に相関しなかった。

Turner・Toone・Brett-Jones (1986) は発病後2年以内の精神分裂病患者を前方視的に収集し，年齢を一致させた病院職員のボランティアの対照グループとCTスキャンを比較した。患者の脳室―脳比は対照者の平均よりも有意に大きかった。

どの患者にCTスキャン上異常があるのか決定する多次元的な方法が，Gartazら (1988) によって，精神分裂病患者30名と年齢を一致させた対照者30名を対象にした研究において用いられた。彼らによると，標準から逸脱したCTパラメーターを持つ患者13名のうち5名が初発だった。Iaconoら (1988) は初発の精神病患者 (精神分裂病31名・分裂病様障害20名・双極性障害18名・大うつ病16名) と医学的対照者および健常対照者両方を比較した。ほとんどの平均年齢は約23歳であった。これらの研究者によると，どの患者

グループ間あるいは対照グループにおいても，脳室—脳比の拡大および脳溝の開大について有意差はなかった。しかしながら，精神分裂病患者は，健常・医学的対照者に比べて第三脳室が有意に大きかった。グループは性別が一致していないことは特記されるべきである。

ニューヨークのヒルサイド病院のLibermanとその同僚は，初発の分裂病様障害患者について前方視的研究を行っている（個人情報）。この研究に参加した最初の60名 —彼らの大部分は神経弛緩薬未治療であるが— の1/3以上は，MRI上脳室拡大を含めた脳病変があった。コンピューターで処理した画像解析ではさらに，患者では対照者に比較して，下角が有意に拡大し，海馬が有意に萎縮していた。以上の結果は，われわれの精神分裂病不一致の一卵性双生児研究の結果と似ていた。Libermanのグループはまた，脳の構造異常は治療反応の著しい遅延と相関していることについて言及している。

最近の研究では，Woodyら（1987）は，DSM-IIIで診断された，最近発病した10歳の精神分裂病患者の側脳室・第三脳室・第四脳室の拡大を報告している。CT検査は精神異常発症2ヵ月以内に施行され，MRIにより所見は確認された。スキャンは4ヵ月，10ヵ月後に再施行され，脳室の大きさには変化が無かった。Weinberger（1988）は，入院15ヵ月前（つまり，発症以前）にスポーツによる外傷のためにCTスキャンを受けた後，新しく精神分裂病と診断された17歳の男性の症例を報告した。スキャンは脳室拡大と皮質の著明な病痕を示し，入院後の再検査によってもほぼ同様であった。

したがって，以上の研究結果は，われわれがこの疾患の神経発達モデルに基づいて提唱した「神経病変は罹病期間中のみに存在するのではなく，発病時あるいはそれ以前に既に存在している」という最初の予想を圧倒的に支持しているものである。

罹病期間

第2の予想は，精神分裂病では時間経過とともに，脳が進行性に後退すると仮定した古典的な早発性痴呆の観点に違背するものである。ごく初期のCT研究によると，この観点に疑問を投げかける根拠がある。アルツハイマー病やハ

ンチントン舞踏病のような他の成人発症の神経精神疾患モデルに基づいて，以前は，精神分裂病のいかなる病変も，進行性の臨床経過と通常考えられているものに続いて自然に進展すると仮定されていた。臨床経過の仮説に異議を唱える臨床研究が最近再開された（Harding et al., 1987）が，われわれの最初のCT研究（Weinberger et al., 1979）の結果は，病理的変化の仮説を疑うものであった。慢性精神分裂病患者58名でみられた脳室拡大の程度は，年齢・罹病期間・入院期間と相関しなかった。以上の所見は当時，研究者を驚嘆させた。もし，病変が進行性であれば，罹病期間が長い患者では病変が一層明瞭なはずである。正常な加齢と関連した，わずかな退行性の変化によってさえも進行性の脳室の拡大が生じる。精神分裂病でそのような変化が欠落していることは，基本にある病理学的状態が静止していることを示唆している。

　この疑問に対して引き続いて行われた研究の大多数においてもまた，側脳室の大きさと罹病期間との間の相関はみられなかった（Golden et al., 1980；Nasrallah et al., 1983；Nybäck et al., 1982；Pearlson et al., 1985；Schulz et al., 1983；Weinberger et al., 1979；Williams et al., 1985）。われわれの研究室の最近の研究では新しい71人の患者標本を用いたが，CT測定値と発病年齢・罹病期間・以前の入院回数とのあいだに相関は認められなかった（Shelton et al., 1988）。Pfefferbaumら（1988）は半自動式のコンピューター化された技術を用いて，精神分裂病患者45名および対照者57名について脳室と脳溝の大きさを測定した。対照者では，脳室と脳溝の大きさに対する加齢の影響が有意に認められた。患者の測定値をこの年齢要素で補正した後も，全ての領域で精神分裂病患者と対照者の間には有意差があった。また，発病年齢と罹病期間はCT測定値と相関しなかった。

　MRIを用いた研究によっても，同様な事実が明らかになった。Kelsoeら（1988）あるいはRossiら（1988）の報告でも，MRI上の脳室拡大と罹病期間との間に相関は見られなかった。われわれの研究室で現在進行中の双生児研究（Suddath et al., 1990）でもやはり，この発見と脳室拡大との間に相関は認められなかった。したがって，以上の研究によって，「疾患の経過とともに病理的変化が明らかになっていく訳ではない」という第2の仮定が断然支持されることがわかる。

発病前機能

　多くの精神分裂病患者は，正常範囲内だが発病前にレベルが下がる経験がある。一方，それにもかかわらず，もし，神経病理学的変化が精神異常の徴候に先行するならば，この変化は比較的わずかな発病前の機能障害と関係するであろうと仮定できる。脳構造異常の存在に関係して精神分裂病患者の発病前機能を調べた研究がいくつかある。

　Weinbergerら（1980）は多くの後方視的な発病前評価尺度の項目を組合わせ，数多くの年齢期間の資料を収集した。脳室が拡大した患者は，他の精神分裂病患者よりも明らかに発病前の幼年時代の精神機能が悪かった。もし脳溝の異常をも含めたら，これらの患者の思春期早期および後期における機能不全もまた論及されただろう。Takahashiら（1981）によると，低学歴とCTスキャン全体の異常との間には関連があった。DeLisiら（1983）は研究初期（Weinberger et al., 1982）から分裂病様患者35名を追跡調査し，脳室が拡大した7名の患者は他の患者よりも発病前社会適応が著しく劣っていることを報告した。Williamsら（1985）は発病前の分裂病質特性と脳室―脳比との間に関連を発見した。Pearlsonら（1985）は，精神分裂病の被験者19名について，発病前の分裂病質パーソナリティや学業成績の不振，高校中退に関する情報を組合わせた。この評価方法を用いると，脳室―脳比が拡大した患者は発病前の既往歴が著しく劣っていた。

　これらの発見によると，精神分裂病と結びついた構造的基質は，たとえ，精神異常よりも長期間先行する機能不全症状の原因ではなくても，機能不全症状と関連しているのだろう。これらの発見はまた，神経病理学的な状態は人生早期に存在するという所見とも合致する。発病前機能に関するわれわれの最初の研究を引用すると，「発病前の適応の悪さとCTスキャンの異常の関係によると……そのような患者では，思春期後半に精神分裂病を発病しやすくさせたり，あるいはその原因になる神経病理学的な状態が発達早期に発生あるいは始まることが示唆される」(Weinberger et al., 1980)。

縦断的研究

　精神分裂病における脳病理の進行を研究するために用いられる第2の技法は，同一患者について反復スキャンを行うことである。

　Nasrallah ら（1986）は男性精神分裂病患者 11 名について，最初の研究から 3 年後，平均年齢 30.5 歳時に再びスキャンを行った。脳室―脳比の経時変化は 35％の減少から 115％の増加まであり，平均群の脳室―脳比には差がなかった。しかしながら，この研究の問題としては，標本数が少ないことおよび各々の時期で異なったスキャナーを使用している点が挙げられ，このことは，結果の推移が方法論上の可変性以外の何かと関係しているかどうか評価することを不可能にしている。われわれのグループが行ったより最近の研究では，Illowsky ら（1988）は，初期の CT 研究（Weinberger et al., 1979）に参加した精神分裂病患者 15 名について，同様の機種を用いて 7 年から 9 年後にスキャンを再施行した。この研究でも，脳室拡大および脳溝開大の進行は認められなかった。これらの結果と一致する報告が Vita ら（1988）により行われた。彼らは，患者 17 名について，最初の研究（当時の平均年齢 26.3 歳）より 2 年から 5 年後のあいだに同じスキャナーを用いて CT スキャンを反復した。平均脳室―脳比は時間経過によりあまり変化せず，個別の脳室―脳比は非常に安定していることがわかった。

　以上の結果は Haug によって 1962 年に既に指摘されていたことを明記しておくことは興味あることだろう。彼は，最初の気脳造影撮影から平均 2.5 年後に再検査を施行した患者 24 名中 20 名に「萎縮性」所見の進行がないことを発見していた。Storey（1966）は，精神分裂病発病時および 3.5 年後に気脳造影撮影を受け，何の変化も見られなかった女性の症例を報告している。

　したがって，入手可能なほとんどの資料によると，これらの患者における脳室拡大のような神経病理学的所見は疾患過程の初期から存在しており，進行性のものではない。この進行性が欠如しているということは，病変は発病には必要かもしれないが，病変単独では精神分裂病の経過を説明できないことを示唆している。

遺伝的性質と周産期傷害の役割

　家系・双生児・養子研究によって，遺伝的な要因が精神分裂病発病の脆弱性に影響を与えているという考えは一般に受け入れられている（Kendler, 1987）。いくつかの研究グループは，脳―脳室の大きさの増加に結び付いた構造的病理学的過程に，遺伝的脆弱性が関係しているかどうかを調べてきた。結果は研究により異なっていた。Weinbergerら（1981）は同胞群研究において，脳室が大きい患者は脳室が小さい患者に比べて，精神分裂病の家族歴が陽性の可能性が高くないことを発見した。Nasrallahら（1983）は，研究の対照平均よりも2標準偏差以上脳室が大きい精神分裂病患者と，平均よりも2標準偏差以上脳室が小さい精神分裂病患者と比較した。両群間でいくつかの要因が異なっていたが，有意差があったものは，脳室―脳比が大きい患者19名における，より高い年齢（32.6歳対28.2歳）および家族成員の中での精神分裂病の高い割合（32％対6％）であった。Reveley・Reveley・Murray（1983）は，遺伝的仮説を調べるために精神分裂病が一致あるいは不一致の一卵性双生児の組を用いた。家族歴が陽性の指標を持つ7症例は，そのような病歴がない患者14名よりも，明らかに総脳室容量が少なかった。さらに，家族歴陽性群では出生時合併症の病歴はなかったが，他の14名中6名にはそのような報告があり，著者によれば，遺伝的脆弱性が欠如していても，環境的な傷害により疾患が発症するのであろう。Nybäckら（1984）およびPearlsonら（1985）は家族歴と脳室の大きさは相関しないと報告したが，Turnerら（1986）は両者のあいだに負の相関を認めた。Kemaliら（1987）は，正常な脳室を持つ精神分裂病37名中5名が家族歴陽性であるのに対して，脳室拡大した患者では13名中1名のみ家族歴が陽性であったことを報告したが，統計的有意差はなかった。Silvertonら（1988b）は，MednickおよびSchulsingerと共同で，精神分裂病の母親を持つ子供の前方視的コホート研究を行い，出生時低体重および「超高危険因子」（精神分裂病の母親と分裂病スペクトラム障害の父親）が脳室拡大に与える影響を調べた。出生時体重によって，高危険因子（精神分裂病の母親のみ）を持つ患者における脳室―脳比の変数の22％が説明されることがわ

かった。しかしながら，このコホート研究によると，超高危険因子群における変数の64％では，遺伝的荷重および周産期の要因が相互作用して脳室の大きさを決定していた。他のコホートとしては，Cannon・Mednick・Parnas (1989) がCTの6つの測定値と遺伝的危険性の関連（つまり，既に述べた「超高危険因子」）を調べており，遺伝的荷重が皮質および小脳の広範な異常と関連していることを発見している。

　総合すると，以上の研究から得られた遺伝的荷重と脳形態学的変化の関係に関する研究結果は一致していない。われわれのグループが行った双生児研究によれば，精神分裂病の家族歴の有無に関わらず，罹患している双生児が常に脳室が大きく，海馬が小さいことは，遺伝的問題とは無関係である。他の問題点は，遺伝的危険研究に全然価値がないことである。ほとんどの研究では，遺伝的荷重は，患者に精神分裂病の親類がいるかどうかによって決定される。この研究方法では，重要な問題である疾患頻度を考慮していない。もし1人の患者に生存している親類が20名いたならば，そのうちの1人は精神分裂病であるが，他の患者には親類が2人しかいないとすると，どちらも精神分裂病ではないだろう。しかし，だからといって，後者の患者には疾患に対する遺伝的素質がないと分類するのは誤りである。

　産科的・周産期の合併症歴は数10年にわたり，成人期の精神分裂病とつながっている。発達初期の過程が脳室拡大の原因であることを資料が示唆しているので，周産期の合併症が，発達初期の過程の原因であるのか，あるいは結果であるのかを疑問に思うのは当然である。Silverton・Mednick・Harrington (1988a) は最近この仕事のいくつかを総説した。Reveley・Reveley・Murray (1984) によると，対照の双生児では出生時合併症と脳室の大きさには有意な関連が見られたが，精神疾患の家族歴の無い精神分裂病患者の双生児ではそのような相関関係はなかった。しかしながら，彼らの結果は不自然である。というのは，家族歴陽性の双生児は健常な双生児よりも出生時合併症が少なく，このことは精神分裂病の家族歴が産科的合併症を防ぐ，というおよそありそうもない結論を示唆しているのである！　Schulsingerら (1984) は，精神分裂病の母親を持つ健常・精神分裂病・「境界例」の子供27名について，出生時体重が脳室一脳比と正反対に相関することを発見した。Pearlsonら (1985) は，

精神分裂病患者・双極性患者・対照者について，家族・周産期・その他の臨床要因を脳室の大きさと関連して研究していた。周産期の異常がある精神分裂病患者4名では，平均脳室—脳比が著しく増加しているとともに陰性症状が増加し，発病時期が早まっていた。全体的な脳領域は2群間で差がなかった。Turnerら（1986）は，DSM-IIIで診断された精神分裂病患者30名を年齢を一致させた対照者26名と比較し，「早期の身体的傷害」（周産期の病歴に関する家族面接に基づく）と脳室—脳比との間に有意な相関があることを発見した。DeLisiら（1986）も同様の発見を報告している。少なくとも1人の精神分裂病患者の成員がいる同胞群に関する彼らの研究によると，出生時合併症（n=4）あるいは頭部外傷歴は，前角の脳室—脳比が最大の精神分裂病患者8名中7名に見られた。Kemaliら（1987）によると，脳室拡大の有無に関わりなく，精神分裂病患者の周産期の合併症はほとんど見られなかった。Owen・Lewis・Murray（1988）による最近の論文では，患者61名を後方視的に研究して再びこの問題に取り組んでいる。産科的合併症の病歴は診療記録から得られた。周産期の問題と脳室—脳比の増加の間には相関傾向しか存在しなかったが，脳溝の開大と産科的合併症の間には著しい相互作用があった。DeLisi・Dauphinais・Gershon（1988）によると，「出生時合併症」（妊娠中の出血から生後11ヵ月の感染症までの幅がある）の病歴からは，精神分裂病患者のMRI上の側頭葉の大きさは推測できなかった。Pearlsonら（1989）は精神分裂病外来患者50名を研究し，分娩の異常な既往歴が脳室—脳比の拡大と有意に相関していることを報告した。Cannonら（1989）は6種類のCT測定値と遺伝的危険性あるいは妊娠・分娩時の合併症との関係を調べてみた。高い遺伝的危険性と周産期合併症の組合わせは脳室の拡大と関連しているが，遺伝的荷重が皮質・小脳の広範な異常と関係しているという仮説が彼らの結果によって支持された。しかしながら，皮質および小脳の溝の開大は最初の徴候を示した患者のいかなる研究においても観察されておらず，この事実は皮質の変化は疾患の徴候に先行するという彼らの仮説と矛盾している。

　以上総合すると，これらの報告は産科的合併症が成人患者のCNSの明瞭な病変に関係しているという見解を支持する傾向にある。しかしながら，いくつかの注意点が喚起されている。産科的合併症の定義が研究ごとにかなり異なっ

ている。さらに，このタイプの後方視的な病歴には問題が多い。より重症な疾患の一員を持つ家族 ―すなわち脳室が大きい傾向にあるもの― では，彼らの出産歴の回想とは反対方向に事実を歪めるということはあり得ないことではない。最後に，産科的合併症が病変を生じると一般に想定されているが，他の原因がより妥当なのかもしれない。つまり，産科的合併症自体は周産期の CNS の発達不良の結果かもしれない。このシナリオは，産科的合併症と脳性麻痺の関係を説明するものとして，Freud によって最初に 1897 年に提唱された (Freud, 1968) のだが，非物理的な産科的合併症として最もありそうな原因であると次第に考えられてきている (Paneth, 1986)。

解剖学的局在と神経発達モデル

　本項のはじめに，われわれは精神分裂病の神経発達モデルにおける 2 つの本質的な構成要素について言及した。その構成要素とは，原因となる病理は発達早期に発生し，進行が抑制されることと，発育中の脳の個体発生的パターンは臨床経過と関係することである。したがって，このモデルの重要な特徴とは，病変は，幼年時代には比較的無症候性あるいは微妙な問題であるが，最終的には成熟した成人の精神分裂病症状に帰結するということである。この病変部位はおそらく，成人後ではなく幼年時代に，機能不全が代償された脳領域であろう。実のところ，このことは，ほとんどの先天的な脳傷害でみられる，損傷発生時に近いほど障害が大きく，時間経過と共に障害が小さくなっていく通常の臨床パターンではない。

　近年，精神分裂病の病理過程が側頭葉前内側部に局在するという神経画像 (DeLisi et al., 1988 ; Suddath et al., 1989) および死後脳 (8 項および Kirch & Weinberger, 1986 参照) に関する研究結果が増加しているが，この領域に限定された病変をわれわれのモデルと一致させることは困難である。霊長類の資料によれば，側頭葉内側に損傷を受けると，精神分裂病で見られるのとは反対に，幼年時代は無症候性ではなく，かなりの症状を示すが，時間とともに改善する側頭葉病変パターンに帰着する傾向がある (Mahut & Moss, 1986)。霊長類の資料には，著しく除去された後の損傷およびその損傷が記憶に与える影

響が関係していることは注意すべきだろう。記憶機能とは無関係のごくわずかな側頭葉の損傷が発達に与える影響はわかっていない。

　側頭葉前内側部の損傷と対照的なのは，成人になるまで成熟状態に到達しない脳領域である側背前頭前野（Fuster, 1989 による総説）の損傷である。幼若な齧歯類動物および霊長類におけるこの領域の損傷では，成体動物でみられる作業や他の行動の遅延と同様な問題が惹起されない（Alexander & Goldman, 1978；Kolb & Nonneman, 1976）。さらに，周産期におけるこの領域の損傷に続いて起きる欠損パターンは，幼年時代には明らかでなく成体早期に臨床的に重要になるというわれわれのモデルと一致する（Goldman, 1971；Tucker & Kling, 1967）。側背前頭前野の機能不全は，精神分裂病患者の生理学的画像研究で観察された（Weinberger, Berman & Zec, 1986；Weinberger & Berman, 1988）。

　たぶん，この疾患に対する側頭葉前内側部の重要性は，第1の病変部位としてではなく，むしろこの病変が側背前頭前野の機能に影響を持っているからだろう。淡蒼球や海馬から前頭前野への直接・間接の投射の存在はよく知られており，側頭葉の損傷によって前頭前野の機能が障害を受けることがわかってきた（Fuster, 1989）。興味深いことに，われわれの研究室が行った予備的な双生児研究の資料は，側頭葉と前頭葉病変のあいだの機能的な相互連絡の存在を支持している。罹患した双生児の相方では，局所脳血流量を用いて測定した，ウイスコンシン・カード分類検査による側背前頭前野の賦活の程度が，MRI上明瞭な海馬病変の程度により予想できる。側背前頭前野に「負荷」を与えるこの作業中，精神分裂病患者は典型的には遂行度が悪く，健常者でみられるような皮質血流量の増加もみられない（Weinberger et al., 1986）。このことは，精神分裂病の側頭葉前内側部の病理学的および神経画像的研究の所見が，神経発達的なアプローチと矛盾しない側頭葉―前頭葉の機能的な連結を支持する面白い実験的な証拠である。

まとめ

　われわれが概説してきた，主に精神分裂病の神経画像研究に関する資料によ

れば，精神分裂病の「損傷」は徴候よりも先行し，神経発達早期に既に存在していることが推測される。われわれは，側頭葉前内側部を含む，そのような神経病変部位に関する研究を紹介した。もし損傷が早期のものであれば，この事実は，思春期あるいは成人早期のみにみられる精神症状の徴候といった，精神分裂病の典型的な経過と合致するに違いない。重要な「損傷」は，側頭葉―辺縁系組織と側背前頭前野との接続であると推測される。側背前頭前野は機能的成熟が割合遅く，初期の損傷に対して比較的無症候性であるという特徴がある。もしそうであるならば，脳発達の健常な進展により，疾患の徴候が成人になってから発現することが説明されるだろう。

文献

Alexander, G. E. & Goldman, P. S. (1978). Functional development of the dorsolateral prefrontal cortex: an analysis utilizing reversible cryogenic depression. *Brain Research*, **143**, 233-49.

Andreasen, N. C. (1988). Brain imaging: applications in psychiatry. *Science*, **239**, 1381-8.

Andreasen, N. C., Olsen, S. A., Dennert, J. W. & Smith, M. R. (1982). Ventricular enlargement in schizophrenia: relationship to positive and negative symptoms. *American Journal of Psychiatry*, **139**, 297-302.

Cannon, T. D., Mednick, S. A. & Parnas, J. (1989). Genetic and perinatal determinants of structural brain deficits in schizophrenia. *Archives of General Psychiatry*, **46**, 883-9.

DeLisi, L. E., Dauphinais, I. D. & Gershon, E. S. (1988). Perinatal complications and reduced size of brain limbic structures in familial schizophrenia. *Schizophrenia Bulletin*, **14**, 185-91.

DeLisi, L. E., Goldin, L. R., Hamovit, J. R., Maxwell, M. E., Kurtz, D. & Gershon, E. S. (1986). A family study of the association of increased ventricular size with schizophrenia. *Archives of General Psychiatry*, **43**, 148-53.

DeLisi, L. E., Schwartz, C. C., Targum, S. D., Byrnes, S. M., Cannon-Spoor, E., Weinberger, D. R. & Wyatt, R. J. (1983). Ventricular brain enlargement and outcome of acute schizophreniform disorder. *Psychiatry Research*, **9**, 169-71.

Freud, S. (1968). *Infantile Cerebral Paralysis*, (p. 142). (L. A. Russin, translator). Coral Gables, Florida: University of Miami Press.

Fuster, J. M. (1989). *The Prefrontal Cortex*. New York: Raven Press.

Gattaz, W. F., Rost, W., Kohlmeyer, K., Bauer, K., Hubner, C. & Gasser, T. (1988). CT scans and neuroleptic response in schizophrenia: a multidimensional approach. *Psychiatry Research*, **26**, 293–303.

Golden, C. J., Moses, J. A., Zelazowski, R., Braber, B., Zatz, L. M., Horvath, T. B. & Berger, P. A. (1980). Cerebral ventricular size and neuropsychological impairment in young chronic schizophrenics. *Archives of General Psychiatry*, **37**, 619–23.

Goldman, P. S. (1971). Functional development of the prefrontal cortex in early life and the problem of neuronal plasticity. *Experimental Neurology*, **32**, 366–87.

Harding, C. M., Brooks, G. W., Ashikaga, T., Strauss, J. S. & Breier, A. (1987). The Vermont longitudinal study of persons with severe mental illness, II: long-term outcome of subjects who retrospectively met DSM-III criteria for schizophrenia. *American Journal of Psychiatry*, **144**, 727–35.

Haug, J. O. (1962). Pneumoencephalographic studies in mental disease. *Acta Psychiatrica Scandinavica*, **38**(suppl.), 11–104.

Iacono, W. G., Smith, G. N., Moreau, M., Beiser, M., Fleming, J. A. E., Lin, T.-Y. & Flak, B. (1988). Ventricular and sulcal size at the onset of psychosis. *American Journal of Psychiatry*, **145**, 820–4.

Illowsky, B. P., Juliano, D. M., Bigelow, L. B. & Weinberger, D. R. (1988). Stability of CT scan findings in schizophrenia: results of an eight year follow-up study. *Journal of Neurology, Neurosurgery and Psychiatry*, **51**, 209–13.

Jaskiw, G. E., Andreasen, N. C. & Weinberger, D. R. (1987). X-ray computed tomography and magnetic resonance imaging in psychiatry. In R. E. Hales & A. I. Frances (Eds.), *Psychiatry Update* (pp. 260–99). Washington: American Psychiatric Press, Inc.

Johnstone, E. C., Crow, T. J., Frith, C. D., Husband, J. & Kreel, L. (1976). Cerebral ventricular size and cognitive impairment in chronic schizophrenia. *Lancet*, **1976-II**, 924–6.

Kelsoe, J. R., Cadet, J. L., Pickar, D. & Weinberger, D. R. (1988). Quantitative neuroanatomy in schizophrenia. *Archives of General Psychiatry*, **45**, 533–41.

Kemali, D., Maj, M., Galderisi, S., Salvati, A., Starace, F., Valente, A. & Pirozzi, R. (1987). Clinical, biological, and neuropsychological features associated with lateral ventricular enlargement in DSM-III schizophrenic disorder. *Psychiatry Research*, **21**, 137–49.

Kendler, K. S. (1987). The genetics of schizophrenia: a current perspective. In H. Y. Meltzer (Ed.), *Psychopharmacology: The Third Generation of Progress* (pp. 705–13). New York: Raven Press.

Kirch, D. G. & Weinberger, D. R. (1986). Anatomical neuropathology in schizophrenia: post-mortem findings. In H. A. Nasrallah & D. R. Weinberger (Eds.), *Handbook of Schizophrenia, Vol. 1: The Neurology of Schizo-*

phrenia (pp. 325–48). Amsterdam: Elsevier.
Kolb, B. & Nonneman, A. J. (1976). Functional development of prefrontal cortex in rats continues into adolescence. *Science*, **193**, 335–6.
Mahut, H. & Moss, M. (1986). The monkey and the sea horse. In R. L. Isaacson & K. H. Pribram (Eds), *The Hippocampus* (Vol. 4, pp. 241–79). New York: Plenum Press.
Nasrallah, H. A., Kuperman, S., Hamra, B. J. & McCalley-Whitters, (1983). Clinical differences between schizophrenic patients with and without large cerebral ventricles. *Journal of Clinical Psychiatry*, **44**, 407–9.
Nasrallah, H. A., Olson, S. C., McCalley-Whitters, M., Chapman, S. & Jacoby, C. G. (1986). Cerebral ventricular enlargement in schizophrenia: a preliminary follow-up study. *Archives of General Psychiatry*, **43**, 157–9.
Nybäck, H., Berggren, B. M., Nyman, H., Sedvall, G. & Wiesel, F. A. (1984). Cerebroventricular volume, cerebrospinal fluid monoamine metabolites, and intellectual performance in schizophrenic patients. In *Catecholamines: Neuropharmacology and Central Nervous System – Therapeutic Aspects* (pp. 161–5). New York: Alan R. Liss, Inc.
Nybäck, H., Wiesel, F. A., Berggren, B. M. & Hindmarsh, T. (1982). Computed tomography of the brain in patients with acute psychosis and in healthy volunteers. *Acta Psychiatrica Scandinavica*, **65**, 403–14.
Owen, M. J., Lewis, S. W. & Murray, R. M. (1988). Obstetric complications and schizophrenia: a computed tomographic study. *Psychological Medicine*, **18**, 331–9.
Paneth, N. (1986). Birth and the origins of cerebral palsy. *New England Journal of Medicine*, **315**, 124–6.
Pearlson, G. D., Garbacz, D. J., Moberg, P. J., Ahn, H. S. & DePaulo, J. R. (1985). Symptomatic, familial, perinatal, and social correlates of computerized axial tomography (CAT) changes in schizophrenics and bipolars. *Journal of Nervous and Mental Diseases*, **173**, 42–50.
Pearlson, G. D., Kim, W. S., Kubos, K. L., Moberg, P. J., Jayaram, G., Bascom, M. J., Chase, G. A., *et al.* (1989). Ventricle–brain ratio, computed tomography density, and brain area in 50 schizophrenics. *Archives of General Psychiatry*, **46**, 690–7.
Pfefferbaum, A., Zipursky, R. B., Lim, K. O., Zatz, L. M., Stahl, S. M. & Jernigan, T. L. (1988). Computed tomographic evidence for generalized sulcal and ventricular enlargement in schizophrenia. *Archives of General Psychiatry*, **45**, 633–40.
Raz, S., Raz, N., Weinberger, D. R., Boronow, J., Pickar, D., Bigler, E. D. & Turkheimer, E. (1987). Morphological brain abnormalities in schizophrenia determined by computed tomography: a problem of measurement? *Psychiatry Research*, **22**, 91–8.
Reveley, A. M., Reveley, M. A., Clifford, C. A. & Murray, R. M. (1982). Cerebral

ventricular size in twins discordant for schizophrenia. *Lancet*, **2**, 540–1.
Reveley, A. M., Reveley, M. A. & Murray, R. M. (1983). Enlargement of cerebral ventricles in schizophrenics is confined to those without known genetic predisposition. *Lancet*, **2**, 525.
Reveley, A. M., Reveley, M. A. & Murray, R. M. (1984). Cerebral ventricular engargement in non-genetic schizophrenia: a controlled twin study. *British Journal of Psychiatry*, **144**, 89–93.
Reveley, M. A. (1985). Ventricular enlargement in schizophrenia: the validity of computerised tomographic findings. *British Journal of Psychiatry*, **147**, 233–40.
Rossi, A., Stratta, P., Gallucci, M., Passariello, R. & Casacchia, M. (1988). Brain morphology in schizophrenia by magnetic resonance imaging (MRI). *Acta Psychiatrica Scandinavica*, **77**, 741–5.
Schulsinger, F., Parnas, J., Petersen, E. T., Schulsinger, H., Teasdale, T. W., Mednick, S. A., Møller, L. & Silverton, L. (1984). Cerebral ventricular size in the offspring of schizophrenic mothers. *Archives of General Psychiatry*, **41**, 602–6.
Schulz, S. C., Koller, M. M., Kishore, P. R., Hamer, R. M., Gehl, J. J. & Friedel, R. O. (1983). Ventricular enlargement in teenage patients with schizophrenia spectrum disorder. *American Journal of Psychiatry*, **140**, 1592–5.
Shelton, R. C., Karson, C. N., Doran, A. R., Pickar, D., Bigelow, L. B. & Weinberger, D. R. (1988). Cerebral structural pathology in schizophrenia: evidence for a selective prefrontal cortical defect. *American Journal of Psychiatry*, **145**, 154–63.
Shelton, R. C. & Weinberger, D. R. (1986). X-ray computerized tomography studies in schizophrenia: a review and synthesis. In H. A. Nasrallah & D. R. Weinberger (Eds.), *Handbook of Schizophrenia, Vol. 1: The Neurology of Schizophrenia* (pp. 207–50). Amsterdam: Elsevier.
Silverton, L., Mednick, S. A. & Harrington, M. E. (1988a). Birthweight, schizophrenia and ventricular enlargement in a high-risk sample. *Psychiatry*, **51**, 272–80.
Silverton, L., Mednick, S. A., Schulsinger, F., Parnas, J. & Harrington, M. E. (1988b). Genetic risk for schizophrenia, birthweight and cerebral ventricular enlargement. *Journal of Abnormal Psychology*, **97**, 496–8.
Storey, P. B. (1966). Lumbar air encephalography in chronic schizophrenia: a controlled experiment. *British Journal of Psychiatry*, **112**, 135–44.
Suddath, R. L., Casanova, M. F., Goldberg, T. E., Daniel, D. G., Kelsoe, J. R. & Weinberger, D. R. (1989). Temporal lobe pathology in schizophrenia: a quantitative magnetic resonance imaging study. *American Journal of Psychiatry*, **146**, 464–72.
Suddath, R. L., Christison, G. W., Torrey, E. F., Casanova, M. F. & Weinberger, D. R. (1990). Anatomical abnormalities in the brains of monozygotic

twins discordant for schizophrenia. *New England Journal of Medicine*, **322**, 789–94.

Takahashi, R., Inaba, Y., Inanaga, K., Kato, N., Kumashiro, H., Nishimura, T., Okuma, T. et al. (1981). CT scanning and the investigation of schizophrenia. In C. Perris, G. Struwe & B. Jansson (Eds.), *Biological Psychiatry 1981* (pp. 259–68). Amsterdam: Elsevier/North-Holland.

Tucker, T. J. & Kling, A. (1967). Differential effects of early and late lesions of frontal granular cortex in the monkey. *Brain Research*, **5**, 377–89.

Turner, S. W., Toone, B. K. & Brett-Jones, J. R. (1986). Computerized tomographic scan changes in early schizophrenia – preliminary findings. *Psychological Medicine*, **16**, 219–25.

Vita, A., Sacchetti, E., Valvassori, G. & Cazzullo, C. L. (1988). Brain morphology in schizophrenia: a 2- to 5-year CT scan follow-up study. *Acta Psychiatrica Scandinavica*, **78**, 618–21.

Weinberger, D. R. (1987). Implications of normal brain development for the pathogenesis of schizophrenia. *Archives of General Psychiatry*, **44**, 660–9.

(1988). Premorbid neuropathology in schizophrenia. *Lancet*, **2**, 445.

Weinberger, D. R. & Berman, K. F. (1988). Speculation on the meaning of cerebral metabolic hypofrontality in schizophrenia. *Schizophrenia Bulletin*, **14**, 157–68.

Weinberger, D. R., Berman, K. F. & Zec, R. F. (1986). Physiologic dysfunction of dorsolateral prefrontal cortex in schizophrenia: I. Regional blood flow evidence. *Archives of General Psychiatry*, **43**, 114–24.

Weinberger, D. R., Cannon-Spoor, E., Potkin, S. G. & Wyatt, R. J. (1980). Poor premorbid adjustment and CT scan abnormalities in chronic schizophrenia. *American Journal of Psychiatry*, **137**, 1410–13.

Weinberger, D. R., DeLisi, L. E., Neophytides, A. N. & Wyatt, R. J. (1981). Familial aspects of CT scan abnormalities in chronic schizophrenic patients. *Psychiatry Research*, **4**, 65–71.

Weinberger, D. R., DeLisi, L. E., Perman, G. P., Targum, S. & Wyatt, R. J. (1982). Computed tomography in schizophreniform disorder and other acute psychiatric disorders. *Archives of General Psychiatry*, **39**, 778–83.

Weinberger, D. R., Torrey, E. F., Neophytides, A. N. & Wyatt, R. J. (1979). Lateral cerebral ventricular enlargement in chronic schizophrenia. *Archives of General Psychiatry*, **36**, 735–9.

Weinberger, D. R., Wagner, R. L. & Wyatt, R. J. (1983). Neuropathological studies of schizophrenia: a selective review. *Schizophrenia Bulletin*, **9**, 193–212.

Williams, A. O., Reveley, M. A., Kolakowska, T., Ardern, M. & Mandelbrote, B. M. (1985). Schizophrenia with good and poor outcome II: cerebral ventricular size and its clinical significance. *British Journal of Psychiatry*, **146**, 239–46.

Woody, R. C., Bolyard, K., Eisenhauer, G. & Altschuler, L. (1987). CT scan and MRI findings in a child with schizophrenia. *Journal of Child Neurology*, **22**, 105–10.

11 MRI でみられる精神分裂病の発達上の脳の異常：遺伝および周産期の要因の役割

HENRY A. NASRALLAH, STEVEN B. SCHWARZKOPF,
JEFFREY A. COFFMAN AND STEPHEN C. OLSON

オハイオ州立大学医学部

序　論

　精神分裂病症状が遺伝および環境の要因両方に関係していることを示唆する十分な証拠がある（Nasrallah, 1986b；Tsuang & Simpson, 1988）。遺伝的な徴候は，家族（Guze et al., 1983）・双生児（Kendler, 1983）そして養子（Kety, 1983）研究に基づいている。環境的影響は，周産期（子宮内環境：Mednick et al., 1988）・新生時期（産科的合併症：McNeil & Kaij, 1978）・出生後（Wilcox & Nasrallah, 1987）の傷害の研究が基になっている。これら全ての研究によれば，精神分裂病とレッテルを貼られる精神異常の脳障害に至る脳発達において，環境要因は重要な役割を果たしており，遺伝要因を補足したり，あるいはそれと相互作用するのだろう（Mednick & Silverton, 1988）。

　過去，数年の間，精神分裂病患者脳の構造的変化を指摘する数多くの論文が発表されてきた（Nasrallah & Weinberger, 1986）。コンピューター連動断層撮影（CT）の文献では，精神分裂病の脳室一脳比が家族歴陽性と関連していることを示唆するものがあるが（Nasrallah et al., 1983；Owens et al., 1985；DeLisi et al., 1985），脳室拡大が周産期合併症と連関していることを示唆するものもある（Reveley, Reveley & Murray, 1984；Turner, Toone & Brett-Jones, 1988；DeLisi et al., 1986；Schulsinger et al., 1984；Murray, Reveley & Lewis, 1988）。これらの証拠から，精神分裂病研究のストラテジーとして遺伝性―弧発性の二分法を提唱するものもある（Lewis et al., 1987）。

われわれは以前，精神分裂病に関する磁気共鳴画像（MRI）の研究（Andreasen et al., 1986）を報告したが，精神分裂病患者では対照者に比べて，正中矢状面の脳・頭蓋骨が小さかった。われわれは，精神分裂病では脳発達早期に損傷がある可能性を指摘した。その研究からは，遺伝あるいは周産期の要因が脳を萎縮させる可能性については触れていなかった。

ここでは，精神分裂病脳の構造的変化に関するMRIの研究を紹介する。もし，周産期の合併症が正常な脳の発達を阻害するのであれば，周産期合併症歴がある精神分裂病患者は，周産期合併症歴がない精神分裂病患者に比べて，脳・頭蓋骨が小さくなるであろうという仮説を検証した。また，精神分裂病でみられるある種の脳の構造的変化は遺伝的な調節を受けており，家族性と非家族性の精神分裂病のあいだではそのような違いが区別されるであろうという仮説を立てた。

方　　法

標本

ある地域社会に生活している精神分裂病患者が，書面による同意に引き続いて研究に参加した。構造化面接が診断に用いられた。判断基準に含まれたものは，（1）年齢20-50歳の男女で，発病年齢が45歳以下のもの，（2）DSM-III-Rの精神分裂病あるいは分裂感情障害の診断基準を満たすもの，（3）書面による同意能力のあるもの，である。除外基準としては，（1）痙攣発作性疾患を含む重篤で衰弱した疾患，（2）貫通性の頭部外傷あるいは脳神経外科手術の既往歴のあるもの，（3）体内に金属性の移植片があるもの，（4）現在または過去に重症な物質乱用歴があるもの，である。

対照グループは，同じ地域社会から集められた，人口統計学的に一致している男女のボランティア（広告に応募したもの）である。構造化面接により主な精神病理学的な症状を持つものは除外されている。

家族歴と周産期の既往歴

　精神分裂病の家族歴は，両親の面接，もしそれが不可能な場合は他の近縁者の面接から情報を得た。周産期の既往歴は，自己記入式質問表を母親に施行，もしそれが不可能な場合は父親あるいは他の血縁者に施行して情報を得た。周産期の合併症および方法のリストについては以前発表している（Schwarzkopf et al., 1989）。

　第1・第2親等の血縁者の中で精神分裂病・感情障害のために入院歴がある者，あるいは自殺企図者がいる場合を家族歴陽性（FH＋）とし，そのような血縁者がいない場合を家族歴陰性（FH－）として，精神分裂病患者を分類した。

　周産期合併症に関しては，2つ以上の問題（Schwarzkopf et al., 1989）があった場合を周産期合併症陽性（PC＋）とし，問題が1つ以下の場合を周産期合併症陰性（PC－）とした。

MRI スキャン

　正中矢状断の MRI スキャン（図11.1）は，General Electric 社製1.5テスラのスキャナーで，反転回復法（TI＝800 ミリ秒，TR＝1500 ミリ秒）により得られたものである。被験者1人につき8枚のスキャンが正中線に沿ってスライス厚3 mm，スライス間距離1 mm で得られた。脳梁画像が最小になり，脳の白質が最も少なく映っている正中矢状断のスライスが選択された。スキャンは正常な頭部サイズに拡大・トレースされ，コンピューター化された面積計を用いて以下の計測を行った。(1)頭蓋骨内側領域，(2)大脳領域，(3)前頭葉領域（脳梁最長部の中点を通過する垂直な直線より前方の大脳皮質領域として定義されている），(4)小脳領域，(5)脳室－脳比（正中矢状断像の脳室と大脳の比として定義されている），(6)脳梁およびその1/4の領域。これらの正中矢状断の MRI 計測の信頼性は他で述べている（Coffman et al., 1989）。

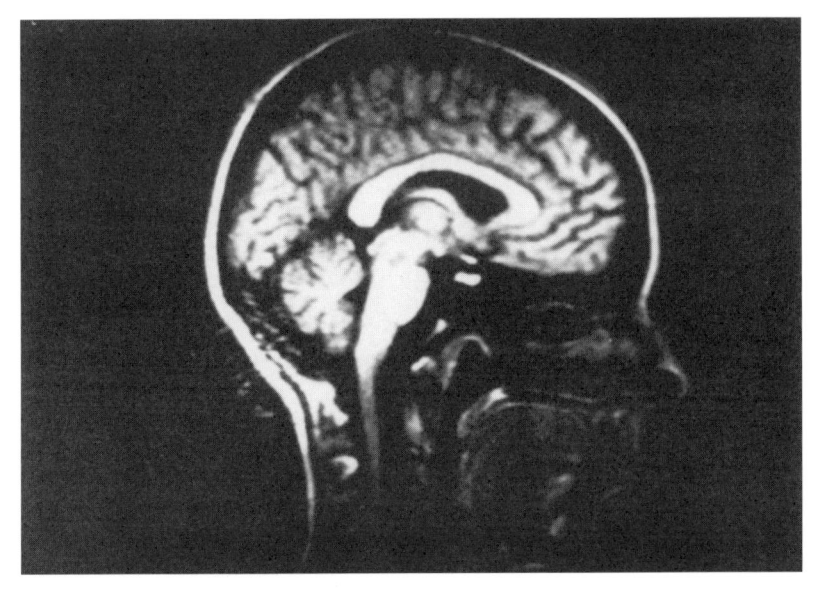

図 11.1 正中矢状断の MRI スキャン
この平面において，各被験者の頭蓋骨・大脳・前頭葉・脳室・小脳・脳梁の領域が計測された。

結　果

研究 1

最初の研究では，精神分裂病患者の PC＋対 PC－および FH＋対 FH－について頭蓋骨・大脳・前頭葉の正中矢状断領域を比較した（Nasrallah et al., 1988 ; Schwarzkopf et al., 1989）。PC＋・PC－・対照グループ間で差異はなかったので，これらの脳のパラメーターでは周産期の合併症は病因的な関連がないのだろう。一方，FH＋のグループを FH－および対照グループと比較すると，FH＋グループでは，平均脳領域が有意に小さかった。つまり，精神分裂病でみられる頭蓋骨や大脳の萎縮は遺伝的要因の影響を受けている。

研究 2

　第 2 の研究では，われわれは小脳虫部葉に焦点を当てた。Courchesne ら（1988）によると，自閉症では VI―VII 葉（上後虫部）だけが選択的に形成不全であり，I―V 葉（前葉）および VIII―X 葉（下後虫部）は形成不全でなかった。これは多分，VI―VII 葉に特異的に感受性を示す，神経発達に障害を来す現象に起因するのだろう。われわれは，PC＋の精神分裂病グループは PC－のグループよりも虫部 VI―VII 葉は小さいが，他の葉では差異がないという仮説を立てた。

　われわれは，小脳領域全体では，PC＋・PC－・対照グループ間で差がみられなかったが，PC＋グループは PC－グループよりも VI―VII 葉領域（しかし，I-V および VIII-X は異なる）が有意に小さいことを発見した（Nasrallah et al., 1989）。しかしながら，PC＋および PC－両群は対照グループに比べて，VI―VII 葉領域が大きかった（有意差はなかった）ことは特記すべきである。

　この研究結果は，精神分裂病小脳の神経発達上の形成異常について，周産期合併症の役割を示唆している。われわれが以前報告した，精神分裂病でみられる小脳の萎縮と第三脳室拡大の関係について，特に言及しておく必要があるだろう（Nasrallah et al., 1985）。周産期の無酸素症によって，組織の吸収を伴う脳室周囲のニューロン死およびそれに続いて第三脳室の拡大が起きることが知られている（Larroche, 1984）。

研究 3

　第 3 の研究では，周産期合併症が精神分裂病の脳梁の大きさに与える影響について調べた。Rosenthal・Bigelow（1972）が報告した，精神分裂病では脳梁が肥厚しているという死後脳の研究以来，何人もの研究者が脳梁の肥厚の原因について推測してきた。以前の組織学的研究では，脳梁領域一単位当たりの神経繊維やグリア細胞数には変化はみられなかった（Nasrallah et al., 1983）。

神経発達早期では脳梁繊維が豊富であり，胎生期間中継続するプログラム化された除去（Hamburger & Oppenheim, 1982）が引き続き起こるという事実に基づいて，われわれは周産期の合併症によって脳梁繊維の正常な除去過程が阻害され，過剰な脳梁組織が残存するのであろうと仮定した（Nasrallah, 1989）。

われわれはPC＋とPC－の精神分裂病グループについて，脳梁幹領域（脳梁膝と脳梁膨大を除いた中央1/2）を比較した。PC＋グループはPC－グループに比べて脳梁幹が著しく大きく，仮説を支持していた。これらの発見は，胎生期間中の環境要因が大脳半球間の交連の大きさに影響を与えていることを示唆しており，精神分裂病の局在化および精神病理に重大な影響を与えるであろう（Nasrallah, 1985；Nasrallah, 1986a）。周産期合併症を一致することによって，精神分裂病のMRI上の脳梁の大きさに関する矛盾した結果が説明されるであろう（Mathew et al., 1985；Nasrallah et al., 1986b）。

討　論

上記の3つの研究資料は，成人精神分裂病の脳組織を構成する際に，遺伝および環境要因が重要なことを強調している。遺伝要因は精神分裂病の頭部および脳が小さいことと関連し，妊娠・分娩期間中の環境的な脳の損傷は，ニューロンの増殖・移動・除去を妨害することによって，形成不全・形成異常あるいは過形成のいずれかを惹起する。

精神分裂病の脳解剖を組織病理学的に研究する際には，遺伝および環境の出来事を明確に合致させておく必要がある。精神分裂病でみられる異常な脳所見の多くは，神経発達上の病理と一致するという事実が多数報告されてきている（Lyon et al., 1989）。多くの研究者により *in-vivo* の脳画像が調べられてきた精神分裂病の母集団は，遺伝および周産期両方のパラメーターを注意深く評価しておく必要がある。もし研究者がそれらのパラメーターを符合していなければ，贋物をつかまされる可能性がある。

文献

Andreasen, N. C., Nasrallah, H. A., Dunn, V., Olson, S. C., Grove, W. M., Ehrhardt, J. C., Coffman, J. A. & Crosset, J. H. W. (1986). Structural abnormalities in the frontal system in schizophrenia. A magnetic resonance imaging study. *Archives of General Psychiatry*, **43**, 136–44.

Coffman, J. A., Schwarzkopf, S. B., Olson, S. C. & Nasrallah, H. A. (1989). Midsagittal cerebral anatomy by magnetic resonance imaging: The importance of slice position and thickness. *Schizophrenia Research*, **2**, 287–94.

Courchesne, E., Yeung-Courchesne, R., Press, G. A., Hesselink, J. R. & Jernigan, T. L. (1988). Hypoplasia of cerebellar vermal lobules VI and VII in autism. *New England Journal of Medicine*, **318**, 1349–54.

DeLisi, L. E., Goldin, L. R., Hamovit, J. R., *et al.* (1985). Is cerebral ventricular enlargement a genetic marker for schizophrenia? *Psychopharmacology Bulletin*, **21**, 365–7.

DeLisi, L. E., Goldin, L. R., Hamovit, J. R., Maxwell, E., Kurtz, D. & Gershon, E. S. (1986). A family study of the association of increased ventricular size in schizophrenia. *Archives of General Psychiatry*, **43**, 148–52.

Guze, S. B., Cloninger, C. R., Martin, R. L., *et al.* (1983). A follow-up and family study of schizophrenia. *Archives of General Psychiatry*, **40**, 1273–776.

Hamburger, V. & Oppenheim, R. W. (1982). Naturally occurring neuronal cell death in vertebrates. *Neuroscience Commentaries*, **1**, 39–55.

Kendler, K. S. (1983). Twin studies in schizophrenia, a current perspective. *American Journal of Psychiatry*, **140**, 1413–19.

Kety, S. S. (1983). Observations on genetic and environmental influences in the etiology of mental disorders from studies on adoptees and their families. In: S. S. Kety, L. P. Rowland, R. L. Sedman & S. W. Matthyesse (Eds.), *Genetics of Neurological and Psychiatric Disorders* (pp. 105–14). New York: Raven Press.

Larroche, J. C. (1984). Perinatal brain damage. In: J. H. Adams, J. A. N. Corsellis & L. W. Duchen (Eds.), *Greenfield's Neuropathology* (pp. 451–89). New York: Wiley-Medical.

Lewis, S. W., Reveley, A. M., Reveley, M. A., Chitkara, B. & Murray, R. M. (1987). The familial/sporadic distinction as a strategy in schizophrenia research. *British Journal of Psychiatry*, **151**, 306–10.

Lyon, M., Barr, C. E., Cannon, T. D., Mednick, S. A. & Shore, D. (1989). Fetal neural development and schizophrenia. *Schizophrenia Bulletin*, **15**, 149–61.

McNeil, T. F. & Kaij, L. (1978). Obstetric factors in the development of schizophrenia. In: L. C. Wynne, R. L. Cromwell & S. W. Mathyesse (Eds.), *The Nature of Schizophrenia* (pp. 401–29). New York: Wiley.

Mathew, R. J., Partain, C. L., Prakash, R., Kulkarni, M. V., Logan, T. P. & Wilson, W. H. (1985). A study of the septum pellucidum and corpus callosum in schizophrenia with MR imaging. *Acta Psychiatrica Scandinavica*, **72**, 414–21.

Mednick, S. A., Machon, R. A., Huttunen, M. O. & Bonett, D. (1988). Adult schizophrenia following prenatal exposure to an influenza epidemic. *Archives of General Psychiatry*, **45**, 189–92.

Mednick, S. A. & Silverton, L. (1988). High-risk studies of the etiology of schizophrenia. In: M. T. Tsuang & J. C. Simpson (Eds.), *The Handbook of Schizophrenia: Nosology, Epidemiology and Genetics of Schizophrenia* (pp. 543–62). Amsterdam: Elsevier.

Murray, R. M., Reveley, A. M. & Lewis, S. W. (1988). Family history, obstetric complications and cerebral abnormality in schizophrenia. In: M. T. Tsuang & J. C. Simpson (Eds.), *The Handbook of Schizophrenia: Nosology, Epidemiology and Genetics of Schizophrenia* (pp. 563–78). Amsterdam: Elsevier.

Nasrallah, H. A. (1985). The unintegrated right cerebral hemispheric consciousness as alien intruder: A possible mechanism for schneiderian delusions in schizophrenia. *Comprehensive Psychiatry*, **26**, 273–81.

 (1986*a*). Cerebral hemisphere asymmetries and interhemispheric integration in schizophrenia. In H. A. Nasrallah & D. R. Weinberger (Eds.), *The Handbook of Schizophrenia: The Neurology of Schizophrenia* (pp. 157–74). Amsterdam: Elsevier.

 (1986*b*). The differential diagnosis of schizophrenia: Genetic, perinatal, neurologic, pharmacological and psychiatric factors. In H. A. Nasrallah & D. R. Weinberger (Eds.), *The Handbook of Schizophrenia: The Neurology of Schizophrenia* (pp. 49–64). Amsterdam: Elsevier.

 (1989). Right-hemispheric speech, callosal size, perinatal brain insult and schizophrenia. *Annals of Neurology*, **26**, 290–1.

Nasrallah, H. A., Kuperman, S., Hamra, B. J. & McCalley-Whitters, M. (1983). Clinical differences between schizophrenic patients with and without large cerebral ventricles. *Journal of Clinical Psychiatry*, **44**, 407–9.

Nasrallah, H. A., Jacoby, C. G., Chapman, S. & McCalley-Whitters, M. (1985). Third ventricular enlargement on CT scans in schizophrenia: Association with cerebellar atrophy. *Biological Psychiatry*, **20**, 443–50.

Nasrallah, H. A., Olson, S. C., Coffman, J. A., Schwarzkopf, S. B., McLaughlin, J. B., Brandt, J. B. & Lynn, M. B. (1988). Magnetic resonance brain imaging, perinatal injury and negative symptoms in schizophrenia. *Schizophrenia Research*, **1**, 171–2.

Nasrallah, H. A., Schwarzkopf, S. B., Coffman, J. A. & Olson, S. C. (1989). Hypoplasia of the cerebellar vermal lobules VI and VII on MRI scans in schizophrenia is associated with perinatal brain insult. *Schizophrenia Research*, **2**, 124.

Nasrallah, H. A. & Weinberger, D. R. (Eds.) (1986). *The Handbook of Schizophrenia: The Neurology of Schizophrenia*. Amsterdam: Elsevier.

Owens, D. G. C., Johnstone, E. C., Crow, T. J., Frith, C. D., Jagoe, J. R. & Kreel, L. (1985). Lateral ventricular size in schizophrenia: Relationship to the disease process and its clinical manifestations. *Psychological Medicine*, **15**, 27–41.

Pearlson, A. D. & Veroff, A. E. (1981). Computerized tomographic scan changes in manic depressive illness. *Lancet*, **2**, 470.

Reveley, A. M., Reveley, M. A. & Murray, R. M. (1984). Cerebral ventricular enlargement in non-genetic schizophrenia: A controlled twin study. *British Journal of Psychiatry*, **144**, 89–92.

Rosenthal, R. & Bigelow, B. (1972). Quantitative brain measurements in chronic schizophrenia. *British Journal of Psychiatry*, **121**, 259–64.

Schulsinger, F., Parnas, J., Petersen, E. T., Schulsinger, H., Teasdale, T. W., Mednick, S. A., Mollder, L. & Silverton, L. (1984). Cerebral ventricular size in the offspring of schizophrenic mothers. *Archives of General Psychiatry*, **41**, 602–5.

Schwarzkopf, S. B., Nasrallah, H. A., Olson, S. C. & Coffman, J. A. (1989). Relationship of perinatal complications and genetic loading in schizophrenia. *Psychiatry Research*, **27**, 233–9.

Tsuang, M. T. & Simpson, J. C. (Eds.) (1988). *The Handbook of Schizophrenia: Nosology, Epidemiology and Genetics in Schizophrenia*. Amsterdam: Elsevier.

Turner, S. W., Toone, B. K. & Brett-Jones, J. R. (1988). Computerized tomographic scan changes in early schizophrenia. *Psychological Medicine*, **16**, 219–24.

Wilcox, J. A. & Nasrallah, H. A. (1987). Childhood head trauma and schizophrenia. *Psychiatry Research*, **10**, 303–6.

第 VI 部

結　論

12 胎児の神経発達と成人の精神分裂病：
パラダイムの推敲

TYRONE D. CANNON AND SARNOFF A. MEDNICK
南カリフォルニア大学

序　論

　本書は，精神分裂病の病因や発現に関係するであろう神経発達の過程およびメカニズムの輪郭を描く試みとして企画された。われわれの目標は，発達神経科学・産科学・神経病理学・精神医学・疫学といったいくつかの異なった分野間に学識と学説の橋を架けることである。出生前および周産期の現象が精神分裂病の病因やこの疾患の臨床像に影響を与えていることを指摘する証拠が増大しているが，われわれが試みた橋渡しがそのような徴候を説明するのに役立つことを希望する。以下に述べる項目では，胎児神経発達の正常・異常な過程に関するわれわれの最近の知識に基づいて，精神分裂病研究における病因論的・記述的な主要所見がどのように特徴づけられているのか考察することにより，この展望を検証していくこととする。

精神分裂病における神経病理学的発見

　出生前・周産期に由来する精神分裂病患者脳の異常所見は，脳の異常がこの疾患で病因的な役割を果たしているという仮説を支持している。本書では，以下に述べる神経病理学的発見の4つのタイプを概説している。(1)海馬体の異所性の変化，(2)辺縁系やその他の領域の密度および体積の減少，(3)脳室拡大，(4)脳室周囲組織やその他の領域の炎症性あるいは変性性の変化，である。

異所性の変化

　いくつかの死後脳の神経病理学的研究によれば，精神分裂病患者の脳では異所性の変化がみられる（**8**項参照）。以下に挙げる3つの発見が出生前の病因論に最も結びついている。（1）海馬前部および中部における錐体細胞の配列の乱れ（Kovelman & Scheibel, 1984），（2）海馬傍回の内側嗅領吻部でみられる前α細胞集団の異所性の移動（Falkai et al., 1988a；Jakob & Beckmann, 1986），（3）歯状回における顆粒細胞層の減少（McLardy, 1974）である。これらの所見は，妊娠期間中の脳発達の基盤である3つの基本的な過程，すなわち，細胞増殖・細胞移動・細胞分化が1つ以上障害を受けていることを意味している（**2**・**3**項参照）。

　同系交配マウスの海馬体における異所性の変化には遺伝的要因が結びついている（**4**項参照）。これらの個々の変異には，ニューロン増殖あるいは移動の直接的・間接的障害が関係している。ある変異では，錐体細胞層のCA3c領域の薄層状組織の逆転といった，非常に特異的な異所性のパターンがみられる（海馬薄層状化欠損変異）。他の変異では，ドレヘア変異のように，表現型にかなりの変化があって，細胞増殖とニューロン移動の障害が歯状回の顆粒細胞と海馬の錐体細胞両方に影響を与える。変異によって，細胞は遠方に移動する場合もあるが，あまり移動しない場合もある。これらの所見は，胎児脳発達期間中の遺伝的要因の活動が，多くの精神分裂病患者の脳で観察される異所性変化と類似した表現型の構造的逸脱の原因となることを実証しており，非常に示唆に富んでいる。

　環境や他の周産期の障害が異所性の原因から除外された訳ではない。海馬体（および精神分裂病の神経病理学的研究に含まれる，皮質・視床・基底核といった他のほとんどの組織）では，妊娠第2期トリメスター期間中に主要な細胞移動がある。海馬CA1・CA2領域はこの時期に特に脆弱である（**7**項参照）。第2期トリメスターはまたウイルス感染が精神分裂病発病に病原体的な役割を持つ時期でもある（**6**項参照）。ヒツジ胎児の研究によると，ウイルスのような毒性物質が，受容体を介したエンドサイトーシス・トランスサイトーシスと

いった数多くのメカニズムによって，発達中の脳に侵入することが明らかになった（**5**項参照）。Steggardらは高危険因子を持つ胎児では，遺伝的なメカニズムが脳関門型を傷つけていることを提唱した（**5**項）。マウスのある常染色体の変異では免疫系の機能障害が起こり，同時に，胎児発達期間中のニューロン移動にも多面発現作用を持つことが知られている（**4**項参照）。ウイルス感染やストレスによって活性化された物質あるいは母体の自己免疫反応といったある種のストレス存在下では，胎児脳へのアクセスを調節する正常なメカニズムが危険に曝され，そのときに生じる発達過程を混乱させる結果となる。

密度と体積の減少

いくつかの死後脳研究によると，皮質（Benes, Davidson & Bird, 1986）・辺縁系（Benes, 1987; Bogerts, Meertz & Schonfeld-Bausch, 1985; Brown et al., 1986; Colter et al., 1987; Falkai & Bogerts, 1986; Falkai, Bogerts & Rozumek, 1988b）・基底核（Bogerts, Hantsch & Herzer, 1983; Bogerts et al., 1985）・視床（Dom et al., 1981; Lesch & Bogerts, 1984; Pakkenberg, 1990）を含む諸種の領域で細胞密度と体積の減少が報告されている。これらの発見は出生前の障害と明確に関連している訳ではないが，大部分の研究で報告されているグリア細胞数の減少は，最近の変性過程の活動とは反対の結論を示唆するものであった。これらの領域の細胞密度と体積の低下は，人生早期，たぶん胎児・新生児発達期間中の増殖/移動の障害あるいは過剰なニューロンの脱落を反映しているのだろう（**8**項参照）。

海馬体の場合は，密度が減少している細胞集団ではまた，妊娠期間中の増殖・移動・分化の障害と合致する異所性の変化がみられた（Falkai et al., 1988a; Jakob & Beckman, 1986）。これらの発見は以下のことを示唆している。(1)胎児発達期間中（たぶん第2期トリメスター）の2つのタイプの異常には，共通した原因があるのだろう。(2)移動性あるいは配置の障害は，引き続いて起こる発達過程（たとえば，求心性結合の発達の欠如や過剰な細胞の除去）を媒介として，組織周囲の過剰な細胞死を惹起するのだろう。

脳室拡大

　脳室拡大はたぶん，精神分裂病における最もはっきりした神経病理学的所見であろう。神経発達期における脳室拡大の重要性を評価する際の主な論点は，拡大している脳室の何処が，死後脳の神経病理学的研究でみられる細胞密度や組織の体積の減少と相関するのかということである。Lesch・Bogerts (1984) は，間脳脳室周囲の灰白質の減少が第三脳室の拡大に随伴して起きることを報告した。同様に，辺縁系組織，特に海馬傍回の体積の減少は，側脳室の下角の拡大と相関することがわかった (Brown et al., 1986)。さらに，いくつかの研究では，CT および MRI スキャン上，側脳室の拡大と小脳の体積・密度の低下との間に相関がみられた (Largen et al., 1984；Pearlson et al., 1989；Reveley, Reveley & Baldy, 1987；Suddath et al., 1989)。

　体積が減少している海馬体やその他の領域を標的とする細胞が脳室帯で増殖するということは，脳室拡大がこの領域の細胞の減少と相互関係にあることを示している。ヒト胎児では，特に第三脳室の拡大は，第2期トリメスター終期の胚基質の分解中に起こる脳室内出血あるいは水頭症に続発して現れるようである。これらの影響は通常，視床や間脳—中脳接合部の脳幹上部の細胞喪失と関係している（ [7] 項参照）。さらに，ヒト以外の霊長類では，膝状体・視床枕・視床の後外側腹側核が出生時合併症の際，特に脆弱である。出生前の発達期間中に発生する障害は，分娩に伴う障害と相互に作用したり，それを増大させる可能性が多いにある。以前から存在する脳室帯の障害（例，第2期トリメスター終りの出血や圧力の増大）が出生により悪化し，脳室周囲領域の組織がより一層消失するのだろう。この解釈は，精神分裂病の遺伝的危険性と出生時合併症の相互作用が，成人で観察される第三脳室・側脳室拡大の程度と非常に関係しているという最近の CT 研究によって支持されている (Cannon, Mednick & Parnas, 1989)。

　脳スキャン上みられる脳室拡大の所見が進行性のものでないこともまた特記すべきであろう。Cannon（ [9] 項）は 60 を越える脳画像研究を定量的にまとめて，精神分裂病の脳室拡大が正常な加齢過程に関連したもの以上には進行性

でないことを実証した。Breslin・Weinberger（⑩項）によると，大多数の研究では，脳室拡大が疾患経過早期に発生しており，罹病期間とは関係がなく，発病前の適応の悪さと関係があり，今日までに行われた4つの長期的な研究では著明な悪化がみられなかった。

炎症性あるいは変性性の変化

　変性性の変化に起因する異常を報告している研究もある。これらの発見には，海馬のグリオーシス（Nieto & Escobar, 1972；Stevens, 1982）や基底核群の変性（Averback, 1981），脳室周囲の脳幹や間脳のグリオーシス（Nieto & Escobar, 1972；Fisman, 1975；Stevens, 1982）が含まれる。グリオーシスの解釈が困難である理由としては，（1）妊娠第2期トリメスターのできるだけ早い時期の実質的損傷の反応としてグリオーシスが起きる，（2）グリア細胞の実数は損傷直後は多いが，その後減少し，ニューロン数と釣合がとれるようになる，（3）ある系に形成異常がある場合は，剖検時のニューロン数に比例してグリア細胞数は多いままである（⑧項参照），という点が挙げられる。

　胎児段階のニューロン発達の基本的な原則は，妊娠初期に起こる変化が後に発生する変化に影響を与えるということである（②項および③項参照）。細胞増殖・移動・分化の早期の損傷は，幼年時代や成人期まで続く，軸索の減損あるいは選択的な細胞死といった発達過程の障害を起こす可能性がある。さらに，正常な求心性神経繊維の接続の障害によって，最初の損傷では影響を受けていなかった領域の細胞死が起きることもある。この見解はまた，白質の損傷が周産期の低酸素症でもっともよく起こる後遺症であるという事実によっても支持されている（⑦項参照）。

　したがって，神経細胞数に相対するグリア細胞数の増加は，胎児期あるいは新生児期由来の障害と矛盾しない。さらに，発達上の出来事のカスケードあるいは続発性の変性の一部として反応性のグリオーシスが発生するかもしれない。しかしながら，この点では，成人期に生じる皮質・辺縁系・線条体・間脳領域の変性が，ある種の精神分裂病で観察される神経病理学的異常の主な原因である可能性を除外できない。

局所的・一時的な特異性

　精神分裂病患者の神経病理学的研究は，限定した範囲の組織に影響を与える単一の病因的過程に所見が集中しないために解釈が容易ではない。得られた事実によれば，多くの異なった領域に影響を与える多種多様な発達上の変化を想定するのが妥当であろう。われわれがみてきたように，発達早期に起きる障害は後に発生する障害のカスケードであったり，相互作用するという一般的な傾向があるので，神経発達モデルはこの異質性を説明するのに都合がよい。さらに，表現型の構造的偏向の異質性は，単一および多数の遺伝子発現の考えと矛盾しない。マウスの研究では，海馬や小脳といった異種領域の細胞集団は，共通する遺伝的な移動障害の影響を受けていて，異なった表現型の構造的変位に共通する遺伝子発現が存在するのだろう（ **4** 項参照）。

　精神分裂病の発現に最も重要な，発達期のある範囲内の過程や領域を考慮することによって，特異性は獲得されるだろう。精神分裂病の脳全体が一様に萎縮する訳ではないので，脳室帯の胚基質にある細胞の有糸分裂全般に障害があるとは考えにくい。このことは妊娠第1期トリメスターに発生する障害は主要な役割を担っていないことを示している。しかしながら，ある種の精神分裂病患者では脳が小さく，著しい形態学的な変化がみられる。このことは第1期トリメスター期間中の比較的大きな発現の障害を反映しているのだろう。

　それより可能性のあることとしては，最も脆弱な時期や領域における細胞増殖・移動・分化の多種多様な障害が挙げられる。既に述べたように，第2期トリメスターでは，胚基質の分解はよく出血の原因になるし，これらの組織では細胞移動が顕著なので，この時期は皮質・辺縁系・視床・基底核の発達に特に重要である。これらの領域では第3期トリメスター以降も危険性が増大し続ける（ **7** 項参照）。特異的・一時的な時期における，遺伝性あるいは催奇形性の影響によって，多くの活動性の発達部位で異常が惹起されることがある。このうちのあるものは精神分裂病とは無関係であろうが，他のあるものはこの疾患の脆弱性と密接に関係するのであろう。これらの重大な偏向は，海馬体その他の領域の異所性の細胞のように，おそらく発達のはじめに現われるものであろ

う。細胞密度および主要・従属的な場所両方の接続に影響を与える続発性の発達過程の障害は，精神分裂病の脆弱性の確立に必ずしも必要ではないが，特別な症状に影響するだろう。

遺伝－環境の相互作用

双生児研究や高危険因子研究から得られた証拠は，全ての症例において，遺伝あるいは環境要因が精神分裂病の単独の原因ではなさそうであることを示している（ 6 項参照）。本書で概説した大部分の証拠は，遺伝・周産期の要因が互いに作用して，脳発達の変化やそれに続く精神分裂病の発病に影響を与えるという見解と矛盾しない（ 6 ・ 7 ・ 9 項参照）。出生前の細胞発達過程の障害に影響を与える基本的な遺伝的欠損は，後に起きる環境的な出来事と相互作用する可能性がある（例，Cannon et al., 1989）。しかしながら，ある種の精神分裂病患者はこの疾患について同定できるような遺伝的危険性を持っていない。疫学あるいは他の証拠によれば，妊娠の特別な時期に発生する環境的な損傷が発達中の脳を変化させ，後の精神分裂病の発病を促す可能性がある。遺伝的疾病素質が知られていない症例においては，そのような影響が遺伝的要因に類似した働きをするのかもしれない。このことは，精神分裂病に対する遺伝的脆弱性の基本的なものが，子宮内で発生する環境上の傷害によって置き換わることを示唆している。

発病までの潜伏期間

脳発達に影響を与える出生前・周産期の仮定上の障害から成人早期の精神分裂病の発病までの潜伏期間は，たぶん，精神分裂病の神経発達モデルにとって最も説明が困難な問題である。以下のようないくつかの（互いに矛盾していない）解説が本書では述べられている。（1）思春期後期・成人期早期に発生する脳の成熟要因によって，出生前・周産期の障害と結びついた脳発達上の変化の機能的発現が起きるのだろう（ 10 項参照）。（2）思春期後期・成人期早期のホルモン変化は出生前の発達障害と相互作用して，明らかな行動上の徴候の発現

に影響を与えるのだろう（**8**項参照）。（3）神経発達期の構造的変化は精神分裂病の脆弱性の確立に重要であるかもしれないが，出生後の社会的発達期間中に生じるストレスやその他の要因が精神病的な徴候の発症の誘因になるのかもしれない（**1**・**6**・**9**項参照）。

しかしながら，精神分裂病患者の子供では生涯のきわめて早期に，神経運動系の障害やその他の行動上の問題があることがわかってきたことを記しておくことは重要である（Mednick & Silverton, 1987）。コペンハーゲン精神分裂病高危険因子研究プロジェクトによると，陰性症状あるいは陽性症状が優位な精神分裂病を後に発病する人は，発病前に，成人の陰性・陽性症状が複合したものと類似した行動上の徴候を示すことがわかった（Cannon, Mednick & Parnas, 1990）。この研究は，神経病理学的異常の基盤がある程度，胎児あるいは幼年時代に発現していることを示唆している。出生前・周産期に脳の構造的な変化がある症例の場合，精神分裂病の発病は潜行性であり，発病時期を限定するのが困難である。これらの症例の場合は，成人として期待されることを遂行する能力が欠如しており，この能力欠如がもたらすストレスと結びついて，精神分裂病という診断と関係した機能の低下が起きるのだろう。

機能的な発現

もし神経発達的な脳の異常が精神分裂病の病因に役割を果たすならば，その異常は患者の臨床特徴と密接に関係しているはずである。精神分裂病患者の神経病理学的な研究に含まれる脳部位は，この疾患の行動学的・症候学的な面と理論的にたいへん関連がある（例，**8**項参照）。残念なことに，この問題に関する経験的な証拠はそれほど精密なものではない。脳室拡大と神経心理学的な障害との関係に関するかなりしっかりした報告があるが，そのメカニズムは解明されていない（**9**項参照）。さらに，予備的な研究では，第三脳室の拡大と皮膚電気的な反応や心拍数の減少との間に関連が見つかっている（**9**項参照）。他の研究で将来有望なものは，皮質下の病変と前頭前野の機能的活動性の減退である。その研究は，多くの精神分裂病患者で明白な症状である，創造性の欠如や目標指向性の欠如，感情鈍麻を説明するのに役立つ（**10**項参照）。

理論的には，精神分裂病の臨床症状の異質性は，胎児脳発達の障害に基づいた解釈が成り立つ。この異質性は以下の事柄で説明される。(1)障害が発生した発達段階により異なる脳構造と神経伝達系，(2)障害の重症度，(3)二次的な変性の程度，(4)社会的発達早期と人生後期の環境的要因。

神経伝達物質の役割

　本書では，精神分裂病における神経伝達物質の役割に関する研究をあまり多く紹介していない。われわれはこの欠点を遺憾に思う。省略したことの理由の1つには，神経伝達物質の発現に関する発達期の変化についてあまりわかっていない点が挙げられる。1つの重要な原則がJonesにより略述されている（**3**項）。彼によると，神経伝達物質のレベルは，系の構造的完全性と密接に関係しており，求心性の接続の発達と感覚経験に伴って変化する。第2期トリメスターにおいて，線条体—視床—皮質のドパミン系の細胞は，標的組織に向かって増殖・移動して，出生後まで成熟していない前頭前野に求心性の接続をする。妊娠期間中の細胞の増殖・移動・分化の障害が，これらの細胞のドパミン発現に影響を与える可能性がある。無酸素症が受容体の総数に微妙だが持続性の影響を持つことが知られている（**7**項参照）。

結　論

1. 精神分裂病でみられるある種の構造的な偏向は，明らかに出生前の由来である（例，海馬体の異所性の変化）。
2. 変異体マウスでみられる表現型の構造的な変位は，発達過程中に影響を受けた細胞集団のタイプや位置の見地から，精神分裂病で観察される異所性の変化に相当する。
3. 妊娠第2期トリメスター期間中の出生前の催奇形性要因は，ある種の精神分裂病でみられる異所性変化や他の構造的偏向の原因である。そのような影響は，精神分裂病の素因を生み出す脳発達の基本的な遺伝的障害と類似している。

4. 多くの精神分裂病患者では，中脳辺縁系や間脳領域の細胞密度の減少（そして代償性の脳室拡大）はたぶん，出生前・周産期にその源がある。しかしながら，それらのあるいは他の精神分裂病患者では，出生後にある種の障害が発生する可能性を除外することはできない。その障害の大部分は，成人期に由来する変性性の変化を反映している。
5. 出生前・周産期の脳発達の障害から成人期早期の精神分裂病の発病までの潜伏期間は難しい問題である。しかしながら，胎生期・幼児期の神経運動と他の行動上の障害の存在は，人生のかなり早い時期にある程度の脳の異常の発現があることを示唆している。明らかな精神異常の発現は，思春期後期／成人期早期における，脳の成熟因子やホルモンの変化，社会的なストレス，その他の要因により説明が可能である。

謝辞

本項の作成は，T. D. Cannon に対する国立精神衛生研究所からの国立研究事業賞および S. A. Mednick に対する国立精神衛生研究所からの研究科学者賞による援助を受けた。

文献

Averback, P. (1981). Lesions of the nucleus ansae peduncularis in neuropsychiatric disease. *Archives of Neurology*, **38**, 230–5.

Benes, F. M. (1987). An analysis of the arrangement of neurons in the cingulate cortex of schizophrenic patients. *Archives of General Psychiatry*, **44**, 608–16.

Benes, F. M., Davidson, B. & Bird, E. D. (1986). Quantitative cytoarchitectural studies of the cerebral cortex of schizophrenics. *Archives of General Psychiatry*, **43**, 31–5.

Bogerts, B., Hantsch, J. & Herzer, M. (1983). A morphometric study of the dopamine containing cell groups in the mesencephalon of normals, Parkinson patients and schizophrenics. *Biological Psychiatry*, **18**, 951–60.

Bogerts, B., Meertz, E. & Schonfeld-Bausch, R. (1985). Basal ganglia and limbic system pathology in schizophrenia. *Archives of General Psychiatry*, **42**, 784–91.

Brown, R., Colter, N., Corsellis, J. A. N., Crow, T. J., Frith, C. D., Jagoe, R.,

Johnstone, E. C. & Marsh, L. (1986). Postmortem evidence of structural brain changes in schizophrenia: Differences in brain weight, temporal horn area and parahippocampal gyrus compared with affective disorder. *Archives of General Psychiatry*, **43**, 36–42.

Cannon, T. D., Mednick, S. A. & Parnas, J. (1989). Genetic and perinatal determinants of structural brain deficits in schizophrenia. *Archives of General Psychiatry*, **46**, 883–9.

(1990). Antecedents of predominantly negative and predominantly positive symptom schizophrenia in a high-risk population. *Archives of General Psychiatry*, **47**, 622–32.

Colter, N., Battal, S., Crow, T. J., Johnstone, E. C., Brown, R. & Bruton, C. (1987). White matter reduction in the parahippocampal gyrus of patients with schizophrenia. *Archives of General Psychiatry*, **44**, 1023.

Dom, R., de Saedeler, J., Bogerts, B. & Hopf, A. (1981). Quantitative cytometric analysis of basal ganglia in catatonic schizophrenics. In: B. Jansson, C. Perris & S. Struwe (Eds.), *Biological Psychiatry, 1981* (pp. 723–6). Amsterdam: Elsevier.

Falkai, P. & Bogerts, B. (1986). Cell loss in the hippocampus in schizophrenics. *European Archives of Psychiatry and Neurological Sciences*, **236**, 154–61.

Falkai, P., Bogerts, B., Roberts, G. W. & Crow, T. J. (1988a). Measurement of the alpha-cell-migration in the entorhinal region: A marker for developmental disturbances in schizophrenia? *Schizophrenia Research*, **1**, 157–8.

Falkai, P., Bogerts, B. & Rozumek, M. (1988b). Cell loss and volume reduction in the entorhinal cortex of schizophrenics. *Biological Psychiatry*, **24**, 515–21.

Fisman, M. (1975). The brain stem in psychosis. *British Journal of Psychiatry*, **126**, 414–22.

Jakob, J. & Beckmann, H. (1986). Prenatal developmental disturbances in the limbic allocortex in schizophrenics. *Journal of Neural Transmission*, **65**, 303–26.

Kovelman, J. A. & Scheibel, A. B. (1984). A neurohistological correlate of schizophrenia. *Biological Psychiatry*, **19**, 1601–21.

Largen, J. W., Smith, R. C., Calderon, M., Baumgartner, R., Lu, R., Schoolar, J. C. & Ravichandran, G. K. (1984). Abnormalities of brain structure and density in schizophrenia. *Biological Psychiatry*, **19**, 991–1013.

Lesch, A. & Bogerts, B. (1984). The diencephalon in schizophrenia: Evidence for reduced thickness of the periventricular grey matter. *European Archives of Psychiatry and Neurological Sciences*, **234**, 212–19.

McLardy, T. (1974). Hippocampal zinc and structural deficit in brains from chronic alcoholics and some schizophrenics. *Journal of Orthomolecular Psychiatry*, **4**(1), 32–6.

Mednick, S. A. & Silverton, L. (1987). High-risk studies of the etiology of schizophrenia. In: M. T. Tsuang & J. C. Simpson (Eds.), *Handbook of schizophrenia*, Vol. 3: *Nosology, epidemiolgy and genetics* (pp. 543–62). Amsterdam: Elsevier.

Nieto, D. & Escobar, A. (1972). Major psychoses. In: J. Minkler (Ed.), *Pathology of the nervous system* (pp. 2654–65). New York: McGraw-Hill.

Pakkenberg, B. (1990). Pronounced reduction of total nerve cell number in mediodorsal thalamic nucleus and nucleus accumbens in schizophrenics. *Archives of General Psychiatry*, **47**, 1023–8.

Pearlson, G. D., Kim, W. S., Kubos, K. L., Moberg, P. J., Jayaram, G., Bascom, M. J., Chase, G. A., Goldfinger, A. D. & Tune, L. E. (1989). Ventricle–brain ratio, computed tomographic density, and brain area in 50 schizophrenics. *Archives of General Psychiatry*, **46**, 690–7.

Reveley, M. A., Reveley, A. M. & Baldy, R. (1987). Left cerebral hemisphere hypodensity in discordant schizphrenic twins. *Archives of General Psychiatry*, **44**, 625–32.

Stevens, J. R. (1982). Neuropathology of schizophrenia. *Archives of General Psychiatry*, **39**, 1131–9.

Suddath, R. L., Casanova, M. F., Goldberg, T. E., Daniel, D. G., Kelsoe, J. R. & Weinberger, D. R. (1989). Temporal lobe pathology in schizophrenia: A quantitative magnetic resonance imaging study. *American Journal of Psychiatry*, **146**, 464–72.

訳者あとがき

　本書は Mednick S. A.・Cannon T. D.・Barr C. E.・Lyon M 編集の Fetal neural development and adult schizophrenia : Longitudinal perspectives in schizophrenia research. Cambridge University Press, 1991 の全訳である。

　精神分裂病の病因はいまだ不明であるが，本書は胎児期の発達に焦点を当てたものである。本書は6部12項から構成されている。第Ⅰ部は序論，第Ⅳ部は結論である。第Ⅱ部では胎児の神経発達の基本的な過程が概説されている。第Ⅲ部では胎児神経発達における遺伝および催奇形物質の影響について述べられている。第Ⅳ部は産科的合併症と精神分裂病について論述されている。第Ⅴ部では精神分裂病で見られる神経病理学的所見についてまとめている。

　訳出にあたり，用語は原則として「ステッドマン医学大辞典改訂第3版　メジカルビュー社発行　1992」「医学図譜集　神経編（I）日本チバガイギー株式会社発行　1983」に従った。

　訳語や文体の統一に努め，平易な訳文を心がけたが，生硬な訳文などがまま見受けられるかもしれない。言うまでもなく，本書の責任は訳者にあり，読者諸賢の御叱正をお願いしたい。

　本書の計画が具体化してから9カ月あまりが過ぎた。この間，新興医学出版社の服部治夫氏には大変お世話になった。深甚なる謝意を申し述べたい。

平成12年　浅春の花巻にて

　　　　　　　　　　　　　　　　　　　　　　　　　　　　大原　浩市

索　引

GABA，γ-アミノ酪酸参照
GAD，グルタミン酸脱炭酸酵素参照
N―メチル―D―アスパラギン酸受容体
　　　酸性アミノ酸伝達物質作用部位
　　　53
　　　阻害，視覚皮質に対する影響　53
NMDA，N―メチル―D―アスパラギ
　ン酸参照
NZB/BINJ 同系交配
　　　マウス，海馬体　85
　　　錐体細胞と顆粒細胞　85
γ-アミノ酪酸ニューロン
　　　数，新皮質　41
　　　発達中の皮質ニューロンにおける
　　　発現　53
　　　皮質ニューロンに対する影響　50
　　　成熟中の視覚皮質ニューロン対す
　　　る影響　52
6―ヒドロキシドパミン注入，眼支配
　53

ア行

アセチルコリン
　　　新皮質可塑性に対する影響　52
　　　視覚皮質　52
アミノリン酸吉草酸
　　　視覚皮質に対する影響　53
アルツハイマー病　93
一時的な特異性，精神分裂病　248
遺伝―環境の相互作用　249 および環境

的原因と 2 つの仮説参照
遺伝形質と受容体を介したエンドサイト
　ーシス，精神分裂病　113 および遺伝
　要因参照
遺伝的多面発現作用；海馬領域，変異マ
　ウス　91
遺伝的要因と成人の精神分裂病
　　　脳，構造異常　187 および脳，構
　　　造異常参照
　　　結論　244
　　　胎児の危険な時期　6
　　　外因性の要因，妊娠期間中　101
　　　　　脳関門系発達期間中　102
　　　　　脳局在領域　112 および脳
　　　　　関門系，発達参照
　　　外因性の要因と脳局在化領域
　　　112
　　　画像　221
　　　発達期の脳異常，MRI　232
　　　　　産科的合併症　223
　　　　　双生児・家族・養子研究
　　　　　222
　　　　　脳室の大きさ　222
　　　産科的出来事　123
　　　受容体を介したエンドサイトーシ
　　　スと遺伝形質　113
　　　2 つの仮説　101
　　　精神分裂病の脆弱性　101
インフルエンザと成人精神分裂病
　　　胎児発達期間中　125

　　　　　　　第2期トリメスター期間中
　　　　　　　148
　　　　　　ノイラミニダーゼ産生ウイ
　　　　　　　ルスの関門通過　149
　　　　　　第2期トリメスターと精神分裂病，
　　　　　　　序論　4,6 およびウイルス感染参
　　　　　　　照
ウイスコンシン・カード分類検査　198
ウイルス感染
　　　　　胎児発達中における，成人の精神
　　　　　　分裂病との関係　125
　　　　　　　　結論　244
　　　　　　　　第2期トリメスター期
　　　　　　　　148
　　　　　　　　死後脳研究　192
　　　　　　　　精神分裂病，序論　4
ウェックスラー成人知能評価尺度　195
炎症性の脳変化，精神分裂病における，
　結論　247
遠心性神経支配，確立，新皮質　56

　　　　　　　　　カ行

海馬体
　　　　　精神分裂病における異常　173
　　　　　　　　結論　244
　　　　　　　　疾患経過　177
　　　　　　　　形態学と精神分裂病　163
　　　　　　　　変異マウス　74
　　　　　　　　　　解剖　74
　　　　　　　　　　発達　74
　　　　　　　　変異体　78 およびマウス，変異，
　　　　　　　　特別な系参照
　　　　　　　　第2期トリメスター　145
海馬傍回皮質，大きさ，精神分裂病にお
　ける　165
画像

　　　脳，神経発達　212
　　　解剖学的局在の意味するもの
　　　　224
　　　発症時　219
　　　CTスキャン，健常者・精神分裂
　　　　病患者・健康な同胞　214
　　　発達期の異常，MRI，一般的な
　　　　解剖学的発見　232
　　　遺伝要因　221
　　　磁気共鳴画像　215
　　　周産期の傷害　221
画像による解剖学的局在　221
家庭養育環境，早期，精神分裂病　10
顆粒細胞層
　　　異常，精神分裂病　163
　　　ドレヘア変異体マウス　81
　　　異所性ニューロン　91
　　　NZB/BINJ系　85
感覚上皮のひも状連結と胎児脳室系
　104
眼球運動機能障害　198 および眼参照
環境的原因
　　　精神分裂病における，結論
　　　　244；
　　　ニューロン移動とヒト疾患　93
　　　危険性　8
　　　　早期の家庭養育　10
眼支配
　　　視覚皮質の可塑性の研究　52
　　　GABA研究　53
　　　NMDA研究　53 および眼球運動
　　　　機能不全参照
基底核
　　　発達，第2期トリメスター　144
　　　死後脳研究　192
求心性の神経支配

確立, 新皮質 44
皮質組織の活動依存性の調節 49
細胞構築 44
領域内の再モデル化 45
視床・脳梁の軸索活動 45
筋萎縮症, 福山型, ニューロン移動 93
空隙のない結合, 脳関門系における 104
グリア細胞, 精神分裂病の研究 169
グリア密度, 精神分裂病 164
グリオーシス
脳, 精神分裂病 165
非精神分裂病患者との比較 166
結論 247
グルタミン酸脱炭酸酵素, GABA 合成 50
血漿蛋白質
脳関門系, 発達 102
胎生期早期 103
不浸透性 103
感覚上皮のひも状連結と脳室系 104
浸透性 103
空隙のない接合 104
発達期の脳 102
免疫化学的研究 103
脳内産生 103
高危険因子を持つ個人 130
脳構造, 遺伝と周産期 189
遺伝的要因 130
産科的合併症 130
高分子, 胎児, 脳関門 103
「小人」細胞, 精神分裂病における 166
コンピューター連動断層撮影スキャン
発症時 215
健常者および精神分裂病患者 214
健常同胞 214
縦断的研究 220
発病前機能 219

サ行

細胞, 神経, ニューロン参照
サブプレート, 皮質, 求心性神経支配の影響 46
産科的合併症
成人の精神分裂病 121
胎児脳の異常な発達 142
第1期トリメスター 143
第2期トリメスター 144
第3期トリメスター 149
決定樹モデル 135
病因学的モデル 121
胎児の神経発達 133
遺伝的要因 123
高危険因子を持つ人 130
既往歴聴取 122
序論 125
双生児研究 128
幼年時代の精神病 123
脳の構造異常 190
分娩 151
出生後の期間 153
視覚皮質
経験依存的な調節 52
アセチルコリン 52
GABA 53
NMDA 53
ノルアドレナリン 52
磁気共鳴画像, 精神分裂病における
発症時 215
脳発達期の異常 233

脳室の大きさ 215
軸索
　脳梁，活動と求心性神経支配 45, 48
　CNS 発達期における除去 31
　視床，活動と求心性神経支配 45, 48
　視床一皮質，皮質下板の集積 45, 48
軸索一標的の相互作用
　CNS 発達期間中にみられる 32
視床
　精神分裂病における形態学的変化 177
　核構造，第 2 期トリメスター 145
視床体積の研究 167
視床一皮質軸索　軸索，視床一皮質参照
視床一皮質神経繊維，新皮質発達における 46
失読症
　CNS 発達経過 33
　遺伝的・環境的要因 93
　ニューロン移動 92
自閉症
　ニューロン移動 93
　産科的合併症 123
周産期の合併症
　精神分裂病 134, 151, 224
　脳，構造異常 187 および脳，構造異常参照
　発達中の脳異常，MRI 232
　遺伝要因 130
　画像，双生児・家族・養子研究 221 および産科的合併症参照
樹状突起細胞，NZB/BINJ，同系交配

マウス 85
出血
　分娩時 151
　脳室内あるいは脳室周囲，胎児 146
出生後の期間，精神分裂病に関連した 153
出生時外傷，分娩時合併症参照
出生時低体重と精神分裂病 133
受容体を介したエンドサイトーシス，発達中の脳関門系 108
自律神経系
　胎児の損傷，成人の精神分裂病 135
神経管の発達（神経胚形成） 17
神経形態学，脳，疾患経過との関係 177
神経細胞，ニューロン参照
神経絨
　発達，新皮質 57
　減少，精神分裂病における 168
神経心理学的障害
　脳の構造異常 194
　精神状態の評価 195
　テスト 194
神経伝達物質
　新皮質可塑性に対する影響 52
　発達中の皮質ニューロンにおける発現 54
　役割，結論 251
　系，発達，第 2 期トリメスター 147
神経病理，精神分裂病の 161
　結論 243
　神経解剖学，観察に基づいた証拠の重要性 170

　　　　　疾患経過との関連　177
　　　神経形態学的発見　162
　　　　　脳の発達　162
　　　　　変性疾患　166
　　　　　グリア細胞の研究　169
　　　　　炎症性疾患　166
　　　ニューロン移動　92
　　　死後脳研究　192
　　　第2期トリメスター　144
神経ペプチドの発現，発達中の皮質ニューロンにおける　54
新皮質
　　　霊長類，発達　40
　　　活動依存性の皮質地図の変化　49
　　　求心性神経支配，確立　44
　　　細胞数　41
　　　カラム様式　44
　　　遠心性神経支配，確立　56
　　　新皮質の可塑性に対する神経伝達物質の影響　52
　　　神経絨，発達　57
　　　第2期トリメスター　145
　　　構造，基本　40
　　　　　活動依存性の調節　49
　　　サブプレート，影響　46
　　　第3期トリメスター　149
錐体細胞
　　　海馬体，密度，精神分裂病における　168
　　　ドレヘア変異体マウス　81
　　　　　異所性　82
　　　異所性ニューロン　91
　　　NZB/BINJ系　85
　　　配列，変化，精神分裂病における　163
　　　　　結論　244

　　　死後脳研究　192
　　　精神状態評価と脳構造の異常　197
精神分裂病
　　　成人，モデル　133
　　　　　自律神経系の障害　135
　　　　　決定樹モデル　135
　　　　　遺伝要因　135
　　　　　産科的合併症　135
　　　　　第三脳室開大　134
　　　先行事象，コペンハーゲンの高危険因子研究　5
　　　CNS発達経過　32
　　　発病までの潜伏期間　249
　　　　　精神分裂病患者両親の子供　250
　　　ニューロン移動　92
　　　環境要因　92
　　　遺伝素因　92
　　　神経病理学的研究，序論　3
　　　分裂病スペクトラム障害の症状　7
成長因子，胎児脳へ侵入　102 および脳関門系，発達参照
先天的異常，精神分裂病における，序論　4
前頭前野の機能と精神分裂病　225
前頭葉血流量低下と側脳室拡大　198
潜伏期間，発症までの　249
早産と精神分裂病　133
双生児研究
　　　産科的合併症と成人の精神分裂病　128
　　　画像　221
側頭葉
　　　神経画像による局在化　224
　　　精神分裂病における　163

体積の研究　167

タ行

第1期トリメスター
　　発達障害と精神分裂病　143
　　局所的・一時的な特異性　248
退行軸索輸送, 外部環境からの, 脳領域　110
第3期トリメスターの発達　149
　　精神分裂病に関連した病理　150
　　局所的・一時的な特異性　248
胎児アルコール症候群
　　CNS発達経過　33
　　ニューロン移動　93
第2期トリメスターの発達と精神分裂病
　　胎児の異常な脳発達　144
　　　　発達期の解剖　144
　　　　神経病理　146
　　　　神経伝達物質系　147
　　　　脳室周囲の損傷　147
　　　　局部的・一時的な特異性　248
　　　　ウイルス感染　125
　　　　結論　244
大脳内の軸索経路, 発達, 第2期トリメスター　145
大脳皮質, 発達, 新皮質参照
多発硬化症, ニューロン移動　93
淡蒼球のニューロン, 第2期トリメスター　145
致死性小人症とニューロン移動　93
チトクローム酸化酵素, 周期性小胞を含む, 発見　45
中枢神経系
　　神経胚形成　17
　　次元の異なった分化　17
中脳ドパミン系, 精神分裂病患者における　168
低酸素症, 周産期　151
テスト, 神経心理学, 脳構造異常　194
てんかんとニューロン移動　93
禿頭マウス
　　顆粒細胞, 海馬体　89
トランスフェリン　102
ドレヘア変異体マウス
　　海馬体　81
　　　　遺伝的多面発現作用　91
　　　　顆粒細胞　81
　　　　錐体細胞　81
　　ニューロン移動　93

ナ行

内側嗅領細胞集団, 胎児, 精神分裂病　165
内側嗅領皮質, 死後脳研究　192
軟膜クモ膜脳関門, 胎児, 受容体を介したトランスサイトーシス　110
ニューロン
　　皮質, 神経伝達物質と神経ペプチドの発現　52
　　濃度, 精神分裂病　163
　　体積, 精神分裂病, 結論　245
　　分化　19, 29
　　　　軸索の除去　31
　　　　軸索―標的の相互作用　30
　　　　　　発散と輻輳　30
　　　　進行性の現象　32
　　　　放射状の次元　25
　　　　後退性の進行性の現象　32
　　　　　　生物学的調節　32
　　異所性, 後の疾患に対する影響　33

海馬，領域，変異マウス 92

ヒト疾患 92 および海馬体参照

移動 19

 細胞粘着分子，機能 149

 配置の障害 28

 遺伝的な障害 71

 ドレヘア変異体 81

遺伝的多面発現作用 91

海馬体 74

海馬の変異体 78

免疫機能不全 89

同系交配，定義 72

薄層状化欠損 79

辺縁系，変異マウス 71

神経病理 92

NZB/BINJ 同系交配 85

ヒト疾患との関連 92

2つの仮説 6,93

内側から外側への時間的空間的勾配 27

外側から内側への時間的空間的勾配 25

第2期トリメスター 133

段階 26

新皮質，大きさ，形，密度 40

 放射状パターン 44

淡蒼球，第2期トリメスター 145

増殖 24

 副脳室 24

 脳室 24

サブプレート，新皮質 46

脳画像 212

磁気共鳴 232 および画像，脳，神経発達の意味するもの，精神分裂病のコンピューター連動断層撮影と磁気共鳴画像参照

脳幹障害，精神分裂病 163

脳関門系

 発達 102

 血液―脳関門 109

  脈絡叢 110

 CSF―脳関門，胎児 110

 外因性因子，精神分裂病との関連 102, 112

 他の高分子 103 および血漿蛋白質参照

 軟膜クモ膜脳関門 110

 血漿蛋白質 102

 受容体を介したエンドサイトーシス 108

 退行軸索輸送，外部環境からの 110

脳室

 上衣の損傷，第2期トリメスター 144

 精神分裂病における病理学的発見 168

 精神分裂病に関連した 146

脳室拡大

 精神分裂病における 164, 168

 成人 134

 臨床的発見 199

  診断亜型 200

 結論 245

 分娩時合併症 134, 151

 退行 184

 家族研究 187

 遺伝・周産期の研究 221

前頭葉血流量低下　198
MRI　215
神経心理学的テスト　197
第2期トリメスター　147
　　精神分裂病に関連した　147
脳室系と感覚上皮の連結，胎児　104 および脳室拡大参照
脳疾患
　変性性　166
　炎症性　166
脳室周囲グリオーシス，第2期トリメスター　147
脳室―脳比　187
脳，精神分裂病の構造異常　187, 248
　臨床的な相関　192
　臨床徴候　199
　　診断亜型　200
　　陰性症状と陽性症状　199
　EEG 障害　198
　眼球運動機能障害　198
　家族研究　187
　高危険因子研究　189
　前頭葉血流低下　198
　方法論上の不備　191
　神経心理学的な障害　194
　産科的合併症　190
　死後脳研究　192
　発病前の機能　193
脳脊髄液
　胎児，脳関門系　103
　CSF―脳関門　109
脳波上の障害　198
脳梁，精神分裂病における，MRI　236
ノルアドレナリン
　新皮質可塑性に対する影響　52

視覚皮質　52

ハ行

白質，精神分裂病　153
白質脳障害（白質萎縮症）　146
発症前機能
　精神分裂病　193
　画像　219
ハルステッド―レイタン神経心理学的バッテリー　194
ピククリン
　視覚皮質の成熟　53
皮質体積の研究　167
皮質，大脳，発達，新皮質参照
「ひも状連結」，脳関門系，胎児　104
福山型筋ジストロフィーとニューロン移動　93
2つの仮説　6, 93, 101
分娩時合併症と精神分裂病　8, 126, 151
　および産科的合併症・周産期合併症参照
変性性脳疾患，精神分裂病における　166
扁桃体
　精神分裂病でみられる異常　175
放射線被曝とニューロン移動　93

マ行

マウス
　変異，同系交配，定義　70
　ドレヘア変異体　81
　海馬体　74
　海馬体薄層状化欠損変異　79
　海馬変異体　78
　NZB/BINJ 同系交配　85
　ニューロン，移動，遺伝的障害参

照
末梢の異常とニューロン移動　91
無酸素症
　　周産期における　151
虫食いマウス
　　遺伝的多面発現作用　91
　　海馬体　89
メチル水銀中毒，CNS 発達経過　33

免疫機能不全とニューロン移動，変異マウス　89

ラ行

リポ多糖体反応欠損　89
ルリア―ネブラスカ神経心理学的バッテリー　194

© 2000　　　　　　　　　　　第1版発行　平成12年6月30日

胎児の神経発達と　　　　　定価（本体 **4,700円**＋税）
成人の精神分裂病との関係　書籍小包送料 ¥310
精神分裂病研究の長期的展望

|検印省略|　　　訳者　大原浩市
　　　　　　　　　　（オオ　ハラ　コウ　イチ）
　　　　　　　　　（国立療養所南花巻病院臨床研究部室長）

　　　　　　　　発行者　　服　部　秀　夫
　　　　　　　　発行所　　株式会社 新興医学出版社
　　　　　　　　　　　〒113-0033 東京都文京区本郷 6-26-8
　　　　　　　　　　　電　話　03 (3816) 2 8 5 3

印刷 明和印刷株式会社　　　　　郵便振替　00120-8-191625
　　　　　　　　　ISBN4-88002-427-9